ABHANDLUNGEN
AUS DEM BUNDESGESUNDHEITSAMT

HEFT 3

ZWEITES GUTACHTEN ÜBER DEN STAND DER SCHUTZIMPFUNG GEGEN DIE SPINALE KINDERLÄHMUNG

ERSTATTET VOM BUNDESGESUNDHEITSAMT

NACH DEM STAND VOM 31. MÄRZ 1958

MIT 18 ABBILDUNGEN
UND 10 TABELLEN

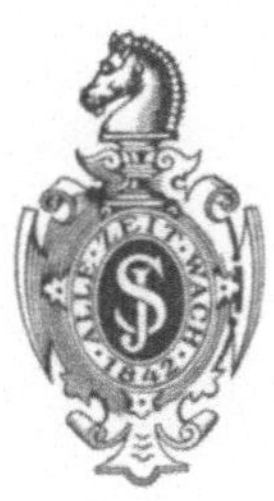

SPRINGER-VERLAG

BERLIN · GÖTTINGEN · HEIDELBERG

1959

ISBN-13: 978-3-540-02360-9   e-ISBN-13: 978-3-642-88757-4

DOI: 10.1007/978-3-642-88757-4

Vorwort

Das vorliegende Gutachten trägt der Entwicklung der wissenschaftlichen Erkenntnis und den Erfahrungen Rechnung, die bei der praktischen Anwendung inaktivierter Kinderlähmungsimpfstoffe in der Zeit vom Winter 1955 bis Ende 1957 gesammelt worden sind. Wie das am 28. Januar 1956 vorgelegte Gutachten des Bundesgesundheitsamtes gliedert es sich in zwei Hauptteile, das *Hauptgutachten* und die *wissenschaftlichen Abhandlungen.* In dem Hauptgutachten sind die wesentlichen Ergebnisse der wissenschaftlichen Literatur sowie eigener experimenteller Arbeiten und sonstiger wissenschaftlicher Untersuchungen niedergelegt. Bei der Fertigstellung des Gutachtens stand den zuständigen Mitarbeitern des Bundesgesundheitsamtes wiederum der Rat des Wissenschaftlichen Beirates zur Verfügung, der sich aus folgenden Herren zusammensetzt:

Prof. Dr. Dr. EYER	Direktor des Hygiene-Instituts der Universität München
Prof. Dr. HERKEN	Direktor des Pharmakologischen Institus der Freien Universität Berlin
Prof. Dr. HÖRING	Leitender Arzt der Infektionsabteilung des Rudolf Virchow-Krankenhauses Berlin
Prof. Dr. PETTE	Direktor der Neurologischen Universitätsklinik Hamburg
Prof. Dr. SEIFFERT	Ministerialdirigent a. D., München
Prof. Dr. TRAUB	Präsident der Bundesforschungsanstalt für Viruskrankheiten der Tiere, Tübingen
Prof. Dr. WEBER	Direktor der Kinderpoliklinik der Universität München

Das Hauptgutachten ist von der Gesamtheit der an der Bearbeitung dieses Gutachtens Beteiligten gebilligt worden. Die wissenschaftliche Verantwortung für die Abhandlungen tragen die einzelnen Autoren. Die wissenschaftliche und redaktionelle Bearbeitung des Gesamtgutachtens lag in den Händen von Prof. Dr. HENNEBERG, Prof. Dr. LUNDT und Frau Dr. PRYM.

Die hier gewählte Aufgliederung des Gutachtens hat sich bereits bei dem ersten Gutachten des Amtes bewährt, da sie die gutachtliche Stellungnahme im engeren Sinne nicht mit ausführlichen wissenschaftlichen Darlegungen belastet und die Ursprünglichkeit der rein wissenschaftlichen Diktion unangetastet läßt. Gleichzeitig ist dem Leser die Möglichkeit gegeben, die ausführlichen Begründungen für die Leitsätze des Hauptgutachtens in den wissenschaftlichen Abhandlungen nachzulesen.

Inhaltsverzeichnis

Seite

I. Hauptgutachten 1

II. Wissenschaftliche Abhandlungen 17

Teil A

Herstellung von inaktivierten Poliomyelitis-Impfstoffen

1. Die Auswahl der in den Poliomyelitis-Impfstoffen nach SALK verwendeten Poliomyelitisviren in Qualität und Quantität. Von H. BRANDENBURG 17

   Anhang: Das Problem der poliomyelitisähnlichen Erkrankungen 22

2. Die Gewinnung von Poliomyelitisvirus-Suspensionen in der Gewebekultur. Von L. GRÜTZNER 24

3. Die Prinzipien der Herstellung des Impfstoffes nach SALK. Von H. BRANDENBURG . . 34

4. Die Formaldehyd-Inaktivierung im Modellversuch und deren Beeinflussung durch physikalische und chemische Faktoren. Von K. HEICKEN 42

5. Versuch einer Deutung der Inaktivierungskurven von Viren und Phagen. Von H. PICHL 59

6. Der Einfluß von Aggregation und Filtration auf die Inaktivierung von Viren. Von W. UECKER 63

7. Aluminiumhydroxyd als Adjuvans im Poliomyelitis-Impfstoff. Von R. HERRMANN . 73

Teil B

Prüfung von inaktivierten Poliomyelitis-Impfstoffen auf Unschädlichkeit und Wirksamkeit

1. Wirksamkeit des formalininaktivierten Poliomyelitis-Impfstoffes. Von H. RAETTIG . 78

2. Die Unschädlichkeitsprüfung inaktivierter Poliomyelitis-Impfstoffe an Gewebekulturen und Affen. Von H. BRANDENBURG und G. GODGLÜCK 95

3. Die Haltbarkeit der Poliomyelitis-Impfstoffe. Von K.-E. GILLERT 105

4. Die Wirksamkeit der Schutzimpfungen gegen die Poliomyelitis in den USA 1954. Kritische Würdigung der statistischen Unterlagen (Francis-Bericht). Von E. MEIER 109

5. Die Entwicklung anderer Impfstoffe gegen die Poliomyelitis. Von H. RAETTIG . . . 124

Teil C

Die praktische Anwendung von inaktivierten Poliomyelitis-Impfstoffen und deren Ergebnisse

1. Die Komplementbindungsreaktion und der Neutralisationstest auf Poliomyelitis. Von K.-E. GILLERT 136

2. Epidemiologische und immunologische Gesichtspunkte für eine Poliomyelitis-Impfplanung in der Bundesrepublik Deutschland. Von W. ANDERS und K.-E. GILLERT . 153

I. Hauptgutachten

In dem Gutachten des Bundesgesundheitsamtes vom 28. Januar 1956 über die Schutzimpfung gegen die Poliomyelitis waren der damalige Stand der Erkenntnisse über die Herstellung von Impfstoffen und die Erfahrungen, die in anderen Ländern mit diesen Impfstoffen gemacht worden waren, sowie die damals bekannten Ergebnisse von Schutzimpfungsaktionen kritisch zusammengestellt worden. Das Erfahrungsgut stammte meist aus dem Ausland, vor allem aus den USA, wobei hauptsächlich der zusammenfassende Bericht über den großen Impfversuch 1954 in den USA, die Entwicklung der Minimum Requirements, besonders seit Frühjahr 1955, und die Verlautbarungen im internationalen Schrifttum verwertet worden waren. Seit Abschluß dieses Gutachtens sind in vielen Ländern, auch in der Bundesrepublik, Erfahrungen über die Impfstoffherstellung und Kontrollverfahren sowie bei der Anwendung des Impfstoffes in so reichem Maße gesammelt worden, daß es notwendig erscheint, in einem zweiten Gutachten erneut zu einigen Problemen der Schutzimpfung Stellung zu nehmen. Die durch das erste Gutachten angeregten Diskussionen in den Fachkreisen haben sich auf die Herstellungs- und Kontrollverfahren für die Impfstoffe sowie die praktische Durchführung von Impfaktionen in der Bundesrepublik befruchtend ausgewirkt; sie förderten nicht zuletzt die wissenschaftliche Forschung.

Als Grundlage für das hier vorgelegte Gutachten dienen wissenschaftliche Abhandlungen, die sich mit speziellen Themen aus dem Gesamtgebiet beschäftigen. Außerdem war zu untersuchen, wieweit die in dem Gutachten von 1956 niedergelegten Erfahrungen und Erkenntnisse und die daraus gezogenen Folgerungen noch Gültigkeit besitzen, wieweit sie inzwischen verwertet wurden oder noch verwertet werden müssen, inwiefern sie revisionsbedürftig oder von der Entwicklung überholt worden sind.

Die auf der Grundlage des Verfahrens von SALK hergestellten Impfstoffe gegen die spinale Kinderlähmung sind heute noch die einzigen, die in der ganzen Welt für Massenimpfungen verwendet werden. Die Entwicklung der Herstellungsverfahren *dieser* Impfstoffe scheint im wesentlichen abgeschlossen zu sein. Die Kontrollmaßnahmen erfüllen in den wichtigsten Punkten die zur Zeit gestellten Anforderungen. Soweit es sich übersehen läßt, ist die Wirksamkeit des Impfstoffes erwiesen, aber beschränkt; es bestehen zur Zeit wohl keine Aussichten, die Ergebnisse unter Beibehaltung der bisherigen Impfmethoden zu verbessern.

Über die *Zusammensetzung* und über die *Herstellung* eines Impfstoffes zur Schutzimpfung gegen die Poliomyelitis aus formaldehydinaktivierten Viren ist folgendes zu sagen:

Wie bereits im Gutachten des Bundesgesundheitsamtes vom 28. 1. 1956 ausgeführt wurde, müssen alle drei Typen der Poliomyelitisviren in einem Impfstoff vertreten sein. Aus den verschiedenen Stämmen der drei Typen sind diejenigen auszuwählen, die eine im Experiment erwiesene hohe Antigenität besitzen, d. h.

die Bildung von spezifischen Antikörpern maximal anregen. Antigenität und Formaldehydempfindlichkeit sowie alle anderen spezifischen Eigenschaften der Stämme sollen möglichst konstant sein. Für die Impfstoffherstellung ist es wesentlich, Virusstämme zu verwenden, aus denen sich mittels der Gewebekultur Virussuspensionen mit hohem Titer gewinnen lassen.

Neuere experimentelle Untersuchungen haben die Aussicht eröffnet, auch epidemieeigene oder im eigenen Lande frisch angezüchtete Virusstämme für die Herstellung von Impfstoffen zu verwenden. Zwar ist die Konstanz der *Typen* der Poliomyelitisviren als gesichert anzusehen, doch bestehen Unterschiede im biologischen Verhalten der einzelnen *Stämme*, die für den Impferfolg in einem bestimmten Gebiet bedeutungsvoll sein können. Dies sollte die Forschungsstätten aller Länder veranlassen, laufend nach optimal brauchbaren Virusstämmen zu suchen.

Während Stämme des Typs II und III den theoretischen Anforderungen bereits weitgehend genügen, ergeben sich bei den Stämmen des Typs I in dieser Hinsicht nicht unerhebliche Schwierigkeiten. Die Tatsache, daß bei dem CUTTER-Unglück in den Vereinigten Staaten im Frühjahr 1955 der Stamm Mahoney vom Typ I eine besonders verhängnisvolle Rolle gespielt hatte, war Veranlassung dafür, daß dieser Stamm, der unter den Stämmen vom Typ I als ergiebigster, relativ antigenstärkster, aber auch im Affenversuch höchst virulenter Stamm gilt, in verschiedenen Ländern bei der Impfstoffherstellung ausgemerzt oder gemieden wurde (Belgien, Dänemark, Frankreich, Großbritannien, Schweden, Südafrikanische Union). Auch das Bundesgesundheitsamt hatte sich im Januar 1956 auf Grund der damals verfügbaren Unterlagen gegen die Verwendung dieses Stammes bei der Herstellung eines deutschen Impfstoffes ausgesprochen. Demzufolge enthielt auch die Herstellungsregel vom August 1956 für den Poliomyelitis-Impfstoff der Behringwerke ein Verbot des Mahoneystammes.

Dieses Verbot hat heftige Kritik ausgelöst, war aber nach dem damaligen Stand der Kenntnisse berechtigt. Erst die in der folgenden Zeit aus den USA und anderen Ländern bekanntgewordenen Erfahrungen, ferner die diesem Stamm zuerkannten Vorzüge, vor allem aber die Tatsache, daß sich der Mahoney-Stamm bei sorgfältiger Behandlung als ebenso sicher inaktivierbar erwies wie andere Stämme vom Typ I, haben die seinerzeit bestehenden Bedenken weitgehend zerstreut. Daher sind in der Bundesrepublik im Frühjahr 1957 Impfstoffe aus den USA freigegeben worden, die den Mahoney-Stamm enthalten. Außerdem hat das Hessische Ministerium des Innern im Einverständnis mit seinem Wissenschaftlichen Beirat das Verbot des Mahoney-Stammes für den Poliomyelitisimpfstoff der Behringwerke aufgehoben. Impfstoffe, die diesen Stamm enthalten, bieten keine erhöhte Gefahr für die Impflinge, besonders nachdem sich die modifizierten Inaktivierungsverfahren und Kontrollmethoden in der Hand erfahrener Fachleute als hinreichend zuverlässig erwiesen haben.

Bei der Zusammenstellung eines trivalenten Impfstoffes müssen die monovalenten Anteile in der Mischung so dosiert werden, daß jede Impfstoffportion genügend wirksames Antigen aller drei Typen enthält. Daran ist auch festzuhalten, wenn das Bestehen einer Kreuzimmunität zwischen Typ II und Typ I sowie Typ II und Typ III bestätigt werden sollte. Da die bei Epidemien in Deutschland gefundenen Virusstämme vorwiegend dem Typ I angehören, ist in der Zusammensetzung des Impfstoffes auf den Anteil Typ I besonders zu achten. Erst im Laufe der Zeit wird sich zeigen, ob sich die in dem britischen Impfstoff (Stamm Brunender), in dem französischen (Stamm 1342) und belgischen Impfstoff (Stamm Charleston) und in dem dänischen Impfstoff (Brunhilde-Stamm) verwendeten Ersatzstämme für den Mahoneystamm voll bewähren werden.

Der Begriff „Poliomyelitis acuta anterior" bildet klinisch und ätiologisch eine Einheit. Daneben gibt es Erkrankungen, die von anderen Viren — insbesondere ECHO- und Coxsackie-Viren — hervorgerufen werden und vor allem den aparalytischen Formen der Poliomyelitis sehr ähnlich sind. Dies ist besonders bei der Aufstellung von Morbiditäts- und Impfstatistiken zu beachten.

Bereits im Gutachten vom 28. 1. 1956 ist unter eingehender Begründung und nicht zuletzt unter dem Eindruck des Impf-Unglücks vom Frühjahr 1955 in den USA dargelegt worden, daß die *Inaktivierung*, d. h. die irreversible Beseitigung der Vermehrungsfähigkeit und damit der Infektiosität der Viren unter Erhaltung ihrer antigenen Wirksamkeit das Zentralproblem der Herstellung eines Poliomyelitisimpfstoffes nach dem Prinzip von SALK darstellt. Die intensive Bearbeitung aller hier einschlägigen Fragen mit dem Ziel, den Reaktionsmechanismus bei diesem Vorgang zu klären, spiegelt sich in einer großen Zahl innerhalb verhältnismäßig kurzer Zeit veröffentlichter Arbeiten wider und bestätigt damit die seinerzeit vom Bundesgesundheitsamt vertretene Auffassung. Die Inaktivierung ist, wie damals ausgeführt wurde, an sich ein reversibler Vorgang. Dies gilt auch für die Inaktivierung mit UV-Strahlen. Eine irreversible Beseitigung der Vermehrungsfähigkeit des Virus ist nur möglich, wenn bestimmte Reaktionsbedingungen eingehalten werden. Dazu ist die genaue Kenntnis der reagierenden Massen erforderlich. Die zumindest bis zum CUTTER-Unglück fast rein empirische Handhabung des Inaktivierungsverfahrens bedingte wiederholt Mißerfolge, von denen das CUTTER-Unglück, insbesondere die Impfepidemie im Staate Idaho, nur die folgenschwersten waren. Die wahrhaft tragische Bedeutung dieser Ereignisse liegt darin, daß sie zum ersten die Schwierigkeiten, die beim Übergang vom Laboratoriumsverfahren zur Großproduktion auftreten können, evident werden ließ und zum zweiten die verwickelte Problematik des Inaktivierungsvorganges dargetan hat. Auch heute sind nicht alle Probleme dieses Vorganges geklärt, doch haben gezielte Untersuchungen zahlreicher Forscher und umfangreiche experimentelle Arbeiten wertvolle Aufschlüsse auf Teilgebieten gebracht.

So zeigen z. B. Formaldehyd-Inaktivierungsversuche mit Bakteriophagen als Modellviren, daß die Geschwindigkeit und der Verlauf der Inaktivierung selbst bei Viren gleicher Art stark voneinander abweichen können. Die verschiedenen Phagenstämme erwiesen sich als verschieden resistent gegen das Formaldehyd. Der Einfluß der Formaldehydkonzentration und der Temperatur auf den Inaktivierungsprozeß folgt gewissen Regeln. Die Inaktivierungsgeschwindigkeit nimmt proportional der Formaldehydkonzentration zu; dabei ist sie in einem pH-Bereich von 5,0 bis 7,0 praktisch konstant.

Bedeutungsvoll erscheinen Untersuchungen über den Einfluß konkurrierender Substanzen auf die Inaktivierung mit Formaldehyd. Sie ergaben, daß die Anwesenheit bestimmter Aminosäuren zur Aufhebung der Inaktivierung führt, und zwar in einer Geschwindigkeit, die von der Bindung Formaldehyd-Aminosäuren abhängig ist. Die Inaktivierung der Phagen durch Formaldehyd war also in Gegenwart von bestimmten Aminosäuren umkehrbar!

Wie im ersten Gutachten des Bundesgesundheitsamtes dargelegt worden ist, läßt es sich bei dem derzeitigen Stand des Herstellungsverfahrens für den Poliomyelitisimpfstoff nicht vermeiden, daß in den Ansätzen außer dem Virus unspezifische organische Begleitstoffe, vor allem Aminosäuren und Proteine, vorhanden sind. Während des Inaktivierungsprozesses können sowohl Aminosäuren wie unspezifische Proteine Formaldehyd verbrauchen. Im Gegensatz zu früheren Auffassungen ist anzunehmen, daß sich die Umsetzung des Formaldehyds mit dem Virus nicht nach Art einer Reaktion erster Ordnung vollzieht. Die Reaktionsmöglichkeiten von Eiweißstoffen wachsen mit der Größe des Moleküls außerordentlich an, weil in diesem Fall die Wahrscheinlichkeit erheblich zunimmt, daß Aminosäuren mit zur Ringbildung befähigten Gruppen in dem Reaktionsgemisch vorhanden sind. Des weiteren wurde im ersten Gutachten ausgeführt, daß die Bedeutung der begleitenden Aminosäuren und Proteine schon bei der Entwicklung des Diphtherietoxoids eingehend studiert worden war. Die Formaldehydkonzentration mußte erheblich gesteigert werden, wenn in dem Medium, in dem die Toxoidbildung vor sich gehen sollte, Aminosäuren und Peptone anwesend waren, da ein großer Teil des Formaldehyds durch diese Substanzen verbraucht wird, die mit den Toxinen um das Formaldehyd konkurrieren.

Ähnliche Experimente gleicher Art mit den verschiedenen Typen und Stämmen der Poliomyelitisviren und über den Einfluß konkurrierender Substanzen sind bisher noch nicht bekanntgeworden. Da Analogieschlüsse gerade bei Viren leicht zu falschen Vorstellungen führen können, haben die Modellversuche mit Phagen vorerst nur allgemeine Bedeutung. Sie zeigen aber, daß das Gebiet der Empirie bei der Herstellung eines Virusimpfstoffes verlassen werden muß. Die chemischen und physikalischen Faktoren müssen genau bekannt und reproduzierbar sein. Daher muß, wie vom Bundesgesundheitsamt bereits Anfang 1956 gefordert wurde, die Beschaffenheit der in die Inaktivierung mit Formaldehyd genommenen Virussuspensionen so genau wie möglich festgelegt werden. Ein beliebiger Wechsel der Faktoren Zeit und Temperatur sowie der Konzentration der einzelnen chemischen Substanzen ist nicht angängig. Die Sicherheit des Verfahrens muß durch die Erfüllung dieser theoretischen Voraussetzungen so weit gewährleistet sein, daß die Kontrollversuche nur das erwartete Ergebnis bestätigen. Diese Forderung wird dadurch nicht aufgehoben, daß sich in den Herstellungsstätten mit gediegener Erfahrung die Inaktivierung der Virussuspension als ein Routineverfahren bewährt hat, wie sich insbesondere aus den sehr umfangreichen Beobachtungen anläßlich der Anwendung des Salk-Impfstoffes in mehr als 50 Millionen Fällen in den USA und in anderen Ländern ergab. Die in der Parkernährlösung enthaltenen Aminosäuren haben keine ungünstige Wirkung auf den Inaktivierungsvorgang mit Formaldehyd; ein Wechsel der Nährlösung ändert jedoch die Reaktionsbedingungen. Den Verantwortlichen bleibt deshalb die Aufgabe, an der Klärung der zahlreichen noch ungelösten wissenschaftlichen Teilfragen unablässig weiterzuarbeiten.

Bei der Impfstoffherstellung nach SALK wird die Formaldehydinaktivierung des Virus so weit geführt, daß auf einen Liter Impfstoff maximal 5 infektiöse Einheiten kommen können. Dieser Grenzwert ist durch die Empfindlichkeit des

Kontrollversuches mittels der Gewebekultur bestimmt, der erst oberhalb dieser Grenze von 5 TCID pro Liter positive Resultate erbringen kann. Wenn in einem monovalenten Anteil noch infektionsfähiges Virus nachgewiesen wird, nachdem die übliche Inaktivierung vorschriftsmäßig durchgeführt worden ist, so ist die Inaktivierung mißlungen. In den USA ist es unter gewissen Bedingungen zulässig, durch *Nachinaktivierung* die infektiöse Virussuspension für die Impfstoffherstellung verwendbar zu machen.

Mängel des Inaktivierungsprozesses waren von entscheidender Bedeutung für die Zwischenfälle in den Vereinigten Staaten im Frühjahr 1955. Der offizielle Bericht der obersten Gesundheitsbehörde der Vereinigten Staaten (sog. SCHEELE-Bericht) hat die mit diesem Zwischenfall zusammenhängenden Fragen der Inaktivierung und der sogenannten Nachinaktivierung besonders eingehend erörtert. Die aus diesem Bericht sich ergebende Fragwürdigkeit der Nachinaktivierung hatte das Bundesgesundheitsamt veranlaßt, in seinem ersten Gutachten ein Verbot der Nachinaktivierung bei der Herstellung eines deutschen Kinderlähmungsimpfstoffes zu fordern. Dieses Verbot ist in der vom Hessischen Ministerium des Innern im August 1956 zugelassenen Herstellungsregel für den Poliomyelitisimpfstoff der Behringwerke festgelegt worden. Das Bundesgesundheitsamt und mit ihm das für den Erlaß der Prüfungsbestimmungen in der Bundesrepublik zuständige Hessische Ministerium des Innern konnten sich im Sommer 1956 nicht entschließen, dem amerikanischen Beispiel zu folgen, da im angegebenen Zeitpunkt die Diskussion um den Inaktivierungsprozeß noch im vollem Gange war und keine hinreichende Klarheit über den Reaktionsmechanismus bestand. Das Bundesgesundheitsamt vertritt nach wie vor die Auffassung, daß jede Nachinaktivierung der infektiös gebliebenen monovalenten Anteile höchst bedenklich ist und daß diese Anteile verworfen werden müssen. Ein Mißerfolg der Inaktivierung, der sich bei den in den Impfstoffherstellungsvorgang eingeschalteten Kontrollen herausstellt, kann durch technische Fehler der Apparaturen oder menschliches Versagen begründet sein. In diesen Fällen wird es im allgemeinen nicht schwierig sein, die Ursache des Mißerfolges aufzudecken. Dann handelt es sich nicht um einen Mangel des Inaktivierungsverfahrens an sich, sondern um Fehler in der Anwendung der Methode. Allerdings wird es immer wieder Fälle geben, in denen Mißerfolge nicht auf ein solches technisches oder menschliches Versagen zurückgeführt, mit anderen Worten: die Gründe nicht sicher eruiert werden können.

Bei einer geregelten und eingelaufenen Fabrikation treten solche Fehler erfahrungsgemäß sehr selten auf. Die Rentabilität der Impfstoffproduktion wird daher durch die Vernichtung der infektiös gebliebenen monovalenten Anteile nicht gefährdet. Im übrigen können Rentabilitätserwägungen für die Behörden, denen der Schutz der Volksgesundheit anvertraut ist, nur eine untergeordnete Rolle spielen.

Bei der Herstellung von Poliomyelitis-Impfstoff wird eine *Filtration* vor Ansetzen der Inaktivierung der aus den Gewebekulturen anfallenden Virussuspensionen vorgeschrieben. Da man aber annimmt, daß der Inaktivierungsprozeß durch Aggregationen gestört wird, die sich im Verlauf der Behandlung der Suspension erneut bilden können, wird während der Formaldehydinaktivierung noch einmal filtriert. Der Wert weiterer Filtrationen während des Inaktivierungsprozesses ist umstritten. Diese aus Viren allein oder aus Viren und Eiweiß sich immer wieder bildenden Aggregate sind nach Ansicht verschiedener Autoren für den Verlauf der Inaktivierungskurve nicht entscheidend, beeinflussen jedoch die Sicherheit des Unschädlichkeitstestes. Die Qualität des Impfstoffes kann infolge des bei der Filtration entstandenen Antigenverlustes herabgesetzt werden. Nach Auffassung des Bundesgesundheitsamtes ist vor einer mehr als zweimaligen Filtration während der Inaktivierung zu warnen, da diese einen schwer übersehbaren Eingriff darstellt.

Die guten Erfahrungen, die man schon früher mit an Aluminiumhydroxyd gebundenen Toxoiden z. B. im Diphtherieadsorbatimpfstoff und dem Impfstoff aus Maul- und Klauenseuchevirussuspension gemacht hatte, waren Veranlassung, dem in der Bundesrepublik entwickelten Kinderlähmungsimpfstoff Aluminiumhydroxyd zuzusetzen. Man ging dabei von der Vorstellung aus, daß das Aluminiumhydroxyd als Depotkörper wirkt und die Wirksamkeit des Impfstoffes erheblich erhöhen kann. Für die Auffassung, daß durch den Zusatz von Aluminiumhydroxyd auch die Sicherheit vor der Übertragung von infektionstüchtigen Poliomyelitisviren gesteigert werde, hat sich bisher kein Beweis erbringen lassen.

Wenn eindeutig nachgewiesen werden kann, daß ein solcher Zusatz eine Steigerung der immunisierenden Wirksamkeit des Impfstoffes mit sich bringt, sollte auf ihn nicht verzichtet werden. Insbesondere würde eine derartige Wirksamkeitssteigerung die Möglichkeit schaffen, die Anzahl der Impfstoffinjektionen und die Dosis herabzusetzen. In Zukunft müßte das verwendete Adsorbens chemisch und physikalisch analysierbar und standardisierbar sein.

Der Zusatz des Aluminiumhydroxyds hat den Nachteil, daß die Prüfbarkeit des fertigen Impfstoffes eingeschränkt ist. Diese Frage ist im Gutachten von 1956 eingehend erörtert worden. Dieser Impfstoff kann auch nicht intradermal verabreicht und darf nicht bei Temperaturen unter 0° C aufbewahrt werden.

Die *Prüfung des Kinderlähmungsimpfstoffes auf Unschädlichkeit* dient dem Nachweis, daß in dem Impfstoff keine infektionsfähigen Viren sowie andere Krankheitserreger und keine pyrogenen, toxischen und möglichst wenig allergisierende Substanzen enthalten sind. Sie muß die Gewähr dafür geben, daß kein Impfling durch den Impfstoff mit Poliomyelitisvirus infiziert werden kann. Die bei der Unschädlichkeitsprüfung angewandten Verfahren müssen so empfindlich sein, daß sie die kleinste infektionstüchtige Virusdosis erfassen. Da dies erfahrungsgemäß mit einer einzigen Methode nicht gelingt, ist eine Kombination verschiedener Verfahren unerläßlich. Gebräuchlich ist die Kombination des Gewebekulturverfahrens mit dem Tierversuch.

Die auf der Grundlage dieser Forderungen entwickelten „Minimum Requirements" des US-Department of Health, Education and Welfare in der Fassung vom 11. November 1955 sind für zahlreiche Länder, darunter auch für die Bundesrepublik, das Vorbild für die Ausarbeitung eigener Prüfungsbestimmungen für Poliomyelitisimpfstoffe gewesen. Im Januar 1956 konnte ein verbindliches Urteil über den Wert und die Zweckmäßigkeit der amerikanischen Bestimmungen besonders hinsichtlich ihrer Übertragbarkeit auf deutsche Verhältnisse noch nicht abgegeben werden. Damals hat das Bundesgesundheitsamt vorgeschlagen, den Umfang der in den Minimum Requirements vorgeschriebenen histo-pathologischen Untersuchungen der Versuchsaffen zu erweitern und außerdem eine chemische

Kontrolle der Zusammensetzung des Impfstoffes vorzuschreiben. Dieser Forderung ist in den Prüfungsbestimmungen des Hessischen Ministeriums des Innern vom 15. August 1956 weitgehend Rechnung getragen worden. Eine Beurteilung der von den Minimum Requirements in der Fassung vom 11. November 1955 geforderten Vorbehandlung der Prüfaffen mit Cortison zwecks Erhöhung der Empfänglichkeit für die Infektion mit Poliomyelitisviren war damals ebenfalls noch nicht möglich. Das Verfahren ist noch umstritten. In den Vereinigten Staaten wird es nicht von allen Impfstoffherstellern angewandt, in England ist es üblich.

Die Bemühungen in zahlreichen Ländern, den Aussagewert der Unschädlichkeitsprüfung zu steigern, haben zu wichtigen Erkenntnissen geführt. Es ist z. B. erforderlich, daß beim Auftreten eines zytopathogenen Effekts in der Gewebekultur während der Unschädlichkeitsprüfung festgestellt wird, wodurch dieser Effekt hervorgerufen worden ist.

Die in den deutschen Prüfungsvorschriften vom 15. 8. 1956 festgelegten Kontrollen auf Unschädlichkeit und Sicherheit sind zur Zeit als ausreichend anzusehen. Dies bezieht sich vor allem auch auf die Sicherung gegen das Vorkommen von vermehrungsfähigen Poliomyelitisviren, da die Zuverlässigkeit negativer Ergebnisse der Gewebekulturen durch wahrscheinlichkeitstheoretische Festlegung der zur Prüfung notwendigen Probemengen gesichert ist.

Nach allen bisherigen Erfahrungen ist der Tierversuch an Affen im Rahmen der Unschädlichkeitskontrolle, wie er in den hessischen Prüfungsbestimmungen festgelegt ist, unentbehrlich. Bei der Beurteilung des Affentests sind besonders die Quantität und Qualität der zur Prüfung dienenden histologischen Präparate zu beachten. Besonders wichtig ist die in den Prüfungsbestimmungen vorgesehene Möglichkeit, in Zweifelsfällen Hirn- und Rückenmarkssubstanz, die sich histologisch als verdächtig erwiesen hat, auf das Vorhandensein von infektiösem Virus zu untersuchen.

Die Ausführungen des Bundesgesundheitsamtes im Gutachten vom Januar 1956 über die Anforderungen an die Unschädlichkeitsprüfung von Poliomyelitisimpfstoffen erstreckten sich auch auf die vom Hessischen Ministerium des Innern im August 1955 erlassenen „*Vorläufigen Prüfungsbestimmungen*". Diese Ausführungen waren Veranlassung dazu, die wissenschaftliche und rechtliche Problematik der Vorschriften für die Prüfung und Freigabe von Kinderlähmungsimpfstoff eingehend zu diskutieren. Im Beisein von Vertretern des Paul-Ehrlich-Institutes und der Behringwerke wurden am 8. 5. 1956 unter Vorsitz des leitenden Medizinalbeamten des Landes Hessen die vom Bundesgesundheitsamt vertretenen Forderungen nach den damals neuesten amerikanischen Erfahrungen und wissenschaftlichen Ergebnissen erörtert; die wesentlichen Forderungen des Bundesgesundheitsamtes wurden von allen Beteiligten gebilligt. Ein neuer Entwurf der Prüfungsvorschriften wurde ausgearbeitet, im August 1956 den leitenden Medizinalbeamten der Länder und den Vertretern des Bundesgesundheitsamtes vorgelegt und von den Vertretern der Länder mit unwesentlichen Änderungen angenommen. Die neuen Vorschriften wurden vom Hessischen Minister des Innern am 15. August 1956 in Kraft gesetzt.

Bei der Aufstellung dieser Prüfungsbestimmungen wurde u. a. davon ausgegangen, daß die amerikanischen Minimum Requirements nicht nur die Prüfung, sondern auch die Herstellung der Kinderlähmungsimpfstoffe regeln. Allerdings stellen die amerikanischen Bestimmungen nur Mindestforderungen für den Hersteller und nicht Vorschriften für ein staatliches Prüfinstitut dar. Die vom Hessischen Minister des Innern am 15. 8. 1956 erlassenen Prüfungsvorschriften stehen in enger sachlicher und rechtlicher Verbindung mit einer vom Hersteller vorgelegten Herstellungsregel. Eine Abänderung des Herstellungsverfahrens muß dem Hessischen Minister des Innern vom Hersteller angezeigt werden, damit sich das Prüfungsverfahren dieser anpassen kann. Dies erwies sich als notwendig, weil die wissenschaftlichen Probleme der Impfstoffherstellung und weitere Fortschritte der wissenschaftlichen Erkenntnis Änderungen sowohl des Herstellungs- als auch des Prüfungsverfahrens bedingen können.

Die zur Zeit gültigen Hessischen Prüfungsbestimmungen machen die Freigabe einer Impfstoffcharge von dem Vorhandensein einer ununterbrochenen Reihe von mindestens drei bei der staatlichen Prüfung als einwandfrei befundenen Chargen abhängig. Damit wurde eine Forderung übernommen, welche die von der obersten Gesundheitsbehörde der Vereinigten Staaten einberufene Sachverständigenkonferenz erhoben hatte und die in die Minimum Requirements vom 11. 11. 1955 aufgenommen worden war. Auf die Notwendigkeit einer solchen Bestimmung auch für die Bundesrepublik hatte das Bundesgesundheitsamt bereits in seinem Gutachten vom Januar 1956 eindringlich hingewiesen. Die Erfüllung der genannten Bedingungen soll gewährleisten, daß die Fabrikation gleichmäßig abläuft und die Qualität der anfallenden Chargen nicht von Zufälligkeiten abhängig ist. Dabei muß sich das Wort „einwandfrei" sowohl auf die Unschädlichkeit wie auf die im Tierversuch ermittelte Wirksamkeit des Impfstoffes beziehen. Wert und Bedeutung dieser erstmals bei einem Impfstoff deutscher Herkunft erhobenen Forderung haben sich inzwischen in der Praxis erwiesen.

Eine ordnungsgemäße *Wertigkeitsmessung* des Impfstoffes kann noch nicht durchgeführt werden, da es bisher keinen Standardimpfstoff und keine Standardmethode für die Wertigkeitsprüfung gibt. Die im Rahmen der *Wirksamkeitsprüfung* am Meerschweinchen durchgeführten Tierversuche sind Identitätsprüfungen für die verwendeten Antigene. Die Bemühungen um einen standardisierbaren Schutzversuch an weißen Mäusen sind noch nicht abgeschlossen. Diese Schutzversuche würden mehr über die Wirksamkeit eines Impfstoffes aussagen können als die Prüfungen an Meerschweinchen.

Die Ergebnisse der Tierversuche gestatten keine oder nur begrenzte Schlußfolgerungen auf die Wirksamkeit des Impfstoffes bei der Anwendung am Menschen. Aus diesem Grunde wird immer wieder Wert auf den Titer der nach Impfung bei demImpfling nachweisbaren *virusneutralisierenden Antikörper* für die Beurteilung der Impfstoffqualität gelegt. Diese Antikörper sind aber kein Maß der Immunität im klinischen Sinne. Die Immunität kann sich nur im Infektionsversuch oder im Feldversuch durch Verringerung der Morbidität und der Letalität und in der Abschwächung des Krankheitsverlaufes ausdrücken. Der Schutzversuch am Affen ist schon aus finanziellen und zeitlichen Gründen nicht regelmäßig durchführbar.

Die meßbaren Antikörper, z. B. die virusneutralisierenden und komplementbindenden, sind Reaktionsprodukte des Organismus auf den Reiz der parenteral zugeführten Poliomyelitisvirusantigene. Ihr Erscheinen zu einem bestimmten Zeitpunkt, in einer bestimmten Menge und die Dauer ihres Vorhandenseins oder ihrer laufenden Bildung sind abhängig von der Antigenität des einverleibten Impfstoffes. Eine bestimmte Menge von Virusteilchen muß in dem Impfstoff enthalten sein, um die Bildung einer ausreichenden Immunität, gemessen an der Antikörpermenge, zu erzielen. Die verschiedenen Virusanteile des Poliomyelitisimpfstoffes, d. h. die verschiedenen Stämme der drei Typen wirken sich hinsichtlich der Anregung einer Antikörperbildung ungleich aus. Besonders das Antigen der Stämme vom Typ I erweist sich bei einem Teil der Impflinge als schwächer. Trotz der Bedenken, die meßbaren Antikörper als Ausdruck der Immunität anzusehen, kann auf die Titerbestimmung als Nachweis der Impfstoffwirkung nicht verzichtet werden.

Den schlüssigen Beweis für die Wirksamkeit des Impfstoffes kann die langfristige *Morbiditätsstatistik* liefern. Wenn die durch die Impfung hervorgerufene Immunität bei einer beweiskräftigen Zahl von Personen die Letalität senkt, die Krankheitserscheinungen mildert und damit die Zahl der paralytischen Poliomyelitisfälle verringert, ist der Beweis für die Wirksamkeit des Impfstoffes erbracht. Impfstoffe aus abgetöteten oder inaktivierten Krankheitserregern werden nur eine begrenzte Wirksamkeit besitzen können, so daß eine solche Impfung auch nur eine begrenzte Immunität zur Folge haben kann.

Da Anfang 1956 entsprechende Erfahrungen in Deutschland nicht vorlagen, mußte im Gutachten des Bundesgesundheitsamtes vom 28. 1. 1956 auf die im sogenannten FRANCIS-Bericht vom 12. 4. 1955 niedergelegten Ergebnisse des amerikanischen Großversuchs von 1954 zurückgegriffen werden. Bei dieser Gelegenheit wurde Kritik daran geübt, daß infolge der strengen Richtlinien für die Diagnostik der gemeldeten Poliomyelitisfälle aus den Versuchsgebieten die Zahl der als spinale Kinderlähmung anerkannten Krankheitsfälle herabgedrückt und damit ein Vergleich mit den Morbiditätszahlen der vorangegangenen Jahre unmöglich gemacht wurde. Eine erneute Analyse der Angaben des FRANCIS-Berichtes nach mündlichen Ergänzungen durch TH. FRANCIS jr. am 2. 6. 1956 ergab späterhin, daß diese Morbiditätsziffern doch vergleichbar sind.

Unbestritten ist die Tatsache, daß bei dem amerikanischen Großversuch in den Placebogebieten die Morbidität der Scheingeimpften wesentlich höher war als die der Ungeimpften. Die Ursachen dieser eigenartigen Erscheinung sind lebhaft erörtert worden. Während TH. FRANCIS jr. sich außerstande erklärte, dieses Phänomen zu deuten, wurde vom Bundesgesundheitsamt angenommen, daß die höhere Morbidität der Scheingeimpften auf eine besondere Exposition zurückzuführen sei. Diese besondere Exposition wurde in dem engen Kontakt der Scheingeimpften mit den die gleichen Schulklassen besuchenden Geimpften erblickt und daraus die Möglichkeit gefolgert, daß klinisch gesund bleibende Impflinge aus dem damals verwendeten Impfstoff stammendes aktives Virus ausscheiden und damit zu Infektionsquellen für ihre Umgebung werden könnten. Von anderer Seite wurde die erhöhte Morbidität der Scheingeimpften damit erklärt, daß diese Kinder, ungewollt von den Versuchsplanern, einem Auswahlprinzip unterlagen. Die bei über 70 Millionen Impfstoffinjektionen der Jahre 1955 und 1956 in den Vereinigten Staaten gesammelten Erfahrungen zeigen, daß bei diesen ausgedehnten Massenimpfungen mit verbesserten Impfstoffen keine erhöhte Poliomyelitismorbidität in der Umgebung von Impflingen festzustellen war.

Die Fragestellung des Großversuchs 1954 war bewußt beschränkt auf den Grad des Schutzes, den der Impfstoff bietet, und auf die Impfschäden. Die Frage nach der Impfinfektion war im Versuchsplan nicht berücksichtigt und blieb deswegen unbeantwortet.

FRANCIS hat auf Grund des Großversuches von 1954 angenommen, daß der damals verwendete SALK-Impfstoff bei 72% (untere Grenze 61%) der Erkrankungsgefährdeten das Auftreten einer paralytischen Poliomyelitis verhindere. Diese Annahme scheint sich nach den Erfahrungen von 1956 und 1957 in den Vereinigten Staaten zu bestätigen. Nach neueren Berichten wird sogar eine Erfolgssicherheit von 80% angenommen. Vergleichbare Ergebnisse aus der Bundesrepublik und anderen Ländern liegen zur Zeit noch nicht vor.

Die wissenschaftlichen Erkenntnisse aus jüngster Zeit haben aber auch bewiesen, welche Schwierigkeiten einem morbiditätsstatistischen Beweis für die Wirksamkeit von Massenimpfungen mit SALK-Impfstoff selbst bei einer sehr großen Zahl von Impflingen entgegenstehen. Schon früher war bekannt, daß die Morbiditätsstatistik der Poliomyelitis lückenhaft bleiben muß, weil fast sämtliche inapparenten und ein großer Teil der aparalytischen Krankheitsfälle nicht erfaßt werden können. Beschränkt man sich auf die Zählung der paralytischen Fälle, weil hier ein leicht feststellbares Erfassungsmerkmal vorliegt, dann ergeben sich Schwierigkeiten aus der Tatsache, daß — wie virologische Untersuchungen aus jüngster Zeit bewiesen haben — nicht alle paralytischen Krankheitsfälle durch Poliomyelitisviren hervorgerufen werden. Allerdings wird der Anteil dieser Fälle an der Gesamtzahl der paralytisch Erkrankten außerordentlich gering, bei den aparalytischen dagegen höher sein. Selbst in den Vereinigten Staaten und anderen großen Ländern der Welt reicht die Gesamtzahl der paralytischen Krankheitsfälle kaum aus, um beweiskräftige morbiditätsstatistische Unterlagen zu liefern.

Weitere Erschwernisse ergeben sich daraus, daß die bisher nicht nur in verschiedenen Ländern, sondern auch in einem einzigen Land, wie z. B. den Vereinigten Staaten, verwendeten Impfstoffchargen ungleich wirksam sind. Diese Wirksamkeitsunterschiede sind unvermeidbar, solange die Wirksamkeitsmessung nicht standardisierbar ist. Schließlich ist eine Verringerung der paralytischen Erkrankungsfälle wie auch der Todesfälle nur dann als absoluter Beweis für die Wirkung des Impfstoffes *allein* zu werten, wenn ausschließlich Impflinge beurteilt werden, die vor der Impfung nachweislich keine Antikörper gegen irgendeinen Typ des Poliomyelitisvirus besaßen. In allen anderen Fällen ist der Anteil des Impfstoffes einerseits und der Vorimmunisierung andererseits am Erfolg nicht sicher abgrenzbar. Von der Bedeutung der individuell verschieden ausgeprägten Fähigkeit zur Antikörperbildung nach natürlicher oder künstlicher Immunisierung soll hier ganz abgesehen werden, weil sie mit keinem Verfahren meßbar ist.

Dieser Begrenzung muß man sich bei dem Versuch einer morbiditätsstatistischen Wirksamkeitskontrolle von Poliomyelitisimpfstoffen bewußt sein. Immerhin erscheint es beim derzeitigen Stand des Wissens erlaubt, aus einem genügend großen Unterschied der Lähmungsrate bei einer sehr großen Zahl von Geimpften einerseits und Ungeimpften andererseits ceteris paribus auf eine Wirksamkeit des Impfstoffes zu schließen.

Der aus den oben geschilderten Gründen begrenzte, die Gesamtmorbidität nicht beeinflussende Impfschutz bei Verwendung eines Impfstoffes aus nicht vermehrungsfähigen Krankheitserregern war schon frühzeitig Anlaß dazu, einen *Impfstoff aus vermehrungsfähigen abgeschwächten Viren* herzustellen. Im Frühjahr 1957 wurde der Lebendimpfstoff auf Grund der bis dahin durchgeführten Untersuchungen und Versuchsimpfungen als reif für den Feldversuch betrachtet. Ob die Hoffnungen auf eine bessere, die Morbidität tatsächlich senkende und länger anhaltende Wirksamkeit dieser Lebendimpfstoffe sich erfüllen werden, bleibt abzuwarten.

Die in den Lebendimpfstoffen verwendeten Antigene sind Virusstämme, die wegen ihrer abgeschwächten Virulenz ausgewählt wurden oder durch Züchtung ihre Virulenz und Pathogenität eingebüßt haben. Diese avirulenten Varianten dürfen nach oraler Gabe keine Krankheitserscheinungen im Zentralnervensystem hervorrufen; sie müssen ihren Neurotropismus irreversibel verloren haben, vor allem muß ein Zurückschlagen zu dem virulenten, neurotropen Virustyp ausgeschlossen sein.

Nach oraler Verabfolgung dieser Impfstoffe treten im Serum der Impflinge Antikörper auf. Dies wird wie beim SALK-Impfstoff als Zeichen der Impfstoffwirkung angesehen. Über die erwartete größere Dauer des Impfschutzes und das Maß der zellgebundenen Immunität, die durch diese Impfung erreicht werden, kann erst auf Grund von Versuchen an genügend großen Gruppen etwas ausgesagt werden. Rein technisch würde die Herstellung eines Impfstoffes aus vermehrungsfähigen abgeschwächten Viren und die Anwendung dieses Impfstoffes in der Praxis erhebliche Vorteile bieten.

Da die Poliomyelitis eine Krankheit mit geringer Manifestationsrate ist, ferner weil bestimmte Altersklassen als besonders gefährdet anzusehen sind und außerdem die geographische Verteilung ungleichmäßig ist, schließlich da es aus rechtlichen, finanziellen und organisatorischen Gründen unmöglich ist, die gesamte Bevölkerung oder zumindest große Teile — wie in Dänemark — durchzuimpfen, ergibt sich die Notwendigkeit einer *gezielten Impfung*. Dafür liefern serologische, epidemiologische und epidemiographische Untersuchungen die erforderlichen Unterlagen.

Als serologische Methoden stehen *Komplementbindungsreaktionen* und *Neutralisationstest* zur Verfügung. Mit diesen Verfahren werden im Serum komplementbindende oder virusneutralisierende Antikörper bestimmt. Das Vorhandensein solcher Antikörper kann als Zeichen eines stattgehabten Kontaktes des Probanden mit einem oder mehreren Typen der Poliomyelitisviren angesehen werden. Die komplementbindenden Antikörper sind vorübergehender Natur. Die Komplementbindungsreaktion ist daher in erster Linie für den Nachweis einer *frischen Infektion* geeignet. Die virusneutralisierenden Antikörper sind demgegenüber jahrelang, wenn nicht überhaupt für das ganze Leben nachweisbar und werden als Maßstab der *Immunität* gegen Poliomyelitisviren angesehen. Die Ergebnisse des Neutralisationstests verschiedener Untersuchungsstellen sind nur dann auswertbar und vergleichbar, wenn überall nach den gleichen Richtlinien gearbeitet wird. Der Deutschen Vereinigung zur Bekämpfung der Kinderlähmung e. V. ist es zu verdanken, daß die erheblichen finanziellen Mittel und die Organisation für die Erhebung eines Antikörperkatasters in der Bundesrepublik bereitgestellt werden konnten.

Als wesentliches Ergebnis dieser Erhebungen von 1957 ist festzustellen: Antikörper gegen die einzelnen Typen des Poliomyelitisvirus sind im Ablauf des menschlichen Lebens nicht immer im gleichen Umfange vorhanden. 40% der Säuglinge besitzen keinerlei Antikörper. Die von der Mutter übernommenen Antikörper verschwinden allmählich während des 1. Lebensjahres und von 100 untersuchten Kindern im 2. Lebensjahr haben 50% keinerlei Schutzstoffe gegen die Poliomyelitis. Der Anteil der Personen ohne Antikörper nimmt vom 3. Lebensjahr an mit zunehmendem Alter ab, so daß mit 20 Jahren nur 5% und mit 50 Jahren nur 3% der untersuchten Personen *ohne* Antikörper sind. Umgekehrt proportional dem Anteil der Personen ohne Antikörper an der Zahl der Untersuchten des gleichen Alters verhält sich der Anteil der Personen *mit* Antikörpern. Je 80% der untersuchten 50jährigen besitzen Antikörper mindestens gegen Typ I wie auch mindestens gegen Typ II und 72% gegen Typ III. Diese Häufigkeitsverteilung der Antikörper gegen das Poliomyelitisvirus ist bis auf lokale Unterschiede in allen Teilen der Bundesrepublik grundsätzlich gleich. Diese Ergebnisse stimmen weitgehend mit den Resultaten aus anderen europäischen Ländern überein. Die Morbiditätskurven zeigen einen Gipfel, d. h. eine besondere Häufigkeit der Krankheitsfälle im 2. bis 3. Lebensjahr; 30,6% aller Fälle entfielen im Jahre 1956 im Bundesgebiet auf die Altersklassen von 1 bis unter 4 Jahren. Somit besteht eine weitgehende Übereinstimmung der serologischen Ergebnisse einerseits und der Resultate der Morbiditätsstatistik andererseits. Diese Übereinstimmung erstreckt sich aber nicht nur auf die altersmäßige, sondern auch auf die geographische Verteilung. Diese weitgehende Koinzidenz beweist, daß die Morbiditätsstatistik trotz aller oben eingehend dargestellten inhärenten Mängel doch brauchbare Hinweise für eine Impfplanung geben kann. Aber erst in Kombination mit dem Antikörperkataster bietet sie eine zuverlässige Grundlage für ein den jeweiligen örtlichen Verhältnissen entsprechendes *Impfprogramm*.

Das Bundesgesundheitsamt erteilte Anfang 1957 auf Grund der Ergebnisse seiner epidemiologischen Ermittlungen — Resultate der Antikörperbestimmungen lagen damals noch nicht in ausreichendem Maße vor — den Ratschlag, in erster Linie Kinder der Geburtsjahrgänge 1954 und 1955, also die Zwei- und Dreijährigen, sowie Schwangere zu impfen und außerdem die auf Grund des epidemiologischen Geschehens der letzten Jahre als gefährdet angesehenen Gebiete an der deutschen Westgrenze in die Impfaktion einzubeziehen. Dieses Vorgehen wurde schon dadurch erzwungen, daß die zur Verfügung stehenden Impfstoffvorräte nur für eine beschränkte Zahl von Impflingen ausreichten. Über diese Gebiete mit besonderer Impfbedürftigkeit hinaus sind jedoch auch in den anderen Ländern der Bundesrepublik Impfungen nach Maßgabe der örtlichen Verhältnisse durchgeführt worden. Nach den bis zum 31. 12. 1957 beim Bundesgesundheitsamt vorliegenden Unterlagen sind in der Bundesrepublik im Frühjahr 1957 insgesamt 631650 Personen geimpft worden. Davon erhielten 119580 Personen eine und 512070 zwei Impfstoffinjektionen.

Das Bundesgesundheitsamt hatte in seinem Gutachten vom 28. 1. 1956 den Standpunkt vertreten, daß Massenimpfungen gegen die Poliomyelitis mit Rücksicht auf die Möglichkeit einer Gefährdung ungeimpfter Personen in der unmittelbaren Umgebung der Impflinge nicht vertretbar seien. Da diese Bedenken bei dem jetzigen Stand der Impfstoffherstellung und -prüfung nicht mehr aufrechterhalten werden (vgl. S. 9), sieht das Bundesgesundheitsamt keine Veranlassung mehr, an dem im ersten Gutachten geforderten Verbot von Massenimpfungen festzuhalten. Aus den gleichen Gründen konnte von der Forderung nach laufender Überwachung und gegebenenfalls Isolierung der Impflinge abgesehen werden.

Nach den bisher vorliegenden Ergebnissen ist eine Impfpoliomyelitis bei den mehr als 600000 Impflingen in der Bundesrepublik nicht festgestellt worden. Störungen des postvakzinalen Verlaufs traten bei etwa 0,34% der Impflinge auf. Sie waren mit wenigen Ausnahmen leicht und vorübergehender Natur. Bei 4 Todesfällen ist ein kausaler Zusammenhang mit der Impfung auf Grund der bisherigen Ermittlungsergebnisse abzulehnen. Bei den übrigen 3 Todesfällen ist er nicht mit Sicherheit auszuschließen. Im Laufe des Jahres 1957 sind 11 Poliomyelitiserkrankungen bei geimpften Kindern aufgetreten. In allen Fällen hat die Krankheit einen leichten Verlauf genommen. Dauerfolgen sind nicht zurückgeblieben.

Die Erfahrungen bei dieser Impfaktion haben gezeigt, daß die ursprüngliche Empfehlung des Bundesgesundheitsamtes, bei der Kinderlähmungs-Schutzimpfung die gleichen Kontraindikationen zu beachten wie bei der Pocken-Schutzimpfung, sich erübrigt. Die Zahl der allergischen Störungen im Zusammenhang mit der Impfung ist wesentlich geringer gewesen, als dies auf Grund der Berichte aus den Vereinigten Staaten angenommen worden war. Als Kontraindikationen haben sich bestehende oder abklingende akute Infekte des Impflings erwiesen. Sie werden bei zukünftigen Impfaktionen besonders beachtet werden müssen.

An eine morbiditätsstatistische Beurteilung des Impferfolges ist mit Rücksicht auf die verhältnismäßig kleine Zahl der Geimpften und die Kürze der Zeit noch nicht zu denken.

Nunmehr stellt sich die Frage, wie bei künftigen Impfaktionen ein für die Gesamtheit der Bevölkerung des Bundesgebietes optimaler Impfschutz erreicht und wie die Schutzimpfung gegen die Poliomyelitis in das Programm der übrigen Schutzimpfungen eingebaut werden soll. Zwar wird es den obersten Gesundheitsbehörden der Länder überlassen bleiben müssen, nach Maßgabe der örtlichen Verhältnisse und Notwendigkeiten über Form und Umfang künftiger Impfaktionen zu entscheiden, doch sollten dabei bestimmte allgemeingültige Erkenntnisse nicht außer acht gelassen werden.

Eine allgemeine Durchimpfung der Gesamtbevölkerung ist aus den zuvor erwähnten Gründen nicht möglich, aber auch nicht erforderlich. Daraus ergibt sich zwangsläufig, daß nur gezielte Impfaktionen sinnvoll und zweckmäßig sind. Die Auswahl der Impflinge muß sich nach folgenden Gesichtspunkten richten:

1. Lebensalter,

2. berufliche oder sonstige Gefährdung,

3. epidemiologische Situation.

Nach den Ergebnissen der Antikörperuntersuchungen steigt die Durchseuchung und damit die Gefährdung in der Zeit vom 2. bis 6. Lebensjahr steil an. Ein optimaler Impfeffekt ist daher zu erreichen, wenn die Impfung in die Zeit vom 7. bis 12. Lebensmonat fällt. Daher ist anzustreben, alle Kinder möglichst in dieser Zeitspanne, jedenfalls aber bis zum Ende des 3. Lebensjahres zu impfen. Es wird Aufgabe einer zweckmäßigen und psychologisch richtigen Impfpropaganda sein, für eine möglichst weitgehende alljährliche Durchimpfung dieser Altersklassen zu sorgen. Dann bestünde Hoffnung darauf, den hohen Gipfel der Morbiditätskurve in diesen Altersklassen allmählich herabzudrücken. Voraussetzung dafür ist eine vollständige Durchimpfung mit drei Injektionen nach dem bereits 1957 eingehaltenen Zeitschema. Auf weitere Wiederholungsimpfungen kann nach den bisherigen Erfahrungen nicht verzichtet werden. Die Frage, wie oft und zu welcher Zeit bei den dreimal Geimpften weitere Wiederholungsimpfungen erforderlich sind, läßt sich noch nicht beantworten, da über die Dauer des Impfschutzes, der mit den im Augenblick verfügbaren Impfstoffen erreicht werden kann, noch keine beweiskräftigen Aussagen möglich sind. Für die eben besprochenen Jahrgänge ist die Impfung notwendig. Die Durchimpfung älterer Kinder ist erwünscht. Bei Personen höherer Altersklassen kann sich die Impfung auf die besonders Gefährdeten (Ärzte, Krankenpflegepersonen von Infektionsstationen und das wissenschaftliche und Laboratoriumspersonal von Hygiene-Instituten und Medizinal-Untersuchungsämtern sowie Schwangere) beschränken.

Die in den letzten Jahren wiederholt aufgeworfene Frage, wie man sich hinsichtlich der Impfnotwendigkeit beim Auftreten örtlicher Poliomyelitisepidemien verhalten soll, kann nach dem derzeitigen Stand der wissenschaftlichen Erkenntnis wie folgt beantwortet werden:

Örtliche Poliomyelitisepidemien sind erfahrungsgemäß mit dem Auftreten der ersten Krankheitsfälle weitgehend determiniert. Wenn ein Gebiet durch eine örtliche Häufung von Poliomyelitisfällen oder eine Epidemie in der Nachbarschaft bedroht erscheint, sollten so früh wie möglich alle in den vorangegangenen drei Jahren nicht geimpften Vorschulpflichtigen und Schulpflichtigen mit mindestens einer Impfstoffinjektion durchgeimpft werden. Dabei ist es gleichgültig, in welche Jahreszeit diese Impfungen fallen. Insbesondere braucht die Impfaktion während der Sommermonate nicht ausgesetzt zu werden. Zeichnet sich jedoch eine örtliche Häufung oder eine örtliche Epidemie bereits deutlich ab, d. h. liegt die Wochenmorbidität bei 0,1/10000 und darüber, so ist von öffentlichen Erstimpfungen mit Rücksicht auf die Möglichkeit eines Provokationseffektes abzusehen; dagegen sind Wiederholungsimpfungen nicht nur unbedenklich, sondern ratsam. Wenn zur gleichen Zeit in dem Gebiet eine Häufung anderer Infektionskrankheiten zu beobachten ist, muß von Fall zu Fall entschieden werden, ob die Poliomyelitisimpfung durchgeführt werden darf. Allgemeine Richtlinien lassen sich für diesen Fall nicht geben.

In jüngster Zeit ist von verschiedenen Seiten versucht worden, einen Impfplan aufzustellen, in dem Termine für die Durchführung von Impfungen gegen die einzelnen Infektionskrankheiten im Kindesalter festgelegt sind. Nur in einem Teil der bisher veröffentlichten Impfpläne ist die Kinderlähmungs-Schutzimpfung berücksichtigt. Erfahrungsgemäß können derartige Impfpläne nur selten befolgt werden, sei es wegen interkurrenter Krankheiten des Impflings oder wegen allgemeiner Kontraindikationen (Auftreten von Epidemien). Die Häufung von Impfungen innerhalb der ersten drei Lebensjahre belastet den Impfling erheblich und ist auch eine psychologische Belastung der Eltern. Aus diesem Grunde erscheint es unerläßlich, durch Herstellung geeigneter und wohlabgewogener Impfstoffkombinationen die Zahl der einzelnen Impfungen auf ein Mindestmaß herabzusetzen. Es erscheint sinnvoller, sich von starren Schemata zu lösen und nach einem individuellen Impfprogramm vorzugehen, in das die Kinderlähmungs-Schutzimpfung zu einem geeigneten Zeitpunkt eingebaut ist. Für diesen Zeitpunkt gelten hinsichtlich des Alters die oben dargelegten Gesichtspunkte, hinsichtlich der Jahreszeit sind keine Kontraindikationen gegeben, sofern nicht aus epidemiologischen Gründen mit Rücksicht auf die Gefahr eines Provokationseffektes eine Erstimpfung vermieden werden muß.

Zusammenfassung

1. Ein aktiver Impfstoff gegen die spinale Kinderlähmung muß alle 3 Typen der Poliomyelitisviren enthalten. Die zur Herstellung verwendeten Stämme müssen nach bestimmten Gesichtspunkten ausgewählt werden. Gegen eine Verwendung des Stammes Mahoney für die Impfstoffherstellung bestehen keine Bedenken mehr.

2. Die Inaktivierung der Poliomyelitisviren stellt nach wie vor das Zentralproblem der Impfstoffherstellung dar. Auf diesem Gebiet harren noch viele wissenschaftliche Fragen der Lösung. Insbesondere bedürfen die Reaktivierbarkeit und der Einfluß konkurrierender Substanzen auf den Ablauf der Formaldehydinaktivierung noch eines ausgedehnten experimentellen Studiums.

3. Das Inaktivierungsverfahren muß soweit wie möglich standardisiert werden. Die wichtigen chemischen und physikalischen Faktoren müssen bekannt und reproduzierbar sein. In Herstellungsstätten mit ausreichender Erfahrung haben sich die zur Zeit gebräuchlichen Verfahren routinemäßig in der Praxis bewährt.

4. Gegen eine Nachinaktivierung monovalenter Anteile, die sich nach der üblichen Inaktivierung noch als infektiös erweisen, bestehen erhebliche Bedenken.

5. Mehr als zwei Filtrationen bei der Inaktivierung können die Antigenität des Impfstoffes ungünstig beeinflussen und sind daher abzulehnen.

6. Der Zusatz von Adsorbentien zum trivalenten Impfstoff kann eine Steigerung des immunisatorischen Effektes mit sich bringen. Die Prüfung des Fertigimpfstoffes wird jedoch durch einen solchen Zusatz erschwert.

7. Die zur Zeit in der Bundesrepublik geltenden Vorschriften für die Unschädlichkeitsprüfung von Kinderlähmungsimpfstoffen bedürfen keiner Änderung. Der Affentest muß beibehalten werden. Das in der Praxis bereits bewährte Prinzip der Serie („consistency") muß sich auf Unschädlichkeit und Wirksamkeit zugleich erstrecken.

8. Die Wirksamkeitsprüfung der Poliomyelitis-Impfstoffe ist nach wie vor unbefriedigend, da es noch keine Standardmethode gibt. Die Prüfung im Tierversuch muß durch vergleichende Antikörpertiterbestimmungen an geeigneten Impflingen und die morbiditätsstatistische Sicherung des Impferfolges ergänzt werden. Letztere stößt auf erhebliche Schwierigkeiten. Die Bedenken gegen die statistische Erfolgssicherung beim amerikanischen Großversuch von 1954 bestehen auch heute noch.

9. Inaktivierte Poliomyelitisimpfstoffe bewirken einen Impfschutz von begrenzter, zur Zeit noch unbekannter Dauer. Wirksamkeit und Unschädlichkeit der Lebendimpfstoffe im Rahmen der praktischen Anwendung sind noch nicht zu beurteilen.

10. Die Bestimmung der neutralisierenden Antikörper ist ein wertvolles Verfahren zur Ermittlung der Poliomyelitisgefährdung einerseits und des Impf-

effektes andererseits. Die Bereitstellung erheblicher Mittel und die organisatorische Vorarbeit der Deutschen Vereinigung zur Bekämpfung der Kinderlähmung e. V. ermöglichten die Aufstellung eines Antikörperkatasters in der Bundesrepublik durch serologische Untersuchungen von etwa 12000 Probanden. Die bisherigen Ergebnisse, die sich weitgehend mit den Erfahrungen anderer europäischer Länder decken, bilden eine wertvolle Unterlage für die Impfplanung.

11. Differenzierte epidemiologische Untersuchungen deuten auf eine besondere Gefährdung der Kinder im 2. und 3. Lebensjahr hin. Dieses Ergebnis steht in weitgehender Übereinstimmung mit den Resultaten des Antikörperkatasters.

12. Die 1956 vom Bundesgesundheitsamt erhobene Forderung nach einem Verbot von Massenimpfungen und nach einer besonderen Überwachung der Impflinge und ihrer Umgebung erübrigt sich auf Grund neuerer Erfahrungen.

13. Bei der 1957 in den Ländern der Bundesrepublik durchgeführten gezielten Impfaktion wurden nach den vorliegenden Unterlagen 631650 Personen geimpft. Davon erhielten 119580 Personen eine und 512070 Personen zwei Impfstoffinjektionen. Störungen im Gefolge der Impfung traten bei etwa 0,34% der Impflinge auf. Allergische Störungen wurden nur selten beobachtet.

14. Eine allgemeine Durchimpfung der gesamten deutschen Bevölkerung gegen Poliomyelitis ist weder möglich noch erforderlich. Nur gezielte Impfaktionen sind zweckmäßig und sinnvoll. Besonders poliomyelitisgefährdet und daher eines Impfschutzes bedürftig sind die Kinder von 0 bis 3 Jahren. Eine allgemeine jährliche vollständige Durchimpfung der entsprechenden Geburtsjahrgänge ist daher notwendig, für ältere Kinder erwünscht; auch beruflich oder aus anderen Gründen besonders gefährdete Personen höherer Altersklassen (Ärzte, Pflegepersonal, Laboratoriumspersonal sowie Schwangere) sollten geimpft werden.

15. Droht eine örtliche Häufung der Poliomyelitis oder eine örtliche Epidemie, so sollten möglichst frühzeitig alle vorschulpflichtigen und schulpflichtigen Kinder ohne Rücksicht auf die Jahreszeit mindestens eine Impfstoffinjektion erhalten. Zeichnet sich jedoch eine örtliche Häufung oder Epidemie bereits ab, so ist von Erstimpfungen abzusehen; dagegen sind Wiederholungsimpfungen ratsam.

16. Die Einordnung der Poliomyelitisschutzimpfung in das allgemeine Impfprogramm im Kindesalter muß die individuellen Verhältnisse und den von anderen Impfungen einzuhaltenden Abstand berücksichtigen.

II. Wissenschaftliche Abhandlungen

Teil A

Herstellung von inaktivierten Poliomyelitis-Impfstoffen

1. Die Auswahl der in den Poliomyelitis-Impfstoffen nach Salk verwendeten Poliomyelitisviren in Qualität und Quantität

Von H. Brandenburg

Die Poliomyelitisschutzimpfung soll gegen Erkrankungen an Kinderlähmung, die durch Virusstämme der drei serologischen Typen I (Brunhilde), II (Lansing) und III (Leon) verursacht werden, schützen. Diese Virustypen I bis III wurden auch in Deutschland als Erreger paralytischer Erkrankungen nachgewiesen: Typ I etwas häufiger bei Epidemien, Typ II mehr bei Einzelfällen, Typ III bei Epidemien *und* bei Einzelfällen. Weitere serologische Typen des Poliomyelitisvirus sind bisher noch nicht beobachtet worden.

Bei poliomyelitisähnlichen Erkrankungen, die als Mumps-Enzephalitis, aparalytische Poliomyelitis anterior acuta, abakterielle Meningitis auftreten, und sogar auch bei einigen paralytischen Poliomyelitisfällen, sind allerdings auch andere Viren isoliert und als Erreger identifiziert worden, und zwar besondere Stämme der Coxsackie-Viren, Orphan-Viren und ECHO-Viren (vgl. Anhang, S. 22). Der 1956 in der UdSSR gefundene und als Poliomyelitisvirus Typ IV angesprochene neue Virustyp konnte als ein Coxsackie-Virus-Stamm Typ A identifiziert werden (Dalldorf [1]).

Klinisch ist die Abgrenzung der Poliomyelitis von ähnlich verlaufenden, durch andere Virusarten verursachten Erkrankungen oft sehr schwer; vielleicht wird es in weiterer Zukunft ratsam erscheinen, auch gegen solche Viren zu impfen.

Obwohl eine gewisse Kreuzimmunität besteht, da Typ II Antigenanteile mit Typ I und Typ III gemeinsam hat (Salk [2]) und nach einer Vorimmunisierung mit Typ II positive Booster-Reaktionen auch bei Nachimpfung mit den anderen Typen beobachtet worden sind, muß jeder Impfstoff die Antigene aller drei Typen enthalten, so lange nicht sicher nachgewiesen ist, daß eine Impfung mit nur einem Stamm auch gegen Erkrankungen durch Viren der anderen Typen regelmäßig schützt.

Eine gegenseitige Hemmung der Antigen-Wirkung (sogenannte antigene Konkurrenz der Typen) ist sicher nicht erheblich, sonst wären bei den bisherigen serologischen Untersuchungen geimpfter Versuchstiere und Menschen mit größerer Regelmäßigkeit ungleichmäßige Immunisierungserfolge berichtet worden.

Ein Ausbleiben der Antikörperbildung gegen Typ I bei Personen, die vor der Impfung gegen keinen Typ Antikörper besaßen, wurde bei dem amerikanischen Großversuch beobachtet. In Dänemark fand Ørskov [3] bei 5 von 31 Kindern nach drei Impfungen keine Antikörper gegen Typ I. Unter 15 Kindern im Alter von 2 bis 12 Jahren, die im Robert Koch-Institut geimpft wurden, befanden sich 12 ohne nachweisbare neutralisierende Antikörper gegen die drei Poliomyelitisvirustypen. 3 bis 4 Wochen nach der Impfung hatten zwei dieser Kinder noch keine Antikörper gegen die Typen I und III erworben.

Die Zahl solcher Beobachtungen ist vorerst noch beschränkt. Personen ohne nachweisbare neutralisierende Antikörper sind schwer zu finden. Außerdem ist es schwierig, diese nach der Impfung zu beobachten und sicherzustellen, daß kein Kontakt mit Poliomyelitisviren stattgefunden hat. Außerdem ist ein negatives Ergebnis des Neutralisationstests kein absoluter Beweis für das Fehlen von Antikörpern. Das Ausbleiben der Antikörperbildung gegen Typ I bei einem Teil der Impflinge wurde mit der schlechteren Antigenwirksamkeit der Typ-I-Komponente der verwendeten Impfstoffe erklärt.

Von größter Bedeutung für jede Schutzimpfung ist die Frage nach der Konstanz des Antigenbestandes der Erregertypen. Die Erreger der Maul- und Klauenseuche und vor allem der Influenza haben im Laufe der Jahre ihren Antigenbestand geändert, so daß Impfstoffe aus vor Jahren isolierten Stämmen bei späteren Epidemien und in anderen Ländern eine deutlich geringere oder keine Schutzwirkung hatten. Dagegen hat die Gelbfieberimpfung mit dem Stamm 17 D gegen Infektionen in der Alten und Neuen Welt geschützt; auch bei Pocken und Tollwut hat man keine Ursache, serologische Unterschiede zwischen den heute in verschiedenen Erdteilen vorkommenden Virusstämmen und den seit Jahrzehnten zu Schutzimpfungen verwendeten Stämmen anzunehmen.

Bei Anzüchtung von Poliomyelitisvirusstämmen aus menschlichem Untersuchungsmaterial wird immer wieder geprüft, ob sie von Immunseren gegen die vor Jahren gewonnenen Typenstämme neutralisiert werden. Dabei hat man bisher keine Änderungen des Antigenbestandes der drei Poliomyelitisvirustypen nachweisen können; innerhalb der Typen haben sich die vor fast 20 Jahren und die bei den letzten Epidemien in allen Teilen der Welt isolierten Stämme als serologisch identisch erwiesen.

WOOD [4] fand auch in den Seren menschlicher Impflinge keine höheren Antikörpertiter gegen die Virusstämme der verwendeten Impfstoffe als gegenüber im Lande frisch gezüchteten Virusstämmen der gleichen Typen. Demnach entsprechen die Poliomyelitisvirustypen hierin den Viren des Gelbfiebers, der Pocken und der Tollwut und nicht den Erregern der Maul- und Klauenseuche und der Grippe.

Die Bemühungen, im eigenen Lande frisch angezüchtete Virusstämme in die Impfstoffproduktion aufzunehmen, behalten ihre Berechtigung, und auf das Auftreten von Stämmen anderer serologischer und kultureller Eigenart muß sorgfältig geachtet werden. Nach den Versuchsergebnissen von MCBRIDE [5] ist anzunehmen, daß serologische Stammunterschiede in sehr fein abgestuften und im zeitlichen Ablauf genau beobachteten Neutralisationstests mit homologen und heterologen Seren so erfaßt werden können, daß auch Stämme desselben Typs zu unterscheiden sind. Dies wäre aus epidemiologischen Gründen und wegen der Möglichkeit einer präziseren Stammauswahl bei der Impfstoffherstellung von allergrößtem Wert.

Innerhalb der serologischen Typen zeigen einzelne Stämme erhebliche Unterschiede in ihrem Verhalten bei Versuchstieren und in Gewebekulturen und wahrscheinlich auch in ihrer Wirkung auf empfängliche Menschen. Nachgewiesen wurden erhebliche Differenzen der kleinsten infektiösen Dosis für einzelne Affenarten bei oraler, subkutaner, intramuskulärer, intraspinaler und intrazerebraler Infektion. Auch die Neigung, Lähmungen zu verursachen, die Möglichkeit der Adaptation an andere Versuchstiere, an Gewebekulturen von Haut-, Muskel-, Tonsillen-, Eihaut-, Hoden-, Nieren- oder Tumorgewebe von Menschen oder Affen und die Höhe der bei den einzelnen Züchtungsarten erreichbaren Virustiter können bei Stämmen des gleichen Typs verschieden sein. In gewissen Grenzen können diese Eigenschaften auch durch bestimmte Züchtungsbedingungen und durch Auslese einzelner Komponenten von Viruspopulationen beeinflußt werden.

Bekannte Laboratoriumsstämme sind vom Typ I: Brunhilde, Minn, Ga, Ko (Kotter), MEF 2, Riley, Texas, Mahoney, Sudeck, Per, Beich, Charleston, vom Typ II: Lansing, MEF 1, Philipps, Wallingford, WW, Yale-SK, Philadelphia, MV und vom Typ III: Leon und Saukett.

Für die Brauchbarkeit von Virusstämmen zur Impfstoffherstellung ist entscheidend, ob man aus ihnen Impfstoffe gewinnen kann, die eine hohe Schutzwirkung haben und sicher unschädlich sind. Für Poliomyelitisimpfstoffe nach SALK bedeutet das, daß das Virus sich sicher und regelmäßig mit Formalin inaktivieren läßt und auch nach völliger Vernichtung der Vermehrungsfähigkeit bei parenteraler Einverleibung einen zuverlässigen Impfschutz verleiht.

Aus Gründen der Wirtschaftlichkeit der Impfstoffherstellung wählte man Virus-Stämme aus, die sich in den verwendeten Gewebekulturen mit gutem und regelmäßigem Ertrag züchten ließen, bei denen also die von den Gewebekulturen geerntete virushaltige Flüssigkeit konstant hohe Titer ergab. Die zur Impfstoffherstellung verwendeten Stämme sollen aber auch nach Formalininaktivierung ein Antigen darstellen, das einen guten Impfschutz verleiht.

Die Auswahl der Stämme für Typ II und III war nicht schwer, doch sind die Untersuchungen, den geeignetsten Stamm für Typ I zu finden, noch nicht abgeschlossen. Die meisten Stämme vom Typ I bilden weniger gute Antigene als die bekannten Stämme der Typen II und III, wie MEF 1, Yale-SK und Saukett. Unter den von SALK zunächst geprüften Stämmen des Typs I zeigte der Mahoney-Stamm das beste und ergiebigste Wachstum in der Gewebekultur. Wegen der hohen Virulenz des Mahoney-Stammes im Affenversuch, die sich übrigens auch bei den 1955 in den USA durch ungenügend inaktivierten Impfstoff verursachten Erkrankungen menschlicher Impflinge zeigte, erhoffte man sich von Impfstoffen aus diesem Stamm eine besonders gute antigene Wirksamkeit. Diese Schlußfolgerung ist aber nicht stichhaltig, da nach Untersuchungen von GARD, LÉPINE und SALK Virulenz und Antigenwirksamkeit der Virusstämme voneinander unabhängige Eigenschaften sind. Die besondere Virulenz und besonders ausgesprochene neurotrope Aktivität des Mahoney-Stammes haben Versuche veranlaßt, ihn zu ersetzen; demgegenüber sind bei Verwendung des Stammes Mahoney wegen dessen Fähigkeit, nach intramuskulärer Injektion auch kleiner Virusmengen bei Affen eine paralytische Erkrankung hervorzurufen, auch kleine Mengen von überlebendem Virus im Affenversuch leichter nachzuweisen als bei anderen Stämmen.

Diese Versuche mit Impfstoffen aus dem Stamm Mahoney haben entscheidend zur Klärung der Frage beigetragen, ob es möglich ist, gegen die Poliomyelitis — ähnlich wie bei der Typhusschutzimpfung — durch Einspritzung von abgetötetem Erregermaterial einen Impfschutz zu erzeugen, oder ob bei Viruskrankheiten allgemein eine Immunität nur durch die Auseinandersetzung des Körpers mit dem lebenden Erreger erreicht werden kann. In diesem Falle müßte man jede Immunität infolge einer Poliomyelitisschutzimpfung auf Reste von vermehrungsfähigem Virus zurückführen, die der Inaktivierung entgangen sind und dem Impfling mit dem Impfstoff in geringen Mengen zugeführt wurden. Bei Anwendung eines Impfstoffes aus Virusstämmen mit geringer intramuskulärer Haftfähigkeit und geringer paralytogener Wirkung läßt sich diese Erklärung nicht widerlegen. Bei Einspritzung von Impfstoffen, die aus dem Mahoney-Stamm hergestellt wurden, hätten aber auch geringe Mengen von infektionstüchtigem Virus wenigstens bei einem Teil der geimpften Affen zu Lähmungen führen müssen. Da dies nicht beobachtet wurde, ist mit größerer Wahrscheinlichkeit eine nach der Impfung festzustellende Immunität auf die Wirkung von abgetöteten Erregern zurückzuführen.

Außer seiner großen Neigung, Lähmungen und tödliche Erkrankungen zu verursachen, verhält sich der Mahoney-Stamm der Formalinwirkung gegenüber wie eine gemischte Population. Zubereitungen dieses Stammes enthalten neben Teilen mit normaler Formalinempfindlichkeit (steile Inaktivierungskurve) resistentere Anteile mit sehr flacher Inaktivierungskurve.

Die Empfindlichkeit der Antigenwirkung des Mahoney-Stammes gegenüber Quecksilberverbindungen, die sich unter dem Einfluß von Schwermetallspuren aus quecksilberhaltigen Konservierungsmitteln bilden, konnte durch Zusatz von Versen oder Natriumäthylendiamintetraacetat kompensiert werden.

Wie GARD [6] betonte, besitzen wir keine Inaktivierungsmethode und keine Sicherheitsprüfung, die eine 100%ige Gewißheit dafür gibt, daß kein Virusteilchen der Inaktivierung entgangen ist. Daher sucht man für die Impfstoffherstellung nach Stämmen hoher Antigenwirksamkeit bei möglichst geringer Virulenz.

Die Fähigkeit von Poliomyelitisvirusstämmen, sich nach subkutaner oder intramuskulärer Injektion im Körper zu vermehren, sowie die Neigung, bei den verschiedenen Applikationsarten Erkrankungen mit Lähmungen zu verursachen, wird durch entsprechende Anwendung bei Affen bestimmt. Allerdings unterscheiden sich die einzelnen Affenarten untereinander und von den Menschen in ihrer Empfänglichkeit für die einzelnen Infektionswege (SABIN [7]). Der von LÉPINE [8] unter 270 in Frankreich isolierten Stämmen vom Typ I ausgesuchte sehr schwach virulente Stamm 1342 ist bei subkutaner Einspritzung für Affen unschädlich. Intrazerebral muß man mindestens 10^6 Viruspartikel einspritzen, um Lähmungen auszulösen. Wenn man hieraus Rückschlüsse auf das Verhalten bei empfänglichen Menschen zieht, so wären vom Stamm 1342 weit mehr überlebende Virusteilchen nötig, um eine Erkrankung zu verursachen, als beim MahoneyStamm. Die geringere Antigenwirksamkeit des Stammes 1342 soll sich durch höhere Dosierung der Typ I-Komponente im Impfstoff ausgleichen lassen. Untersuchungen im Paul-Ehrlich-Institut an belgischen Impfstoffchargen, die mit diesem Stamm hergestellt waren, scheinen diese Vermutung zu bestätigen.

Die Antigenität der Virusstämme läßt sich am besten durch Anwendung bei solchen Tieren vergleichen, in denen sich das Virus nicht vermehrt. Daher bevorzugt man das Meerschweinchen für die Bestimmung des Einflusses verschiedener Inaktivierungsmethoden auf die Antigenwirksamkeit der einzelnen Virusstämme (GARD, WESSLEN, FAGRAEUS, SWEDMYR und OLIN [9]). Man kann entweder den Einfluß von Verdünnungsreihen der Seren der vorbehandelten Tiere auf die zytopathogene Wirkung bekannter Virusverdünnungen bestimmen oder nach GARD Meerschweinchengruppen mit fallenden Verdünnungen der zu untersuchenden aktiven oder inaktivierten Viruszubereitungen immunisieren. Eine Woche nach der zweiten Injektion wird von den Tieren Serum gewonnen und festgestellt, welche Meerschweinchengruppe so viel Antikörper gebildet hat, daß das unverdünnte Serum den zytopathogenen Effekt einer bekannten Viruszubereitung (mit etwa 100 ID_{50}) verhindert.

Die mit Hilfe der Subtotalisierung nach REED und MUENCH [10] bestimmte, gerade noch antigenwirksame Verdünnung des Impfstoffes bezeichnet GARD als immunogene Extinktionsgrenze. Immunogenen Index eines Virusstammes nennt er den Logarithmus des Verhältnisses des Gewebekulturinfektionstiters einer aktiven Viruszubereitung zu der immunogenen Extinktionsgrenze des daraus bereiteten Impfstoffes. Eine hohe Indexzahl zeigt einen schlecht immunisierenden Impfstoff, eine niedrige Zahl einen Virusstamm mit guter Antigenwirksamkeit an. Der immunogene Index ist zwar abhängig von der jahreszeitlich etwas schwankenden Immunisierbarkeit der Tiere, aber doch ein guter Maßstab für die Eignung eines Stammes zur Impfstoffbereitung. Eine etwas gleichmäßigere Immunisierbarkeit erhofft man von jungen Küken.

Antigenstarke aber virulenzschwache Virusstämme sucht man zu gewinnen, indem man Poliomyelitisviren von gesunden Menschen aus gesunder Umgebung kultiviert, durch geeignete Gewebekultur- oder Tierpassagen avirulente Stämme züchtet oder durch Aufspaltung von Stämmen zu Virusstämmen ohne paralytogene Wirkung kommt. Es sind also die gleichen Wege, die bei der Suche nach geeigneten Stämmen für die Herstellung von Lebendimpfstoffen verfolgt werden.

Die meisten europäischen Impfstoffhersteller haben auf die Verwendung des Mahoney-Stammes verzichtet. In Frankreich verwendet man dafür den von LÉPINE eingeführten Stamm 1342, in Belgien den Stamm Charleston. In England benutzen die Hersteller den durch besondere Züchtungsbedingungen von ENDERS und SABIN aus dem Stamm Brunhilde gewonnenen Stamm „Brunender". In Dänemark, Italien und Südafrika (ØRSKOV [11], MONACI und SELLA [12], GEAR [13]) verwendet man den Stamm Brunhilde.

Auch in den USA hatte man erwogen, für Typ I weniger virulente Stämme zu verwenden, ist jedoch bei dem Mahoney-Stamm geblieben, weil er nach Ansicht der dortigen Impfstoffhersteller zur Zeit hinsichtlich seiner Qualität als Antigen und der Ergiebigkeit für die Impfstoffproduktion nicht ersetzbar ist.

Als im Frühjahr 1957 der Entschluß gefaßt wurde, amerikanischen Impfstoff in das Bundesgebiet einzuführen, mußte man die Einwände gegen die Verwendung des Mahoney-Stammes in dem Poliomyelitisimpfstoff fallenlassen, da es keinen erprobten amerikanischen SALK-Impfstoff ohne den Mahoney-Stamm gibt. Die Verwendung des Mahoney-Stammes hatte in den USA weder bei der Herstellung noch bei der Kontrolle des Impfstoffes zu irgendwelchen besonderen Schwierigkeiten geführt. Millionen Impfungen sind durchgeführt worden, ohne daß Impfpoliomyelitiden mit Sicherheit nachgewiesen werden konnten. Das Verfahren der Inaktivierung der Poliomyelitisviren ist in den USA heute derartig eingelaufen und erprobt, daß es als sicher gelten kann. Demzufolge ist auch das im Zusammenhang mit den Prüfungsbestimmungen für den deutschen Kinderlähmungsimpfstoff im August 1956 erlassene Verbot des Mahoney-Stammes fallengelassen worden, nachdem sich die im Gutachten des Bundesgesundheitsamtes vom Januar 1956 gegen diesen Stamm erhobenen Bedenken erübrigt hatten. Außerdem war der von dem deutschen Herstellerwerk in Auswirkung des genannten Verbots verwendete Stamm Brunhilde nicht genügend ertragreich und antigenstark.

Bei der Zusammenstellung des endgültigen Impfstoffes sind die einzelnen monovalenten Anteile so zu dosieren, daß jede Impfstoffportion genügend wirksames Antigen aller drei Typen enthält. Wenn der verwendete Stamm eines Typs sich schlechter in Gewebekulturen vermehrt, so daß die geernteten Flüssigkeiten einen geringeren Virustiter ergeben, wenn ein Stamm eine schwächere Antigenwirksamkeit zeigt oder wenn seine Antigenwirksamkeit empfindlicher gegen den Einfluß des Inaktivierungsmittels oder des Konservierungsmittels ist, dann muß der Impfstoff entsprechend größere Mengen dieser Komponente enthalten.

Zusammenfassung

Für die Herstellung von Impfstoffen nach Salk werden Virusstämme bevorzugt, die sich leicht und mit hohem Ertrag züchten lassen, nach parenteraler Zufuhr bei Menschen keine paralytische Erkrankung auslösen und nach der üblichen Formaldehydbehandlung einen Impfstoff ergeben, der die Impflinge schützt.

Literatur

[1] Dalldorf, G.: Klin. Wschr. 1958, 347.
[2] Salk, J. E.: Amer J. med. Sci. 232, 369 (1956).
[3] Ørskov, F.: IV. Europ. Poliomyelitis-Symposion, Bologna 1956.
[4] Wood, W.: Vgl. [3].
[5] McBride, W. D.: Bact. Proc. 64 (1957).
[6] Gard, Sv.: Vgl. [3].
[7] Sabin, B.: Exp. Ausschuß WHO Stockh. Nov. 1955.
[8] Lépine, P.: Triangel (Sandoz) II, 7, 259 (1957).
[9] Gard, Sv., u. Mitarb.: Arch. ges. Virusforschg. 6, 401 (1956).
[10] Reed, L. J., und H. Muench,: Amer. J. Hyg. 27, 493 (1938).
[11] Ørskov, F.: III. Europ. Poliomyelitis-Symposion, Zürich 1955.
[12] Monaci, V., und F. Sella: Vgl. [11].
[13] Gear, J.: Vgl. [11].

ANHANG:

Das Problem der poliomyelitisähnlichen Erkrankungen

Die Grundlage aller epidemiologischen und statistischen Untersuchungen über die Verbreitung der Poliomyelitis, Impfindikation, Erfolge und Versager von Impfungen sowie schließlich über durch die Impfung provozierte oder verursachte Krankheiten ist die klinische Diagnose der durch Poliomyelitisvirus verursachten Erkrankungen, die in manchen Fällen durch serologische, virologische oder histologische Befunde gestützt wird. Typische Krankheitsverläufe mit schweren Lähmungen werden meist erkannt. Leichter verlaufende und schnell zum Tode führende Erkrankungen, bei denen kein Arzt zugezogen wurde, können der Erfassung entgehen.

Diagnostische Schwierigkeiten kann — vor allem außerhalb von Epidemien — die Abgrenzung von aparalytischen und von ganz leicht verlaufenden, abortiven Erkrankungen gegenüber ähnlichen Krankheitsbildern anderer Ursache machen. Im Krankheitsbeginn können Vergiftungen, Verletzungen, Blutungen, Tumoren, Embolien, einige septische Infektionen sowie bakterielle Meningitiden zu Verwechselungen führen. Differentialdiagnostisch noch wichtiger sind die durch andere Virusarten ausgelösten Meningitiden, Enzephalitiden und Myelitiden; diese treten teils sporadisch, teils in Epidemien auf, die sich mit Poliomyelitisepidemien räumlich und zeitlich überschneiden oder andere Erkrankungsgipfel haben können.

In diesem Zusammenhang sind einige Krankheiten zu erwähnen, die zum Teil schon länger bekannt und verbreitet sind, zum Teil aber erst in den letzten Jahren größere Bedeutung erlangt haben.

Im jahreszeitlichen Verlauf und in der Altersverteilung ist die Bornholmer Krankheit (Myalgia epidemica) der Poliomyelitis sehr ähnlich. Bei beiden Krankheiten können Paresen und Meningitissymptome — Temperaturen um 38 bis 39° C, im Beginn Kopfschmerzen, Halsschmerzen, Leibschmerzen, Verdauungsstörungen und allgemeines Krankheitsgefühl — auftreten. Die Erreger der Bornholmer Krankheit gehören zur Gruppe der Coxsackie-Viren, die sich auf saugende Mäuse und Hamster, aber nicht auf erwachsene Mäuse und Affen übertragen lassen. Sie sind wie die Poliomyelitis-Viren in Epidemiezeiten auch unter Gesunden verbreitet und werden im Stuhl ausgeschieden. Außer bei der Bornholmer Krankheit wurden Viren der Coxsackiegruppe auch bei kurzdauernden katarrhalischen Erkrankungen nachgewiesen, die man als Herpangina, Sommergrippe oder Dreitagefieber bezeichnete und die gelegentlich mit einer aparalytischen Poliomyelitis verwechselt werden können. Eine klare Abgrenzung ist auch bei positiven Laboratoriumsbefunden nicht immer möglich, da man auch bei echten Poliomyelitiserkrankungen Coxsackie-Viren im Stuhl nachweisen konnte.

In der Tschechoslowakei, in Österreich und Jugoslawien werden neben einer durch Zecken übertragenen Meningoenzephalitis mit Erkrankungsgipfel im Frühsommer (VAN TONGEREN und Mitarb. [1]) durch Parotitis-Virus verursachte und eine Reihe weiterer Meningoenzephalitiden beobachtet, bei denen auch Lähmungen der peripheren Nerven sowie der Nn. facialis und abducens vorkommen. Aus England (BRADLEY [2]) wurde über eine gutartige aseptische Meningitis und über die sogenannte Akureyri-Krankheit (gutartige myalgische Enzephalomyelitis) berichtet. Einen epidemischen Ausbruch in London im Sommer 1955 beschrieben CROWLEY, NELSON und STOVIN [3]. Eine Virusanzüchtung ist damals nicht gelungen. In verschiedenen Teilen Österreichs wurden Gruppenerkrankungen an eitriger Meningitis besonders bei Kindern beobachtet, die ohne spezifische Therapie ausheilten. Aus einigen Liquorproben konnte FLAMM [4] bakterielle Erreger der Moraxella-Gruppe anzüchten, die auch von Patientenseren agglutiniert wurden.

In England, Holland, Belgien, Italien und Deutschland gab es im Sommer und Herbst 1955 und 1956 Häufungen von primären aseptischen Meningoenzephalitiden, die sich von der Poliomyelitis abgrenzen ließen und klinisch ein einheitliches Bild zeigten (PETTE [5]). Eingehendere klinische Mitteilungen über Tausende von Fällen liegen u. a. aus Esslingen (BINDER [6]), München (HAUSER [7]), Düsseldorf (ODENTHAL und WUNDER [8]), Köln (EBEL und HAGER [9]) und Berlin (VON OLDERSHAUSEN [10]) vor. Übereinstimmend wird von zwei- bis dreigipfligen Fieberkurven, einem flüchtigen Enanthem und Exanthem und Kopfschmerzen berichtet sowie von Nackensteife, mäßig erhöhten Eiweißwerten und Zellzahlen; bei einem Teil der Patienten bestanden auch Pharyngitis, Lichtscheu und flüchtige Paresen. Bei gehäuftem Auftreten werden die Unterschiede gegenüber der Poliomyelitis deutlich, in Einzelfällen kann aber die Abgrenzung schwierig sein. Die bisher angezüchteten Virusstämme (Leyden, Düsseldorf, Hamburg, Berlin) haben, soweit bisher bekannt, Beziehungen zur Coxsackie-Gruppe oder zur Gruppe der ECHO-Viren. Die ECHO-Viren Nr. 4, 6, 9 und auch Stämme von Coxsackie-Viren können poliomyelitisähnliche Krankheiten hervorrufen.

Mit Rücksicht auf Krankheitsfälle unklarer Genese unter dem klinischen Bilde einer Enzephalitis und Meningo-Enzephalitis und Ähnlichkeiten des Verlaufes mit einer aparalytischen Poliomyelitis ist eine erhöhte Sorgfalt bei der Diagnosestellung geboten. Um einmal verwertbare und gesicherte Unterlagen über die Häufigkeit der Poliomyelitis zu erhalten und den Erfolg von Impfmaßnahmen auf

weite Sicht beurteilen zu können, muß man an möglichst vielen Plätzen aus dem
Untersuchungsmaterial Virusstämme anzüchten und alle in Frage kommenden
virologischen Untersuchungen durchführen. Krankenhäuser und Praktiker
sollten bei allen poliomyelitisverdächtigen Erkrankungen möglichst frühzeitig
geeignete Proben an Speziallaboratorien einsenden. Eine sichere Diagnose ist aber
auch bei gelungener Virusanzüchtung nicht in jedem Einzelfalle möglich, denn in
Stuhlproben von Poliomyelitiskranken können auch andere Virusarten, z. B.
Coxsackie-Virus, gefunden werden; Poliomyelitis-Virus wurde häufig bei gesunden
Menschen nachgewiesen, so daß es — besonders während einer Poliomyelitis-
Epidemie — auch von einem Menschen ausgeschieden werden könnte, der an einer
Meningo-Enzephalitis anderer Ursache leidet. Der Nachweis von virusneutrali-
sierenden Antikörpern im Serum eines Patienten kann auch auf eine frühere Aus-
einandersetzung mit dem betreffenden Erreger zurückzuführen sein; dagegen
spricht ein typischer Anstieg und Abfall des Titers der komplementbindenden
Poliomyelitis-Antikörper für das Vorliegen einer Poliomyelitis.

Zusammenfassung

Statistische Erhebungen über die Epidemiologie der Poliomyelitis und über
den Erfolg von Bekämpfungsmaßnahmen werden durch das Vorkommen anderer
Krankheiten, die sich von leicht oder atypisch verlaufenden Poliomyelitiden
nicht immer sicher abgrenzen lassen, erschwert.

Literatur

[1] VAN TONGEREN, H. A., u. Mitarb.: a) Arch. ges. Virusforsch. **6**, 143 u. 159 (1955); b) Bull.
   Wld. Hlth. Org. **12**, 565 (1955).
[2] BRADLEY, W. H.: IV. Europ. Poliomyelitis-Symposion, Bologna 1956.
[3] CROWLEY, N., M. NELSON, und S. STOVIN: J. Hyg. (Lond.) **55**, 102 (1957).
[4] FLAMM, H.: Mikrobiol. Kongr. Berlin, 24. 4. 1957.
[5] PETTE, H.: Münch. med. Wschr. **1957**, 395.
[6] BINDER, H.: Münch. med. Wschr. **1956**, 1563.
[7] HAUSER, H.: Münch. med. Wschr. **1956**, 1565.
[8] ODENTHAL, H., und M. WUNDER: Dtsch. med. Wschr. **1956**, 2090.
[9] EBEL, D., und H. HAGER: Dtsch. med. Wschr. **1957**, 473.
[10] v. OLDERSHAUSEN, H.-F.: Dtsch. med. Wschr. **1957**, 442.

2. Die Gewinnung von Poliomyelitisvirus-Suspensionen in der Gewebekultur

Von LISELOTTE GRÜTZNER

I. Geschichtlicher Überblick

Die ersten Versuche, das Poliomyelitisvirus außerhalb des tierischen Körpers
zu züchten, unternahmen FLEXNER und LEWIS [1], indem sie Filtrate von Gehirn
und Rückenmark poliomyelitiskranker Affen in Bouillon mit 10% Kaninchen-
serum oder Ascites verimpften und bebrüteten. Eine Infektion von gesunden
Affen gelang mit dieser Originalaufschwemmung nach mehreren Tagen, jedoch
nicht mit Subkulturen. FLEXNER und NOGUCHI [2] verbesserten die Versuchsbedingungen durch Zusatz von Organstückchen (Kaninchenniere) zu einem
flüssigen Medium aus menschlicher Ascitesflüssigkeit oder Gehirnextrakt und
konnten nach mehreren Passagen derartiger Kulturen Affen mit Erfolg infizieren.

Die Anzüchtung von Spinalganglienzellen poliomyelitiskranker Affen in homologem Plasma bei 37° gelang LEVADITI [3]. Das Virus war in diesen Kulturen ohne Virulenzverlust über mehrere Passagen weiterzuführen. Im Jahre 1930 bestätigten LONG, OLITZKY und RHOADS [4] die Züchtungsergebnisse von FLEXNER und Mitarbeitern, und 1933 gelang es E. GILDEMEISTER [5] das Poliomyelitisvirus in einem Medium aus Tyrodelösung, Affenserum und zerkleinertem Gehirn von 10- bis 12 tägigen Hühnerembryonen in Carrel-Schalen zu züchten. Er konnte durch Verimpfung des Mediums der 18. Subkultur Affen mit Erfolg infizieren. Auch Versuche von SABIN und OLITZKY [6], das Poliomyelitisvirus in einer Suspension von zerkleinertem menschlichem embryonalem Gehirn- und Rückenmarkgewebe in Tyrodelösung zur Vermehrung zu bringen, gelangen, nicht aber in extraneuralem Gewebe. Somit galt das Poliomyelitisvirus als streng neurotrop, und eine Antigenherstellung in großem Rahmen war nicht möglich.

Erst als es im Jahre 1949 ENDERS, WELLER und ROBBINS [7] gelang, den Erreger der Poliomyelitis auf extraneuraler Gewebekultur zu züchten, war der Weg für eine Antigenherstellung in größerer Menge freigegeben. Die Anschauung von dem strengen Neurotropismus des Poliomyelitisvirus konnte nicht mehr aufrecht erhalten werden. Nachdem die Aufgliederung der Virusstämme in drei Typen (Brunhilde Typ I, Lansing Typ II und Leon Typ III) gelungen war, waren wesentliche Vorbedingungen für die Impfstoffherstellung erfüllt.

In der Gewebekultur geht die Vermehrung des Virus mit einem deutlich erkennbaren zytopathogenen Effekt einher, der je nach der Virulenz des Stammes und der Menge des Inokulums früher oder später auftritt. Nach Zerstörung der Zellen werden die Viren frei und gehen in das flüssige Medium (meist Medium 199 ohne Serumzusatz) über, das somit das übliche Antigen darstellt.

II. Überblick über die verschiedenen Gewebezüchtungverfahren zur Kultivierung des Poliomyelitisvirus

1. Gewebsmaterial

Als Zellsubstrat zur Anzüchtung von Poliomyelitisvirus in extraneuralem Gewebe kommen Affennieren, Affentestes, menschliches foetales Hautmuskelgewebe, Niere, Lunge, Herz und Amnion oder Chorion in Frage sowie Tonsillen, Testes, Uterus und Niere nicht-embryonaler Herkunft. Bevorzugt werden Amnion-, Affennieren- und HeLa-Zellen verwendet. Die letzteren sind ein Laboratoriumsstamm, der von GEY und Mitarb. aus einem Epidermoidkarzinom der Zervix angezüchtet und in Passagen weitergehalten wurde. Außerdem wird in mehreren Laboratorien mit gutem Erfolg ein aus den USA stammender permanenter Amnionstamm „FL" verwendet (FOGH, LUND und STANLEY [8]).

2. Nährmedien

Als Nährmedien zur Anzüchtung verschiedener Gewebe werden isotonische Salzlösungen mit Zusätzen von Serum und Embryonalextrakt, Rinderamnionflüssigkeit, Laktalbuminhydrolysat mit oder ohne Zusatz von Hefeextrakt und inaktivem Kälber- oder Pferde-Serum, das synthetische Medium 199 von MORGAN, MORTON und PARKER [9] und ein synthetisches Nährmedium von EAGLE [10] angewendet. Synthetische Nährlösungen sind, besonders wenn es sich um die Gewinnung von Antigen zur Herstellung von Impfstoffen handelt, den in der Natur vorkommenden Medien wegen der definierten Zusammensetzung und des Freiseins von tierischen Eiweißsubstanzen vorzuziehen. Das Medium 199 enthält alle physiologisch wichtigen Aminosäuren, Phosphatide, Bausteine der Nucleinsäuren und Wirkstoffe. Antibiotika wie Streptomycin und Penicillin u. a. sowie Phenolrot als Indikator können den Nährmedien in gewissen Grenzen zugesetzt werden. Das Medium von EAGLE unterscheidet sich von anderen synthetischen Medien dadurch, daß das Fehlen nur einer einzigen seiner Aminosäuren oder Vitamine einen Wachstumsstillstand der Zellen zur Folge hat.

3. Gewebezüchtungsverfahren und ihre Anwendung

Zur Anzüchtung von Viren sind sowohl Gewebestückchen oder Zellen von primären Explantaten als auch Stammzellen, z. B. FL-Amnion- oder HeLa-Zellen, die in Passagen in Laboratorien gehalten werden, geeignet.

Frisch entnommenes Gewebe kann auf verschiedene Art und Weise angezüchtet werden:

a) Züchtung von Zellen oder Gewebsfragmenten in Suspensionen (MAITLAND-Kulturen [11]);

b) Züchtung von Fragmenten in stehenden oder rotierenden Röhrchen auf der Glaswand;

c) Züchtung am Glas haftender Zellen.

Die Züchtung von Gewebsfragmenten in Suspensionen ist im Vergleich zu anderen Verfahren einfach und zur routinemäßigen Gewinnung großer Antigenmengen sehr geeignet. Es wurden verschiedene Gewebearten verwendet (siehe oben), von denen nach Versuchen von SALK und Mitarb. [12] das Nierengewebe am günstigsten schien, da es sich gut züchten läßt und der Virusertrag höher als in anderen Kulturen befunden wurde. Die Virusvermehrung kann bei Anwendung von Phenolrot im Nährmedium indirekt nachgewiesen werden. Tritt in einer solchen Kultur Virusvermehrung ein, so wird das Zellwachstum unterbunden, der p_H-Wert verschiebt sich von etwa 7,0 nach dem alkalischen Bereich hin (Rotfärbung), während in den proliferierenden, nicht infizierten Kulturen durch den Stoffwechsel der Zellen Säureproduktion und ein Farbumschlag nach Gelb eintritt. Auf diesem Grundprinzip beruhen alle in neuerer Zeit aufgebauten Farbumschlagtests (Colortests) [13 - 15].

FARRELL, WOOD, FRANKLIN und Mitarb. [16] gelang es, die Poliomyelitisviren in großen durch eine Schüttelmaschine bewegten Kulturflaschen zu züchten, die 500 cm³ Nährlösung und 5 g zerkleinertes Nierengewebe enthielten. Die höchsten Virustiter wurden zwischen dem 2. bis 7. Tag erreicht. Die Methode ist zur Antigenherstellung sowohl für die Impfstoffproduktion als auch für die KBR geeignet. Der Gesamt-N-Gehalt (nach KJELDAHL) der virushaltigen Flüssigkeit ist niedrig (zwischen 0,209 bis 0,293 mg/ml); dies ist besonders für die Anwendung des Antigens als Impfstoff im Hinblick auf die Formalininaktivierung und die Vermeidung allergischer Reaktionen beim Geimpften von Vorteil.

Die Züchtung von Gewebsfragmenten auf der Glaswand in stationären oder rotierenden Röhrchen wurde erstmalig von GEY und BANG 1939 [17] durchgeführt. Seither haben zahlreiche Untersucher dieses Verfahren unter Abänderung der Nährmedien und Art des Gewebes zur Poliomyelitisviruszüchtung benutzt [z. B. 18 - 20].

Die Gewebestückchen werden mit einem dünnen Plasmafilm (Hühnerplasma) an der Glaswand von Reagenzgläsern befestigt und 1,5 bis 2 ml flüssiges Nährmedium hinzugesetzt. Sodann bebrütet man die Kulturröhrchen in einem Winkel von ca. 5° liegend oder in einer rotierenden Trommel (8 bis 12 Umdrehungen pro Stunde bei 37° C). Die Kulturen können zur Anzüchtung des Poliomyelitisvirus aus Patientenmaterial (Stuhl, Liquor, Gurgelwasser, Sektionsmaterial), zum Neutralisationstest und zur Titerbestimmung von Poliomyelitisvirussuspensionen verwendet werden. Sie sind für die genannten Zwecke den Maitlandkulturen vorzuziehen, da die Virusvermehrung an Hand des zytopathogenen Effektes austitriert werden kann.

Das heute für die Viruszüchtung bevorzugte Verfahren ist wegen der Materialersparnis, der relativ einfachen Handhabung und der Exaktheit der Versuchsbedingungen die trypsinierte Einschichtgewebekultur (Monolayer Tissue Culture) nach DULBECCO und VOGT [21] und ihre Modifikationen durch YOUNGNER und andere [22, 23]. Die Gewebsfragmente, meist Affennieren, werden durch Vorbehandlung mit einer 0,25%igen Trypsinlösung in Einzelzellen zerlegt, die im flüssigen Nährmedium aufgeschwemmt und in Röhrchen oder Flaschen einpipettiert werden. Sie nehmen Kontakt mit der Glaswand auf und bilden auf dieser durch Vermehrung eine dichte Membran, die entweder sogleich mit Virus beimpft werden kann oder sich nach Behandlung mit Versen- oder Trypsinlösung in eine Zellsuspension auflöst und als solche in neue Gefäße übertragen wird (= 1. Passage), wo die Zellen wieder zu einer meist gleichmäßigeren Membran auswachsen. Versen (Dinatrium-Äthylendiamin-Tetraazetat) hat sich, da es die Oberflächenspannung herabsetzt, zur Auflösung von Zellmembranen in Einzelzellen gut bewährt. Die trypsinierte Gewebekultur ist zur Antigenherstellung, Virustitration, Virusanzüchtung und zum Nachweis neutralisierender Antikörper im Serum geeignet.

Der Virustiter wird durch mikroskopische Ablesung des zytopathogenen Effektes in Einschichtgewebekulturen oder im Farbumschlagtest bestimmt (Berechnung der ID_{50} nach REED und MUENCH.) Letzterer liefert bei genauer Einstellung der Zellzahl (und beim Neutralisationstest auch des Virusinokulums) sowie zusätzlicher mikroskopischer Ablesung gut reproduzierbare Werte. Der Nachweis neutralisierender Antikörper im Patientenserum wird in Routineuntersuchungen zweckmäßig nach der „Colortest"-Methode entweder in kleinen Röhrchen oder auf Plastik-Platten mit Vertiefungen durchgeführt (MELNICK und OPTON [24], RIGHTSEL und Mitarb. [25]).

ENDERS [26] berichtete über neue Ergebnisse von MC BRIDE [27], dem es gelungen ist, mit Hilfe des Neutralisationstests geringe Unterschiede der Antigenstruktur von Poliomyelitisviren des gleichen Typs, also Stammunterschiede, festzustellen. Die Methode beruht auf der Tatsache, daß ein Virus durch sein homologes Antiserum wesentlich schneller neutralisiert wird als durch heterologe Antiseren. Diese Unterschiede in der Serumneutralisierungsgeschwindigkeit spiegeln mit größter Genauigkeit Unterschiede in der Antigenität wider und können somit bei der Stammdifferenzierung verwendet werden.

Die Ausbeute an Einzelzellen durch Trypsinierung von zerkleinerten Affennieren ist bei Anwendung verschiedener Methoden unterschiedlich groß. Nach bisherigen Erfahrungen erzielt man bei Trypsinierung im geschlossenen System, d. h. bei permanentem tropfenweisem Zulaufen von vorgewärmter Trypsinlösung in den Kolben mit Nierenstückchen, Rühren mit Magnetrührer und Glasperlen und automatischem Überlauf der Zellsuspension in ein eisgekühltes Gefäß, optimale Mengen an Einzelzellen. Im Durchschnitt gewinnen wir mit dieser Technik von einem Paar (ca. 8 bis 9 g schweren) Affennieren 1000 bis 2000 ml Zellsuspension mit 200000 Zellen/ml. Das bedeutet, daß mit den Nieren eines Rhesusaffen ca. 400 bis 500 Seren in der Verdünnung 1 : 4 nach der Röhrchenmethode auf das Vorhandensein neutralisierender Antikörper gegen die drei Poliomyelitisvirustypen untersucht werden können. Der Mikrofarbtest von Löffler und Vogt [28] wird wegen der geringen Serummenge und Blutentnahme aus der Fingerbeere besonders für Massenuntersuchungen empfohlen. Erst größere Erfahrung wird aber erweisen, ob bei dem ohnehin recht komplizierten biologischen Test mit seinen unumgänglichen Fehlerbreiten eine Mikromethode angezeigt ist.

Dulbecco und Vogt haben 1954 nachweisen können, daß die Zerstörung der Zellen durch Poliomyelitisvirus Typ I und II z. B. schon innerhalb von 24 bis 48 Stunden als „Plaque" (Loch) in der Zellmembran sichtbar wird und fernerhin, daß eine Plaque von einem virulenten Virusteilchen (a single virus particle) hervorgerufen wird (= 1 lochbildende Einheit). Die „Plaque"-Titration beruht darauf, daß eine Zellschicht mit einer Virusverdünnung infiziert und durch Übergießen mit einer Agarschicht die Weiterverbreitung des Virus durch die Nährlösung verhindert wird. Das Virus kann deshalb nur die unmittelbar benachbarten Zellen der ursprünglich infizierten Zelle zerstören. Es entsteht ein „Loch" („Plaque") im Zellrasen, das färberisch darstellbar ist. Die Methode wird bevorzugt zur Isolierung und Differenzierung von Virusstämmen angewandt. Dubes [29] sowie Hsiung und Melnick [30] beobachteten, daß die Plaque-Bildung bei verschiedenen Virusstämmen verschieden schnell und intensiv vonstatten geht und daß Plaques von unterschiedlichem Aussehen auftreten.

Dubes diskutiert daher die Anwendung der Plaque-Methode zur Differenzierung bei Mischinfektionen. Cooper [31] beschrieb eine einfache und empfindliche Methode, Virus in Agar-Zellsuspensionen zur Vermehrung zu bringen und mit Hilfe der Plaque-Methode auszutitrieren. Nach elektronenmikroskopischen Untersuchungen von Schwerdt und Schaffer [32] wird 1 Plaque (= 1 Plaque-bildende Einheit) von 1000 Viruspartikeln gebildet. Die Beobachtung, daß eine einzelne Zelle wiederum mehr als 1000 Plaque-bildende Einheiten adsorbieren kann (Fogh [33]), würde besagen, daß bei gleichmäßig starkem Adsorptionsvermögen der Virusteilchen eine einzelne Zelle imstande ist, 1 Million Viruspartikel zu adsorbieren. Diese Befunde sind nach neueren Untersuchungen von Fogh und Schwerdt [34, 35] nicht bestätigt worden. Durch laufende Verbesserung der Versuchstechnik ist es diesen Autoren gelungen, beim Mahoney-Stamm eine durchschnittliche Anzahl von 36 Viruspartikeln pro Plaque-Einheit und 50 000 bis 300 000 pro Affennierenepithelzelle nachzuweisen, was der Aussage von Dulbecco, daß eine Plaque von einem infektiösen Viruspartikel hervorgerufen wird, wesentlich näher kommt.

4. Vor- und Nachteile verschiedener Zellarten

Die Affennierengewebekultur wird zur Zeit noch als Standard-Gewebekultur für den Nachweis neutralisierender Antikörper im Farbumschlagtest, zur Impfstoffherstellung und zur Virusanzüchtung aus Stuhlmaterial von Patienten bevorzugt. Die Affennierenzellen haben gegenüber den HeLa- und menschlichen Embryonalzellen von Hautmuskel, Niere und Lunge den Vorteil, daß sie weniger empfindlich gegen zytotoxische Substanzen aus Stuhlsuspensionen sind.

Nachteile der Affennierengewebekulturen sind einmal die hohen Kosten und zum anderen die Möglichkeit der Verunreinigung der Kulturen mit latent vorhandenen Viren aus gesund erscheinenden Tieren, die in der Gewebekultur spontan, meist aber erst in der ersten Subkultur, einen zytopathogenen Effekt hervorrufen. Es kann sich bei diesen Viren um das Sabinsche B-Virus (Herpes B-Virus), das Foamy-Virus oder das „Affenmasernvirus" handeln.

Aus den oben angeführten Gründen wurde in den letzten Jahren laufend daran gearbeitet, das Affennierengewebe durch ein anderes für die genannten Zwecke gleichwertiges Zellmaterial zu ersetzen. Das ist weitgehend durch die Verwendung trypsinierten Amnionepithelgewebes gelungen [36—43]. MILZER und Mitarb. [44] haben bereits 1950 versucht, den Lansing-Stamm in Gewebekulturen von Amnion- und Chorionfragmenten zur Vermehrung zu bringen; dies ist ihnen aber nur in einem von 11 Versuchen gelungen. Erst mit Hilfe der Trypsinierungsmethode konnte das Amnionepithel in größerem Ausmaße zur Proliferation gebracht und damit für virologische Untersuchungen verwendet werden. Die zu diesem Zweck benötigten Eihäute sind ohne Kostenaufwand von geburtshilflichen Kliniken zu erhalten. Einer Verunreinigung des Ausgangsmaterials mit Pilzen kann man meist mit Hilfe von Antibiotika (Mycostatin) erfolgreich begegnen. Ein Vorteil des Amniongewebes wäre auch bei der Herstellung von Impfstoffen zu erwarten, da zumindest allergische Reaktionen, die auf dem Vorhandensein von Affenniereneiweiß beruhen, unterbleiben würden. Infektionen des Amnions mit sogen. „wilden Viren", wie sie bei Affennieren relativ häufig vorkommen, sind bisher nicht beobachtet worden (LENNARTZ und KERSTING [43]).

Über die Vermehrung des Poliomyelitisvirus in Amnionzellen im Vergleich zu HeLa-, Affennieren- und menschlichen fetalen Zellen liegen verschiedene Ergebnisse vor. FOGH und LUND [38] beobachteten, daß der Plaque-Titer für den Mahoney- und MEF 1-Stamm in Amnionzellkulturen 3- bis 6mal höher ist als in Affennierenkulturen. Beim Poliomyelitisvirus-Stamm Saukett war dieser Unterschied jedoch nicht zu erkennen. Aus morphologischen Untersuchungen von DUNNEBACKE [40] an infizierten Amnionzellen geht hervor, daß neugebildetes Poliomyelitisvirus aus der infizierten Amnionzelle 4 bis 8 Stunden später als aus HeLa-, Affennieren- und fetalen Zellen frei wird und ferner, daß Amnionzellen andere virusbedingte Degenerationserscheinungen zeigen als die genannten anderen Zellarten. LENNARTZ und KERSTING [43] konnten bisher beobachten, daß sich die Poliomyelitisviren aller drei Typen, die Viren der Coxsackie-A- und -B-Gruppe und die ECHO-Viren in Amnionepithelkulturen gut vermehren ließen und dabei ähnliche oder gleiche Titer wie in Affennierenepithelkulturen erzielt wurden. Ferner ist es ihnen gelungen, Amniongewebekulturen über 6 bis 8 Wochen zu halten. Sie eignen sich somit besonders für Untersuchungen mit langfristiger

Beobachtungszeit und, da sie weniger empfindlich gegen toxische Substanzen sind als Affennierenzellen, auch zur Anzüchtung von Virus aus dem Stuhl.

Der bereits erwähnte permanente Amnionstamm FL von Fogh und Lund neigt infolge seiner hohen Proliferationsgeschwindigkeit zu relativ früher Spontandegeneration und kann somit nur für kurzfristige Untersuchungen verwendet werden.

Die Verwendung von HeLa-Zellen für Untersuchungen am Poliomyelitisvirus beschrieben Scherer [45], Syverton [46], Habel und Mitarb. [47] u. a. HeLa-Zellen haben wie andere permanente Zellstämme den Vorteil, daß sie in laufenden Passagen gehalten werden können und von latenten Viren, wie sie insbesondere bei der Züchtung von Affennierengewebe spontan vorkommen können, frei sind. Die Züchtung der HeLa-Stammkulturen erfolgt in der Regel in Flaschen von ca. 200 cm³ Inhalt, von welchen aus in kleinere Gefäße (z. B. Röhrchen) verimpft werden kann. Die verschiedenen als brauchbar angeführten Nährmedien enthielten meist einen beträchtlichen Prozentsatz von menschlichem Serum oder Ascitesflüssigkeit, die in größeren Mengen schwierig zu beschaffen sind. Habel und Mitarb. [47] ist es zuerst gelungen, HeLa-Zellen an Pferdeserum zu adaptieren. Inzwischen wird der HeLa-Stamm in verschiedenen Laboratorien in einer Nährlösung von Laktalbumin-Hefe in Hanks-Lösung mit einem Zusatz von 10% Pferde- oder Kälberserum mit Erfolg gehalten.

III. Die neuere Entwicklung des Züchtungsverfahrens von Poliomyelitisvirusantigen

Im folgenden sei kurz über die wichtigsten Methoden der Antigenherstellung für den Salk-Impfstoff und die Komplementbindungsreaktion (KBR) berichtet.

1. Zur Impfstoffherstellung wurden bisher bevorzugt Affennierengewebekulturen verwendet, teils als trypsinierte Einschichtgewebekultur, teils in Form von Maitland-Kulturen mit Parkerlösung (= Medium 199) als Nährmedium. In den USA arbeiteten 1956 einem Bericht von Achelis zufolge zwei Firmen (Lilly und Pitman Moore) mit Maitland-Kulturen, die anderen mit trypsinierten Zellen. Nach Mitteilungen der U. S. Public Health Organisation haben sich Maitland-Kulturen aus überwiegend technischen Gründen (Filtrierung) besser bewährt als Einschichtgewebekulturen. HeLa-Zellen sind als Substrat für die Herstellung von Poliomyelitisimpfstoff ungeeignet, da es sich um Krebszellen handelt und bisher nicht bewiesen ist, daß Injektionen zellfreier Lösungen, in denen sich HeLa-Zellen vermehrt hatten, unschädlich sind.

Der virushaltige Gewebekulturüberstand, der mindestens einen Titer von 10^6 ID_{50}/cm^3 haben soll, wird nach vorher erfolgter Filtration mit Formalin, UV-Bestrahlung (Wolf, Shaughnessy und Mitarb. [48]) oder einem kombinierten Verfahren inaktiviert und zur Vakzine aufgearbeitet (vgl. Teil A, Abschn. 3, S. 34).

2. Antigen für die KBR wurde zu Beginn der Versuche vorwiegend aus infiziertem Gehirn und Rückenmark von Affen, saugenden Baumwollratten oder saugenden Mäusen meist durch Extraktion mit organischen Fettlösungsmitteln und anschließendem Zentrifugieren mit der Ultrazentrifuge hergestellt [49-52].

Eine Vereinfachung bietet auch hier wieder die infizierte Gewebekulturflüssigkeit als relativ eiweißarmes Ausgangsmaterial (SVEDMYR, ENDERS und HOLLOWAY [53]). Zur Gewinnung desselben können im Prinzip alle anfangs aufgeführten Gewebe und Methoden angewendet werden. BAUMEISTER und MILLER [54] benutzten drei Gewebekultursysteme, und zwar für die ersten Versuche Affentestes in Röhrchenkulturen, später HeLa-Zellen und trypsinierte Affennierenzellen in größeren Flaschen. Alle diese Virusflüssigkeiten erwiesen sich als brauchbare Antigene, jedoch konnte von Affennieren-Kulturflüssigkeiten durch Konzentrierung mit der Ultrazentrifuge ein besonders wirksames Antigen hergestellt werden. BLACK und MELNICK [55] empfehlen zur Wirksamkeitssteigerung des Antigens eine Konzentrierung durch zweistündiges Zentrifugieren bei 40000 Upm und Aufnehmen in kleinem Volumen Pufferlösung, während CAVALLO und HAAS [56] der Ansicht sind, daß mit ultrazentrifugierten Antigenen keine nennenswerte Steigerung der serologischen Aktivität bewirkt wird. Eine Konzentrierung auf das 100- bis 600fache kann auch durch Ultrafiltration (SEIBERT [57]) infizierter Gewebekulturflüssigkeiten erzielt werden [53, 58].

SCHMIDT und LENNETTE [59] verwendeten für die KBR vorzugsweise unbehandelte Virusflüssigkeiten von Affennieren und HeLa-Zellen. 1957 berichteten sie, daß die Tauglichkeit des Antigens für die KBR von Faktoren abhängt, die in Zusammenhang mit der Zellvermehrung, der Nährlösung, die zur Züchtung des Gewebes verwendet wurde, sowie der Zellart selbst stehen. Die wirksamsten Antigene konnten von Kulturen mit hohem Stoffwechsel wie menschlichen Karzinomzellen (HeLa- und KB-Stamm) und Embryonalzellen gewonnen werden.

Antikomplementäre Substanzen, die bei manchen Antigenen auftreten, können unter Umständen durch ½ stündiges Erhitzen auf 56 bis 60° beseitigt werden [53, 60]. Allgemein ist jedoch immer wieder festgestellt worden, daß ungereinigte Antigene von HeLa- oder Affennierenepithelkulturen nach Hitzeinaktivierung (½ Std. 56°) an Spezifität einbüßen und dann heterotypische Reaktionen auftreten [61, 62]. Ein Antigenverlust wurde je nach Typ erst nach 20 min langem Erhitzen auf 70, 80 oder 90° beobachtet, jedoch nicht bei der üblichen Inaktivierung von ½ Std. bei 56° oder 20 min bei 60°. LE BOUVIER [62] ist der Ansicht, daß in erhitzten Antigenen die typenspezifischen Eigenschaften von den sogenannten Gruppenantigenen, die allen Poliomyelitisviren eigen sind, überlagert werden. Auch formaldehydinaktivierte Antigene zeigen verschiedengradige Verluste des homotypischen Titers und ein häufigeres Auftreten heterotypischer Kreuzreaktionen als entsprechende lebende Antigene. Durch Ultrazentrifugieren der ersteren konnte eine virusfreie Fraktion (Überstand) isoliert werden, die, im Gegensatz zu der aus unbehandelten Antigenen gewonnenen, einen Anstieg komplementbindender Aktivität aufwies. BLACK und MELNICK [63] sprechen hier von sogenannten löslichen Antigenen. Auch bei den von SELZER und VAN DEN ENDE [64] beschriebenen löslichen Antigenen handelt es sich um nicht infektiöse, serologisch spezifische Flüssigkeiten, die bei der Ultrazentrifugation von virushaltigen Gehirn-Emulsionen infizierter Säuglingsmäuse den Überstand bilden. Durch die Reinigung von unbehandeltem Antigen mit Fluorocarbon (1,2-Difluorotetrachloräthan = Freon 112) können viele der genannten Schwierigkeiten, die u. a. auf der Anwesenheit von Wirtsantigenen und antikomplementären Substanzen beruhen, beseitigt werden, da eine Fällung unspezifischer Proteine eintritt. Der Reinheitsgrad der wäßrigen Virussuspension hängt von der Methodik ab [*65, 66*].

IV. Die Unschädlichkeitsprüfung des Salk-Impfstoffes im Gewebekulturtest
(vgl. auch Teil A, Abschn. 3, S. 34)

Das Hauptziel der Prüfung auf Unschädlichkeit ist es, mit Sicherheit auszuschließen, daß der Impfstoff noch aktives Virus, pyrogene, toxische und allergisch wirkende Substanzen und andere Krankheitserreger enthält. Die Sicherheit des Nachweises kleinster Virusmengen in der Gewebekulturprüfung nach der bisherigen Methode (14tägige Beobachtungszeit und 2 Subkulturen nach 7 und 14 Tagen) wurde bei Bearbeitung der deutschen Prüfungsvorschriften vom 15. 8. 1956 als unzureichend angesehen, da sich nach Untersuchungen amerikanischer Hersteller (Cutter, Ely Lilly) „teilinaktiviertes" Virus in der Gewebekultur anders verhält als Virus ohne vorherige Formaldehydbehandlung (BONIN-Bericht*). Hierzu wurden Gewebekulturen mit „teilinaktiviertem" Virus (das ist 28 Std. unter den in den Minimum Requirements vorgeschriebenen Bedingungen mit Formalin behandeltes Virus) und zur Kontrolle mit vollaktivem Virus gleichen Titers beimpft. Bei Gewebekulturen, die mit „teilinaktiviertem" Virus infiziert wurden, zeigte sich ein zytopathogener Effekt später als bei solchen mit vollaktivem Virus, d. h. nur zu einem gewissen Prozentsatz innerhalb der Beobachtungszeit von 14 Tagen (BONIN-Bericht). Diese Verzögerung könnte entweder dadurch verursacht sein, daß sich beim Inaktivierungsvorgang mit Formalin kleinste Klümpchen bilden, die noch infektiöse Viruspartikel einschließen, welche beim Aufbringen auf die Gewebekultur nur langsam frei werden. Zum anderen könnte es sich um formalin-induzierte, teilweise reversible Veränderungen am Virusteilchen selbst handeln (vgl. Teil A, Abschn. 4, S. 42).

Bei Untersuchungen der Fa. Parke, Davis und Comp. mit Impfstoffen, denen nachträglich unbehandeltes, lebendes Virus hinzugefügt worden war, traten die zytopathogenen Wirkungen stets innerhalb von 14 Tagen auf. Demnach kann eine Interferenz zwischen dem abgetöteten und dem lebenden Virus ausgeschlossen werden (BONIN-Bericht).

Auf Grund solcher Erfahrungen wurde die Beobachtungsdauer der Gewebekulturprüfung von 14 Tagen auf 28 Tage verlängert, wobei Abimpfungen aus den Original-Kulturgefäßen nach 7, 14, 21 und 28 Tagen erfolgen. Eine Hauptschwierigkeit bei diesem Vorgehen lag darin, daß die hierzu verwendeten trypsinierten Affennierenzellen in eiweißfreiem Medium nur begrenzte Zeit am Leben erhalten werden können. Im 2. Entwurf zur 3. Fassung der Hessischen Prüfungsbestimmungen vom März 1958 wurde vorgeschlagen, die zur Prüfung verwendeten Gewebekulturen anschließend auf ihre Empfindlichkeit gegen Poliomyelitisvirus zu prüfen. Dies kann aber nur mit Kulturen geschehen, die vorher nicht länger als 14 Tage beimpft waren. Die vorgeschriebene Prüfungsmenge pro Charge kann durch Ultrazentrifugation (4 Std. bei 30000 Upm) konzentriert werden. Dadurch wird der erforderliche Aufwand für die Gewebekulturprüfung wesentlich geringer, ohne daß Interferenzphänomene auftreten (Versuche der Cutter-Werke). Es sind dann von je 400 cm³ Impfstoff nur 12 cm³ Sediment zu prüfen (BONIN-Bericht).

---

* Nicht veröffentlicht.

Dabei sollen für jeden Kubikzentimeter des Vorproduktes oder fertigen Impfstoffes mindestens 3 cm² gewachsener Zellkulturfläche zur Verfügung stehen.

Bei der Prüfung von formaldehydhaltigen Vorprodukten (Zwischenprüfungen während der Inaktivierung) muß das Formaldehyd entweder chemisch durch Neutralisation, z. B. mit Bisulfit oder durch Dialyse entfernt werden. Indessen treten beim Dialysieren nachweislich Virusverluste auf (CUTTER-Werke); dies ist für die Sicherheit der Prüfung nachteilig und muß vermieden werden. Eine geringe Restmenge von Formalin oder ein geringer Überschuß des Neutralisierungsmittels scheinen nach Versuchen der CUTTER-Werke die Sicherheit der Prüfung weniger zu gefährden als die Dialyse (BONIN-Bericht).

Literatur

[1] FLEXNER, S., und P. A. LEWIS: J. Amer. med. Ass. 54, 45 (1910).

[2] FLEXNER, S., und H. NOGUCHI: a) J. exp. Med. 18, 461 (1913);
b) J. Amer. med. Ass. 60, I, 362 (1913).

[3] LEVADITI, C.: C. R. Biol. (Paris) 74, 1179 und 75, 202 (1913).

[4] LONG, P. H., P. K. OLITZKY und C. P. RHOADS: J. exp. Med. 52, 361 (1930).

[5] GILDEMEISTER, E.: Dtsch. med. Wschr. 59, 877 (1933).

[6] SABIN, A. B. und P. K. OLITZKY: Proc. Soc. exp. Biol. (N.Y.) 34, 357 (1936).

[7] ENDERS, J. F., TH. WELLER und F. C. ROBBINS: Science 109, 85 (1949).

[8] FOGH, J., E. O. LUND und W. M. STANLEY: Proc. Soc. exp. Biol. (N.Y.) 94, 532 (1957).

[9] MORGAN, U. F., H. Y. MORTON und R. T. PARKER: Proc. Soc. exp. Biol. (N.Y.) 73, 1 (1950).

[10] EAGLE, H.: a) J. exp. Med. 102, 37 (1955); b) J. exp. Med. 102, 595 (1955); c) J. biol. Chem. 214, 839 (1955).

[11] MAITLAND, H. B., und M. C. MAITLAND: Lancet II, 596 (1928).

[12] SALK, J. E., u. Mitarb.: J. Amer. med. Ass. 151, 1081 (1953).

[13] WELLER, T. H., J. F. ENDERS, F. C. ROBBINS und M. B. STODDARD: J. Immunol. 69, 645 (1952).

[14] SALK, J. E., J. S. YOUGNER und E. N. WARD: Amer. J. Hyg. 60, 214 (1954).

[15] LIPTON, M. M., und A. J. STEIGMAN: Proc. Soc. exp. Biol. (N.Y.) 88, 114 (1955).

[16] FARREL, L. N., u. Mitarb.: Canad. J. publ. Hlth 44, 273 (1953).

[17] GEY und BANG: Bull. Johns Hopk. Hosp. 65, 393 (1939).

[18] ROBBINS, F. C., J. F. ENDERS und T. H. WELLER: Proc. Soc. exp. Biol. (N.Y.) 75, 370 (1950).

[19] LEDINKO, N., J. T. RIORDAN und J. L. MELNICK: Amer. J. Hyg. 55, 323 u. 339 (1952).

[20] ROBBINS, F. C., T. H. WELLER und J. F. ENDERS: J. Immunol. 69, 673 (1952).

[21] DULBECCO, R., und M. VOGT: J. exp. Med. 99, 167 (1954).

[22] YOUNGNER, J. S.: Proc. Soc. exp. Biol. (N.Y.) 85, 202 u. 527 (1954).

[23] RAPPAPORT, C.: Bull. Wld. Hlth. Org. 14, 147 (1956).

[24] MELNICK, J. L., und E. M. OPTON: Bull. Wld. Hlth. Org. 14, 129 (1956).

[25] RIGHTSEL, W. A., P. SCHULZ und D. MUETHING: J. Immunol. 76, 464 (1956).

[26] ENDERS, J. F.: Referat auf d. Jahresversammlung Dtsch. Naturforsch. Leopoldina hallensis 1957.

[27] MCBRIDE, W. D.: Bact. Proc. 64 (1957).

[28] LÖFFLER, H., und W. VOGT: Schweiz. med. Wschr. 87, 337 (1957).

[29] DUBES, G. R.: Virology 2, 284 (1956).

[30] HSIUNG, G. D., und J. L. MELNICK: a) Virology 1, 533 (1955); b) J. Immunol. 78, 128 (1957).

[31] COOPER, P. D.: Virology 1, 397 (1955).

[32] SCHWERDT, C. E., und F. L. SCHAFFER: Ann. N.Y. Acad. Sci. 61, 740 (1955).

[33] FOGH, J.: Virology 1, 324 (1955).

[34] FOGH, J., und C. E. SCHWERDT: Fed. Proc. 15, 253 (1956).

[35] SCHWERDT, C. E., und J. FOGH: Virology 4, 41 (1957).

[36] ZITCER, E. M., u. Mitarb.: Science 122, 30 (1955).

[37] ZITCER, E. M.: Münch. med. Wschr. **97**, 1240 (1955).

[38] FOGH, J., und R. O. LUND: Proc. Soc. exp. Biol. (N.Y.) **90**, 80 (1955).

[39] LAHELLE, O.: a) Acta path. microbiol. scand. **39**, 338 (1956); b) Acta path. microbiol. scand. **40**, 436 (1957).

[40] DUNNEBACKE, TH. H.: Virology **2**, 811 (1956).

[41] WEINSTEIN, H. J., u. Mitarb.: Proc. Soc. exp. Biol. (N.Y.) **92**, 535 (1956).

[42] TAKEMOTO, K. K., und A. M. LERNER: Proc. Soc. exp. Biol. (N.Y.) **94**, 179 (1957).

[43] LENNARTZ, H., und G. KERSTING: Zbl. Bakter., I. Abt. Orig. **171**, H. 1/2 (1958).

[44] MILZER, A., u. Mitarb.: Proc. Soc. exp. Biol. (N.Y.) **74**, 136 (1950).

[45] SCHERER, W. F.: J. exp. Med. **97**, 695 (1953).

[46] SYVERTON, J. T., u. Mitarb.: J. Lab. clin. Med. **43**, 286 (1954).

[47] HABEL, K., u. Mitarb.: Proc. Soc. exp. Biol. (N.Y.) **90**, 87 (1955).

[48] WOLF, A. M., H. J. SHAUGNESSY u. Mitarb.: J. Amer. med. Ass. **161**, 775 (1956).

[49] CASALS, J., u. Mitarb.: a) Proc. Soc. exp. Biol. (N.Y.) **75**, 315 (1950); b) J. exp. Med. **94**, 123 (1951).

[50] LAHELLE, O.: Amer. J. Hyg. **54**, 391 (1951).

[51] POLLARD, M., u. Mitarb.: Proc. Soc. exp. Biol. (N.Y.) **79**, 48 (1952).

[52] POLLARD, M.: Proc. Soc. exp. Biol. (N.Y.) **78**, 388 (1952).

[53] SVEDMYR, H., J. F. ENDERS und A. HOLLOWAY: a) Proc. Soc. exp. Biol. (N.Y.) **79**, 296 (1952); b) Amer. J. Hyg. **57**, 60 (1953).

[54] BAUMEISTER, J., und C. A. MILLER: J. infect. Dis. **98**, 27 (1956).

[55] BLACK, F., und J. L. MELNICK: Yale J. Biol. Med. **26**, 385 (1954).

[56] CAVALLO, G., und R. HAAS: Z. Immun.-Forsch. **113**, 171 (1956).

[57] SEIBERT, F. B.: J. biol. Chem. **78**, 345 (1928).

[58] LÉPINE, P., und R. SOHIER: Techniques de laboratoire appliqués à diagnostic des maladies à virus. Masson & Cie. Paris 1954.

[59] SCHMIDT, N. J., und E. H. LENNETTE: a) J. exp. Med. **102**, 113 (1955); b) Amer. J. Hyg. **66**, 1 (1957).

[60] HENESSEN, W.: Dtsch. med. Wschr. **80**, 1044 (1955).

[61] SCHMIDT, N. J., und E. H. LENNETTE: J. exp. Med. **104**, 99 (1957).

[62] LE BOUVIER, G. L.: Lancet **269**, 1013 (1955).

[63] BLACK, F., und J. L. MELNICK: Proc. Soc. exp. Biol. (N.Y.) **89**, 353 (1955).

[64] SELZER, G., und H. VAN DEN ENDE: J. Hyg. (Lond.) **54**, 1 (1956).

[65] MANSON, L. A., E. L. ROTHSTEIN und G. W. RAKE: Science **125**, 546 (1957).

[66] HUMMELER, K., und V. HAMPARIAN: Science **125**, 447 (1957).

3. Die Prinzipien der Herstellung des Impfstoffes nach Salk

Von

H. BRANDENBURG

Der Verlauf des Inaktivierungsprozesses wird sowohl durch Eigenschaften der Virusstämme als auch durch das Vorgehen bei der Züchtung derselben beeinflußt; die Art der Vorzüchtung bestimmt den Gehalt des Inaktivierungsansatzes an nichtviralen Formalin bindenden Substanzen[1].

In amerikanischen Herstellungsstätten werden zur Viruszüchtung für die Impfstoffgewinnung MAITLAND-Kulturen bzw. Flaschenkulturen von trypsinisierten Affennierenzellen in einzelliger Schicht verwendet. Die zweite Methode benutzen vor allem auch die Hersteller in anderen Ländern.

Zur Vermeidung der artfremden Antigene und einer unter Umständen möglichen Rh-Sensibilisierung aus den Affennierenkulturen wies v. MAGNUS [1] auf die

---

[1] Über Auswahl der Stämme vgl. Teil A, Abschnitt 1, S. 17; über Viruszüchtung Teil A, Abschnitt 2, S. 24.

Möglichkeit der Viruszüchtung in Gewebekulturen von menschlichen Zellen, z. B. Amniongewebe, hin. Die Methode ist aber noch nicht für Massenviruskultur geeignet. GARD [2] erprobte Embryonalzellen, LÉPINE [3a] Fibroblasten zur Viruszüchtung. Bei der Benutzung von menschlichen Geweben besteht zwar die Möglichkeit einer Infektion der Kulturen mit Hepatitisvirus, doch würde dieses wahrscheinlich auch durch Formaldehyd inaktiviert werden.

Zur Vorzüchtung der Gewebekulturzellen ist eine serum- oder amnionflüssigkeithaltige Lösung geeignet. Vor der Beimpfung wird sie durch eine serumfreie und antigenfreie Flüssigkeit (Parker-Medium 199) ersetzt, damit der fertige Impfstoff nicht mehr als 1 mg Serumprotein pro Liter enthält. MONACI und SELLA [4] empfahlen eine Nährlösung mit Laktalbuminhydrolysat. An antibiotischen Zusätzen sind Penicillin bis zu 200 Einheiten pro cm³, Streptomycin bis zu 200 γ pro cm³, in Deutschland neuerdings auch Neomycin gestattet.

Man muß sich unbedingt vergewissern, daß man keine anderen Krankheitserreger aus den zur Gewinnung der Nieren verwendeten Affen, aus dem Kontakt mit dem Laborpersonal oder über die Laboratoriumsluft in den für die Impfstoffproduktion verwendeten Kulturen anreichert.

Verschiedene amerikanische Impfstoffhersteller sowie LÉPINE haben in den Gewebekulturen das sogenannte „foamy"- oder „lacy"-Virus gefunden, das bei Rhesusaffen (Macacus rhesus) und Pavianen (Cynocephalus babuin) vorkommt und die Empfänglichkeit der Gewebekulturen für die Infektion mit Poliomyelitisvirus herabsetzt.

Zu den bei Affen natürlich vorkommenden Virusarten, die auch für Menschen pathogen sind, gehören das Masernvirus, das Virus B (SABIN) und das Virus der lymphozytären Choriomeningitis. An menschenpathogenen Bakterien kommen bei Affen unter anderem Tuberkelbakterien und Keime der Salmonella-Gruppe vor; sie können mit dem Nierenmaterial in die Gewebekulturen gelangen. In der antibiotikahaltigen Kulturflüssigkeit können sich die genannten Bakterien jedoch nicht vermehren; bei der Filtration der Impfstoffe werden sie entfernt. LÉPINE [3b] fand in seinen Nierenkulturen von afrikanischen Pavianen zu den Protozoen gehörende Mikrofilarien, die die Trypsinbehandlung überstehen und sich bei der 14tägigen Bebrütung gut halten. Durch spezifische Behandlung und routinemäßige Blutuntersuchungen der Affen vor der Gewinnung der Nieren konnte er diese Infektion der Gewebekulturen vermeiden.

Aus der Laboratoriumsluft und vom Personal können verschiedene Bakterien, Pilze und Virusarten stammen, z. B. das in menschlichen Tonsillen wiederholt nachgewiesene APC-Virus.

Soweit solche Verunreinigungen mit bisher gebräuchlichen Laboratoriumsmethoden erfaßt werden können, ist dies in die Herstellungsvorschriften eingearbeitet, z. B. die klinische und pathologisch-anatomische Untersuchung der Affen, die Kontrolle der Reinheit der Vorprodukte durch Überimpfung auf Gewebekulturen mit spezifischem Immunserum, die Prüfung auf Freisein von Virus B und Choriomeningitis-Virus an Kaninchen oder Mäusen und Meerschweinchen und bakteriologische Sterilitätskontrollen mit fertigen Impfstoffen.

Da eine Einhüllung durch Zellzerfallsprodukte oder Eiweißniederschläge das Virus gegen Inaktivierungsmaßnahmen schützt, ist nach allen neueren Vorschriften die virushaltige Flüssigkeit in den letzten 72 Stunden vor Beginn der Inaktivierung zu zentrifugieren oder zu filtrieren. Eine auf dem Poliomyelitiskongreß 1956 in Rom vorgelegte Empfehlung fordert vor der Inaktivierung der Virussuspension deren Filtration, Sedimentierung oder andere Behandlungen, damit Teilchen, die größer sind als die Viruselemente, ausgesondert werden.

Durch geeignetes Zentrifugieren lassen sich Zelltrümmer und Niederschläge entfernen, ohne den Gehalt an freien Virusteilchen zu vermindern, während alle Filter auch Virus adsorbieren (vgl. Teil A, Abschn. 5, S. 59). Aus technischen Gründen suchen manche Hersteller das Zentrifugieren zu umgehen.

Da sich bei längerem Stehen wieder neue Fällungen bilden können, soll eine Lagerung der Vorprodukte zwischen der Filtration und der Inaktivierung vermieden werden.

Nach der Filtration wird durch Verimpfen von Verdünnungsreihen auf Serien geeigneter Gewebekulturen der Virusgehalt bestimmt. Flüssigkeiten mit weniger als 10^6 ID_{50} pro cm^3 sollen nicht verwendet werden, da sie keine ausreichende Antigenwirksamkeit erwarten lassen.

Rohprodukte mit höherem Virustiter vor der Inaktivierung bis auf 10^6 ID_{50} pro cm^3 zu verdünnen, erscheint nicht ratsam; man verdünnt dabei auch die organischen Begleitstoffe, die den Verlauf der Inaktivierungskurve und den Grad der Virusadsorption an die Filtersubstanzen bestimmen, und stört die Gleichmäßigkeit der Produktion in unübersehbarer Weise. Eher könnte man bei der Zusammenstellung des Impfstoffes aus den monovalenten Teilchargen solche Teilchargen, wenn sie auch nach der Inaktivierung eine entsprechende Antigenwirksamkeit haben, schwächer dosieren und dafür von anderen monovalenten Teilchargen mit schwächerer Antigenwirksamkeit größere Mengen zum Impfstoff geben. Bei der zur Zeit noch geringen Schutzwirkung der Poliomyelitisimpfstoffe sollte man aber jedes Verdünnen der wirksamen Bestandteile vermeiden.

Wirksamere Impfstoffe und übersichtlichere Verhältnisse bei der Inaktivierung hofft man durch Reinigung und Konzentration des Virus aus den Gewebekulturflüssigkeiten zu erreichen. Die Inaktivierungsmaßnahmen werden dann mit kleineren Flüssigkeitsmengen durchgeführt, die zudem frei von störenden Begleitstoffen sind.

Die Beseitigung der Vermehrungsfähigkeit des Virus ist mit verschiedenen physikalischen und chemischen Methoden möglich. Die Hitzeabtötung mit höheren Temperaturen kommt für die Herstellung von Poliomyelitis-Impfstoffen nicht in Frage, weil sie die Antigenwirksamkeit zu stark beeinträchtigt. Die Bebrütung bei 37° C wird aber gleichzeitig neben chemischen Methoden angewandt (s. u.).

WOLF und Mitarb. [5] konnten allein durch Ultraviolett-Bestrahlung einen Impfstoff zuverlässig inaktivieren. Es wurde auch von Versuchen berichtet (JORDAN), Viren durch Einwirkung von Gamma-Strahlen aus Kobalt 60 zu inaktivieren. Ein wesentlicher Vorteil der Strahlen-Inaktivierung ist der, daß sie sich auf die Inaktivierungszeit begrenzen läßt. Die amerikanische Firma Parke, Davis & Comp. benutzt die Ultraviolettbestrahlung zusätzlich neben der Formalinbehandlung. Viele Virusimpfstoffe werden mit Phenol oder vor allem mit Formaldehyd inaktiviert, doch müssen diese Chemikalien vorsichtig dosiert werden, weil sonst nicht nur die Vermehrungsfähigkeit zerstört wird, sondern auch die Antigenwirkung leidet. SALKs Vorschlag, eine Kombination von Formalin- und Wärme-Behandlung bei der Impfstoffherstellung durchzuführen, hat sich überall durchgesetzt. Eine Formalin- (USP 37%) Verdünnung 1 : 4000, also 0,009% Formaldehyd, wirkt bei 36 bis 37° C und neutraler Reaktion so lange auf die Virussuspension ein, wie nach dem Verlauf der Inaktivierungskurve zur Zerstörung der Vermehrungsfähigkeit notwendig ist. Anfangs wurden 6 bis 9 Tage, später längere Zeiten, angegeben. MONACI und SELLA [4] inaktivieren 3—4 Tage. Bei der amerikanischen Firma Eli Lilly Comp. werden die Chargen 13 Tage lang inaktiviert. Französische Hersteller schließen an die Formaldehydbehandlung eine Inaktivierung mit β-Propio-lacton an. GARD [2] wendet die doppelte Formaldehydkonzentration, nämlich 0,018% oder 0,006 molar, an und setzt gleichzeitig 0,02 m Glykokoll (Glycin) hinzu.

Diese Zugabe von Glykokoll ist nach GARD gegenüber der Konzentration der formaldehydbindenden organischen Substanzen aus der Gewebekultur (s. u.) so groß, daß Schwankungen der letzteren den Verlauf der Inaktivierungskurven nicht mehr wesentlich beeinflussen.

GARD verzichtet außerdem auf die Anwendung der Brutschrankwärme und inaktiviert seine Impfstoffe bei 25° C 30 Tage lang. Bei anderen Herstellern führten Vorversuche mit Formalininaktivierung bei Zimmertemperatur zu keinen brauchbaren Ergebnissen.

Auf der internationalen Poliomyelitis-Konferenz 1957 in Genf wurde betont, daß bei Inaktivierungstemperaturen unter 26° C die immunogene Wirkung der Impfstoffe nicht so stark beeinträchtigt wird. Die meisten ausländischen Hersteller verwenden die von SALK angegebenen Formalin-Konzentrationen und Temperaturen. Die in der deutschen Herstellungsregel genannten Spannen von 35—39° C und p_H 6,8 bis 7,6 in 6—30 Tagen und Formalin $^1/_{3000}$ bis $^1/_{6000}$ sind etwas weit, aber berechtigt, da der verschiedenen Empfindlichkeit der einzelnen Virusstämme und Ansätze entsprochen werden muß. Auch Influenza-Virusstämme und Bakteriophagenstämme unterscheiden sich hinsichtlich ihrer Wärme- und Formalinempfindlichkeit. Außer Temperatur, p_H-Wert, Formalin- und Viruskonzentration haben alle organischen Bestandteile des Ansatzes einen Einfluß auf den Verlauf der Inaktivierung.

Als sich nach der amerikanischen Impfstoffkatastrophe im Frühjahr 1955 zeigte, daß die meisten Hersteller Schwierigkeiten mit der Formaldehyd-Inaktivierung hatten und bis zu 50% der monovalenten Teilchargen trotz langdauernder Formalinbehandlung noch nachweisbare Mengen von vermehrungsfähigen Virus enthielten, kamen überall die Diskussionen über die Fehlermöglichkeiten der Formalininaktivierung in Gang.

SALK hatte aus seinen Inaktivierungskurven geschlossen, daß die Formalininaktivierung des Poliomyelitisvirus dem Treffergesetz folgt und nach der Formel $\lg N_t = \lg N_0 - kt$ im halblogarithmischen Koordinatensystem gradlinig verläuft. Danach müßte eine Viruszubereitung, die vor der Inaktivierung 1 Million und nach 3 Tagen eine ID_{50} pro cm³ enthält, nach 5 Tagen in 10 Litern und nach 6 Tagen in 1000 Litern höchstens eine ID_{50} enthalten.

In der hier genannten und den weiter unten angeführten Formeln bedeuten N_0 die Anzahl der ursprünglich vorhandenen und N_t die Anzahl der nach der Zeit t noch überlebenden Virusteilchen und k, a, b, c von den Reaktionsbedingungen abhängige Konstanten. ID_{50} ist die Menge von vermehrungsfähigem Virus, die noch bei 50% der angesetzten Gewebekulturen den zytopathogenen Effekt auslöst.

Als bei den amerikanischen Impfstoffherstellern auch nach längerer Inaktivierung noch in Proben von 500 cm³ des fertigen Impfstoffes in Gewebekulturen vermehrungsfähiges Virus nachgewiesen wurde, vermutete SALK die Ursache in technischen Faktoren, besonders in Niederschlägen und Zusammenballungen (s. Teil A, Abschn. 5, S. 59), die die Formalineinwirkung auf das Virus verhinderten. Durch einheitliche Richtlinien über Art und Zeit der Filtration gelang es ihm, die Ergebnisse zu verbessern. Um auch Zusammenballungen zu entfernen, die unter der Formalineinwirkung entstehen, forderte SALK im November 1955 in Cansas City außer der Filtration vor der Inaktivierung eine zweite Filtration am

3.—4. Tag der Inaktivierung und danach eine weitere Inaktivierung für mindestens 6 Tage, nach den neuesten amerikanischen Vorschriften mindestens 3 Tage. Diese Filtration, die Niederschläge beseitigen soll, welche sich während der Inaktivierung gebildet haben, wird von GARD [2a] abgelehnt, weil die Filter aktives *und* inaktiviertes Virus absorbieren und damit zu Antigenverlusten führen und die ganze Herstellung unübersichtlich machen. Auch LÉPINE [3a] hält die Aggregate nicht für die Ursache der Inaktivierungsversager. Er konnte vor und nach der Filtration elektronenmikroskopisch keine Unterschiede im Verhältnis einzeln liegender zu aggregierten Virusteilchen feststellen. Andere Impfstoffhersteller möchten noch weitere Filtrationen anschließen, um immer wieder evtl. entstandene Zusammenballungen aus dem Reaktionsgemisch zu entfernen. Im Bericht des Expertenkomitees der WHO vom 12.—15. Juli 1957 wurde aber wieder betont, daß mehrfache Filtrationen einen erheblichen Antigenverlust besonders bei den Typen I und III verursachen.

SCHEELE nahm als Ursache der Inaktivierungsversager das Vorliegen von hinsichtlich ihrer Formalinempfindlichkeit gemischten Populationen an. Eine Anreicherung der resistenteren Komponenten durch die Formalinbehandlung konnte jedoch experimentell nicht nachgewiesen werden.

GARD [6] konnte zeigen, daß der Verlauf der chemischen Inaktivierung von Viren nicht der Kurve des Eintreffergeschehens („Reaktion erster Ordnung") folgt, sondern der Formel $\lg N_t = a - c \cdot \lg t$ nahekommt. Im September 1956 nannte er in Bologna[2] die Formel $\lg N_t = \lg N_0 - a \cdot \lg (1 + bt)$, (vgl. auch WESSLÉN, LYCKE, GARD und OLIN [8]). Das bedeutet, daß die Inaktivierungskurve sich asymptotisch einer Waagerechten nähert, die Inaktivierungsgeschwindigkeit also laufend abnimmt, und eine Restaktivität mit diesen Methoden nicht völlig zu beseitigen ist. Dieses Phänomen soll mit dem Auftreten von Viruskonglomeraten oder Fällungen nichts zu tun haben, sondern durch das Virus selbst bedingt sein. Diesen flachen Verlauf der Inaktivierungskurve unterhalb 10^1 ID_{50} pro cm³ beobachtete auch LÉPINE [7]. Auf die Tatsache, daß Formaldehyd auch durch die im Impfstoff enthaltenen Aminosäuren des Parker-Mediums verbraucht werden und daher die Inaktivierungsgeschwindigkeit abnehmen kann, wurde bereits im Gutachten des Bundesgesundheitsamtes vom 28. Januar 1955 hingewiesen.

Ein Formalinzusatz (37%) im Verhältnis 1 : 4000 ergibt eine Formaldehydkonzentration von 0,009%. Das sind 90 γ oder $1,8 \cdot 10^{18}$ Moleküle pro cm³ ($6 \cdot 10^{23}$ Formaldehydmoleküle = 30 g). Das Parker-Medium Nr. 199 enthält im Liter 1,11 g Aminosäuren mit 0,15 g Aminostickstoff und mit dem Traubenzucker etwa 2,2 g organische Substanzen mit etwa 0,01 bis 0,013 g bevorzugten Wasserstoffatomen. Das sind über $6 \cdot 10^{18}$ Aminogruppen und 6 bis $8 \cdot 10^{18}$ bevorzugte Wasserstoffatome pro cm³, die mit Formaldehydmolekülen reagieren können. Ein Teil dieser organischen Substanzen wird während der Züchtung von den Gewebekulturzellen aufgenommen. Dafür werden Stoffwechselprodukte und beim Tod der Gewebezellen deren Zerfallsprodukte in die Nährlösung abgegeben. Nach SALK enthalten die für die Impfstoffherstellung filtrierten Gewebeflüssigkeiten bis zu 0,2 g Aminostickstoff im Liter. Rein rechnerisch könnten also die in der virushaltigen Flüssigkeit vorhandenen organischen Substanzen etwa fünfmal soviel Formaldehydmoleküle binden als überhaupt zugesetzt werden. Natürlich verlaufen diese Umsetzungen nicht bis zum völligen Verbrauch einer Komponente, sondern streben einem von den äußeren Bedingungen abhängigen Gleichgewicht zu.

BRANDENBURG konnte chemisch mit der Chromotropsäure- und Phloroglucintitration und biologisch an der Wirkung auf empfindliche Testkeime nachweisen, daß

---

[2] Symposion der Association européenne contre la poliomyélite

die Bestandteile des Parker-Mediums bei 37° C in den ersten 4 Tagen etwa ein Fünftel des zugesetzten Formaldehyds unwirksam machen und in 10 bis 14 Tagen etwa ein Viertel. Aus dem Gehalt des Parker-Mediums an bifunktionellen Aminosäuren ist ein Absinken der Formaldehydwirkung um etwa 18 % zu erwarten (HEICKEN, S. 53). Der große Einfluß, den der Gehalt an „nichtviralen formalinbindenden Substanzen" auf den Verlauf der Inaktivierungskurve hat, wurde von GARD [2b] betont.

Von dem Expertenkomitee der WHO wurde in Genf am 15.—20. Juli 1957 auch der schwedische Vorschlag diskutiert, durch laufende Formalinzugabe während der Inaktivierung die Formaldehydkonzentration und damit die Inaktivierungsgeschwindigkeit konstant zu halten.

Manche Herstellungsanweisungen sehen am Schluß der Inaktivierungszeit eine Bindung des restlichen Formaldehyds durch Bisulfit oder Aminosäuren oder eine Entfernung durch Dialysieren vor.

Die Wirkung der genannten Zusätze ist nicht völlig überschaubar. Möglicherweise kann es bei völliger Entfernung des Formaldehyds zu einer Reaktivierung einzelner Virusteilchen kommen. Jedenfalls bilden solche Eingriffe Gelegenheiten zu sekundärer Verunreinigung. Wenn die inaktivierten Teilchargen und die Impfstoffe immer bei +4° C gelagert werden, ist eine erhebliche weitere Schädigung der Antigenwirksamkeit durch das Formalin nicht zu erwarten.

Zur Sicherstellung der vollständigen Inaktivierung sollen vor dem Ende der Inaktivierungszeit zweimal im Abstand von 3 Tagen Proben von 500 cm³ entnommen und in Gewebekulturen auf etwa überlebendes Virus untersucht werden. Die Minimum Requirements und die englischen Vorschriften von 1956 gestatten, monovalente Chargenanteile, bei denen sich die erste dieser beiden Proben noch infektiös zeigt, nochmals, und zwar 3 Tage lang, zu inaktivieren. Theoretisch dürfte dies bei einer immer unter den gleichen Bedingungen mit ausreichender Inaktivierungszeit laufenden Produktion gar nicht vorkommen. Praktisch ist die Inaktivierung der Teilcharge, wenn das Ergebnis dieser Gewebekulturprüfung vorliegt, bereits abgebrochen. Es müßten demnach neue Inaktivierungsmaßnahmen, wie Formaldehydzusatz und Temperatureinwirkung nach erneuter Filtration eingeleitet werden. Es handelt sich hier also nicht um eine Verlängerung der Inaktivierungsdauer, sondern um eine Nachinaktivierung. Während der inzwischen durchgeführten Kühllagerung sind wahrscheinlich Änderungen des physikalischen Zustandes eingetreten, welche die Inaktivierbarkeit der restlichen überlebenden Virusteilchen beeinflussen.

Nach der Mischung zum trivalenten Impfstoff werden die letzten Sicherheitsprüfungen an Gewebekulturen und an Affen und die Wirksamkeitsprüfungen durchgeführt.

Jede Inaktivierungsmethode setzt die antigene Wirksamkeit des Virusmaterials herab, doch läßt sich dies bei der Formaldehydbehandlung in tragbaren Grenzen halten. SALK demonstrierte 1955 in Cansas City Kurven, nach denen die Antigenität der Stämme MEF 1 und Saukett bei 3 Wochen langer Formalinbehandlung (1 : 4000, p_H 7, 37° C) kaum und die des Mahoney-Stammes um etwa die Hälfte absinkt. GARD [2a] fand während einer 30tägigen Inaktivierung (Formalin 1 : 2000, 25° C) ein Absinken des Extinktionsgrenztiters von $10^{-2,5}$ bis 10^{-3} um 1,5 Zehnerpotenzen auf 10^{-1}. Die Ergebnisse von SALK und GARD lassen sich nicht miteinander vergleichen, da die Antigenität mit ganz verschiedenen Methoden gemessen wurde.

Der Zusatz eines Konservierungsmittels zum Impfstoff dürfte bei sauberer Verarbeitung und Abfüllung, zumal der Impfstoff Formalin und Antibiotika enthält, entbehrlich sein. Die ersten Salkschen Impfstoffe enthielten kein Konservierungsmittel. Später wurde Merthiolat oder Thimerosal zugefügt, bis sich herausstellte, daß die aus dem Merthiolat unter dem Einfluß von Schwermetallspuren entstehenden Quecksilberverbindungen die Antigenität des Impfstoffes, besonders der Typ I-Komponente, schädigen. Diesen Nachteil kann man durch Zusatz von Versen (Natriumäthylendiamintetraazetat) oder durch Wahl eines anderen Konservierungsmittels, wie z. B. Septine oder Benzäthoniumchlorid (Patentschrift Nr. 945948 Klasse 30 R Gruppe 6 vom 19. Juli 1956), umgehen. Nach neueren Beobachtungen ist das Benzäthoniumchlorid der Merthiolat-Versen-Mischung überlegen, da letztere während der Lagerung und des Versands der Impfstoffe die Antigenität beeinträchtigt. Die im Januar 1956 in Rom vorgelegte französische Vorschrift gestattet die Zugabe von n-Butylparahydrobenzoat zur Hemmung des Wachstums von Pilzen bis zu 2 mg/Liter. Der dänische Impfstoff enthält kein Konservierungsmittel (ØRSKOV [*9*]). In Kanada (DEFRIES [*10*]) wurden 1955 2 Millionen cm³ Impfstoff ohne Konservierungsmittel hergestellt und verimpft. Die englischen Vorschriften fordern, daß ein ggf. zuzusetzendes Bakteriostatikum in der verwendeten Konzentration die Wirksamkeit des Impfstoffes nicht herabsetzen darf, bevor der Impfstoff verfallen ist. In der deutschen Herstellungsregel ist die Zugabe von Thiocit $1 : 10^6$ bis $1 : 5 \cdot 10^6$ gestattet[3].

Der fertig abgefüllte Impfstoff wird praktisch nur Sterilitätskontrollen unterzogen (vgl. auch Teil B, Abschn. 1). 3 Affen werden mit einer ad hoc-Mischung aus Impfstoff und Adjuvans geimpft. Richtiger wäre es, wenigstens einen Teil der Unschädlichkeitsprüfungen an Proben des fertigen Produktes durchzuführen. Beim englischen Impfstoff werden die Unschädlichkeitsproben an Affen mit Proben aus den endgültigen Behältern vorgenommen.

Trivalente Impfstoffe, die sich als infektiös erwiesen haben, konnten nach älteren amerikanischen Vorschriften mit weiteren Inaktivierungsmaßnahmen behandelt werden. Wenn aber ein Impfstoff nach der vorschriftsmäßigen Behandlung und Kontrolle noch vermehrungsfähiges Virus enthält, ist entweder die angewandte Methode ungeeignet, oder es sind grobe Fehler unterlaufen. In beiden Fällen ist der Impfstoff zu vernichten, die Methode ist zu ändern, die Fehler in der Fabrikation sind abzustellen. Im Sinne der Forderung einer Serie einwandfreier Impfstoffe, die gerade auch von SALK als Voraussetzung für die Zulassung eines Impfstoffes genannt wurde, sind dann auch die vorher und nachher nach der gleichen Methode hergestellten Impfstoffchargen besonders kritisch zu bewerten. Denn alle Unschädlichkeitsprüfungen sind nur Untersuchungen von Stichproben. Wenn schon in einer Stichprobe vermehrungsfähiges Virus gefunden wird, ist die ganze Charge unbrauchbar. Andererseits gewinnt der negative Ausfall einer solchen Stichprobenuntersuchung einen Beweiswert erst im Rahmen einer Serie von negativen Ergebnissen bei nacheinander nach der gleichen Methode hergestellten Impfstoffchargen.

---

[3] Über die Bedeutung von Adjuvantien vgl. Teil A, Abschn. 6, S. 63.

Zur Sicherung der Gleichmäßigkeit der Herstellung muß der Impfstoffhersteller der Behörde vollständige Protokolle über alle Impfstoffchargen vorlegen, auch über solche, deren Herstellung nicht abgeschlossen wurde[4].

Sicherlich hängt die Dauer der antigenen Wirksamkeit weitgehend von der Art der Lagerung ab. Nach Mitteilung von Lépine ist die Stabilität des Impfstoffes bei +4°C gut, während die Antigenität bei 32 bis 37°C sehr schnell absinkt. Daher ist die Einhaltung einer geeigneten Temperatur an allen Stellen, die Impfstoff lagern, transportieren, vorrätig halten oder bis zum Verbrauch aufbewahren, unerläßlich. Nach den englischen Vorschriften von 1956 sind die Vorsichtsmaßnahmen, die den Wirksamkeitsverlust vermeiden sollen, auf die Ampullenetikette aufzudrucken.

Über die optimale Anwendungsweise der Poliomyelitisimpfstoffe gehen die Meinungen noch auseinander. In den USA wurde meist intramuskulär gespritzt, in Kanada, Frankreich u. a. Ländern subkutan, in Dänemark intrakutan. Bei intrakutaner Einspritzung soll die Gefahr des Angehens einer Infektion durch infektiös gebliebene Virusteilchen geringer sein, bei intramuskulärer dagegen größer als bei subkutaner Injektion.

Während Ørskov zeigen konnte, daß die intrakutane Impfung bei gleicher Dosierung weit wirksamer ist als die subkutane Einspritzung, fanden Salk und Gard, daß der Nachteil, der sich aus der Begrenzung der intrakutan applizierbaren Menge ergibt, hierdurch nicht aufgehoben wird. Einer allgemeinen Einführung der intrakutanen Schutzimpfung dürfte nichts mehr im Wege stehen, wenn die antigene Wirksamkeit der Impfstoffe so weit gesteigert worden ist, daß Einzeldosen von 0,1 bis 0,2 cm³ einen wirksamen Impfschutz verleihen.

Zusammenfassung

Die optimalen Bedingungen für eine Schutzimpfung gegen Poliomyelitis mit abgetöteten Viren sind noch nicht gefunden.

Die antigene Wirksamkeit wird sich durch Auffinden besser geeigneter Stämme und Inaktivierungsmethoden und zweckmäßig dosierte Adjuvantien voraussichtlich verbessern lassen. Eine gewisse Schutzwirkung gegenüber paralytischen Erkrankungen und gegenüber dem tödlichen Ausgang der Krankheit hat sich bei den bisher verwandten Impfstoffen bereits erweisen lassen.

Schädliche Folgen der theoretisch möglichen Allergisierung gegen Nierensubstanzen oder Affeneiweiß sind bisher nicht beschrieben worden.

Ein wirksamer und absolut sicherer Impfstoff ist z. Z. noch nicht vorhanden. Daß ein praktisch ausreichender Grad von Sicherheit erreicht werden kann, hat die Anwendung des Salkschen Impfstoffes in den letzten Jahren gezeigt.

Literatur

[1] v. Magnus, H.: IV. Europ. Poliomyelitis-Symposion, Bologna 1956.
[2] Gard, S.: a) III. Europ. Poliomyelitis-Symposion, Zürich 1955; b) IV. Europ. Poliomyelitis-Symposion, Bologna 1956.
[3] Lépine, P.: a) vgl. 2a; b) Ann. Inst. Pasteur **92**, 289 (1957).

---

[4] Über Wirksamkeitsprüfungen und die Haltbarkeit vgl. Teil B, Abschn. 1 und 2, S. 78 und 95.

[4] Monaci, V, und F. Sella: III. Europ. Poliomyelitis-Symposion, Zürich 1955.
[5] Wolf, A. M., u. Mitarb.: J. Amer. med. Ass. **161**, 775 (1956).
[6] Gard, S.: Svenska Läk. Tidn. **53**, 121 (1956).
[7] Lépine, P.: Triangel (Sandoz) **7**, 125 (1957).
[8] Wesslén, T., u. Mitarb.: Arch. ges. Virusforsch. **7**, 125 (1957).
[9] Ørskov, F.: III. Europ. Poliomyelitis-Symposion, Zürich 1955.
[10] Defries, R. D.: Amer. J. publ. Hlth. **46**, H. 5 (1956).

4. Die Formaldehyd-Inaktivierung im Modell-Versuch und deren Beeinflussung durch physikalische und chemische Faktoren

Von K. Heicken

Einleitung

Die Auffassungen von Salk, Gard und Scheele über die Kinetik der Formaldehydinaktivierung des Poliomyelitisvirus

I. Modellversuche über die Kinetik der Formaldehydinaktivierung von Viren

    a) Der Verlauf der Formaldehydinaktivierung bei Coliphagen vom Typ T_1, T_3, T_7 und T_5

    b) Der Verlauf der Formaldehydinaktivierung bei Coliphagen vom Typ T_2, T_4 und T_6 sowie von Gemischen aus T_1- und T_3-Phagen

    c) Der Einfluß der Formaldehydkonzentration, der Temperatur und des pH-Wertes auf die Inaktivierung von Coliphagen

II. Der Einfluß von unspezifischen Begleitstoffen auf die Inaktivierung

    a) Der Einfluß von Mono-Aminosäuren

    b) Der Einfluß von Aminosäuren mit 2 funktionellen Gruppen

    c) Der Einfluß von Globulin

    d) Die Formaldehydbindung durch Parker-Medium 199

III. Modellversuche zur Frage der Reaktivierbarkeit formolisierter Viren

    a) Die Reaktivierung inaktivierter Phagen durch bifunktionelle Aminosäuren

    b) Die Abhängigkeit der Reaktivierung von Temperatur, vom pH-Wert und der Konzentration des Formaldehydakzeptors

IV. Modellversuche zur Frage der Reaktivierbarkeit von inaktivierten Viren in Impfstoffen beim Lagern

Zusammenfassung

Einleitung

Bei der Herstellung des Poliomyelitisimpfstoffes handelt es sich darum, das Virus mit einem Agens unschädlich zu machen, ohne dabei seine immunisierenden Eigenschaften zu beeinträchtigen. Nach dem derzeitigen Stand unserer Kenntnisse erfüllt das Formaldehydverfahren diese Forderungen. Sämtliche bisher in größerem Umfang praktisch angewandten Impfstoffe sind durch Behandlung des Virus mit Formaldehyd hergestellt worden.

Ein Hauptproblem der Impfstoffherstellung ist die Frage des Verlaufs der Inaktivierung. Die Kinetik der Inaktivierung der Poliomyelitisviren spielt deshalb eine bedeutsame Rolle, weil die komplette Inaktivierung, wie sie für einen Impfstoff gefordert werden muß, im Experiment nicht mit absoluter Sicherheit zu erweisen ist, da die Anzahl der zum Auslösen einer Infektion notwendigen Virusteilchen von Zelle zu Zelle, von Tierart zu Tierart sowie mit dem Stamm und seiner Vorgeschichte variieren kann. Verläuft die Inaktivierung linear, d. h. nach Art einer chemischen Reaktion erster Ordnung, dann ist es mit weit größerer Sicherheit möglich, eine Voraussage zu machen, zu welchem Zeitpunkt die Inaktivierung bis zur unterschwelligen Infektionsdosis fortgeschritten ist, als wenn diesem Vorgang eine höhere Reaktionsordnung zugrunde liegt.

Über die Kinetik der Inaktivierung des Poliomyelitisvirus unter der Einwirkung von Formaldehyd sind die Ansichten geteilt. Von SALK und Mitarb. [1] wird die Auffassung vertreten, daß die Inaktivierung nach Art einer pseudomonomolekularen Reaktion verläuft, die folgender Gleichung genügt:

$$\frac{dN}{dt} = k \cdot N_t$$

Nach dieser Gleichung ist die im Zeitintervall dt inaktivierte Anzahl Virusteilchen proportional der noch vorhandenen Anzahl infektiöser Teilchen. Für den logarithmischen Ablauf der Inaktivierung ist die lineare Beziehung charakteristisch, die zwischen der Inaktivierungsdauer und dem Logarithmus der noch vermehrungsfähigen Virusteilchen besteht, d. h. wenn in einem Koordinatensystem die Exponenten der Infektionstiter (ID_{50}) gegen die Zeit aufgetragen werden, muß, wie in Abb. 1 dargestellt, eine Gerade entstehen, deren Neigung ein Maß für die Geschwindigkeit des Inaktivierungsvorganges ist.

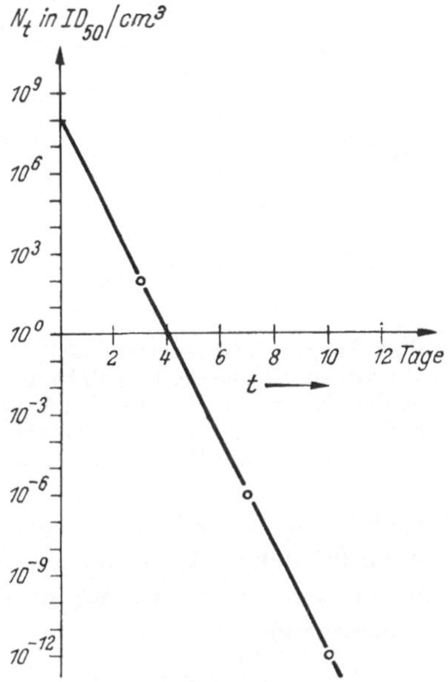

Zum Zeitpunkt, in dem die Kurve die Grundlinie schneidet, ist in der Volumeneinheit gerade noch eine Infektionseinheit enthalten. Durch Verlängerung der Kurve über die Grundlinie hinaus, kann durch Extrapolieren ermittelt werden, nach welchen Inaktivierungszeiten und in welchem Volumen sich gerade noch eine Infektionseinheit befindet.

Abb. 1. Verlauf des Inaktivierungsvorganges nach SALK

Dagegen nimmt GARD [2] an, daß die Inaktivierung wesentlich komplizierter verläuft und einem Vorgang entspricht, der durch folgende Beziehung charakterisiert werden kann:

$$\log y = a - c \cdot \log t$$

In dieser Gleichung bedeuten:

y = die noch vorhandene Aktivität in ID_{50}-Einheiten,
a und c sind Konstanten,
t = Inaktivierungszeit.

Die zu einem bestimmten Zeitpunkt noch vorhandene aktive Virusmenge ist demnach keine lineare Funktion der Zeit, wie von SALK postuliert wurde, sondern des Logarithmus der Zeit. Nach den Beobachtungen GARDS verläuft die Inaktivierung nicht mit konstanter Geschwindigkeit, sondern wird mit zunehmender Einwirkungszeit verzögert. Die Inaktivierungskurve weist eine Krümmung auf und nähert sich in der Endphase des Inaktivierungsvorganges asymptotisch der Grundlinie.

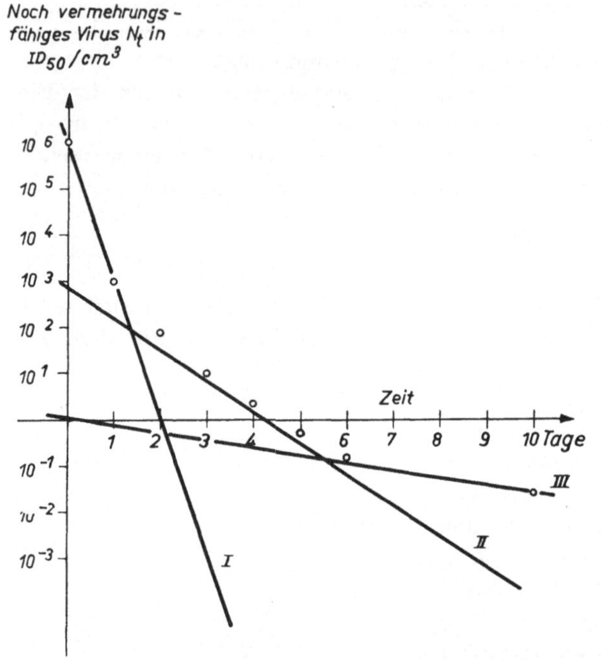

Der von GARD beobachtete Inaktivierungsverlauf ist in Abb. 2 im halblogarithmischen Koordinatensystem dargestellt. Zur Erklärung des nicht linearen Inaktivierungsverlaufes wird von SCHEELE [3] angenommen, daß eine Viruspopulation Teilchen unterschiedlicher Formaldehydresistenz enthält, so daß die beobachtete Inaktivierungskurve in Wirklichkeit die Resultante von drei verschieden schnell ablaufenden Inaktivierungsvorgängen darstellt (s. Abb. 2). Ferner wird die Ansicht vertreten, daß die Resistenzunterschiede einer sonst einheitlichen Virussuspension auch dadurch vorgetäuscht sein könnten, daß ein gewisser Bruchteil der vorhandenen Virusmenge von Zelltrümmern oder anderen unspezifischen Eiweißresten umhüllt ist, wodurch die Reaktion des Formaldehyds mit den Virusteilchen verzögert wird.

Abb. 2. Inaktivierungsverlauf nach SVEN GARD. Die gleiche Inaktivierungskurve ergibt sich bei einem Reaktionsablauf nach dem Eintreffergeschehen bei Annahme von 3 verschieden formalinempfindlichen Komponenten der Viruszubereitung (Kurven *I*, *II* und *III*)

I. Modellversuche über die Kinetik der Formaldehydinaktivierung von Viren

Als Beitrag zur Frage der Formaldehyd-Inaktivierung von Viren wurden im Robert Koch-Institut Versuche über die Kinetik des Inaktivierungsvorganges der verschiedenen Typen von Coliphagen angestellt. Ziel der Untersuchungen war, allgemeine Gesichtspunkte über den Inaktivierungsvorgang zu gewinnen sowie die Faktoren kennenzulernen, die möglicherweise auch von Einfluß auf den Inaktivierungsvorgang des Poliomyelitisvirus sein können. Das Studium der Kinetik des Inaktivierungsvorganges ließ ferner einen Einblick in die Natur der reaktionsfähigen Gruppen und damit auch in den chemischen Mechanismus der Formaldehydinaktivierung erwarten.

Zur Wahl der Phagen als Modell veranlaßte, daß die Versuche auf breiter Basis durchgeführt werden können, und der Inaktivierungsvorgang mit dem Plattenverfahren wesentlich exakter verfolgt werden kann, als dies bei Viren durch die relativ grobe Bestimmung des Infektionstiters möglich ist.

a) *Der Verlauf der Formaldehydinaktivierung bei Coliphagen vom Typ* T_1, T_3, T_5 *und* T_7

Der verschiedenartige chemische Aufbau der Coliphagen der T-Reihe, welcher in dem serologischen Verhalten der verschiedenen Phagentypen zum Ausdruck kommt, tritt auch bei der Formaldehydinaktivierung in Erscheinung. Phagen, die verwandte immunologische Eigenschaften besitzen, zeigen auch hinsichtlich der Kinetik der Formaldehydinaktivierung Gemeinsamkeiten, wie z. B. die Gruppe der geradzahligen Phagen T_2, T_4 und T_6, ferner die Gruppe der sphärischen Phagen T_3 und T_7. Die serologisch selbständigen Typen T_1 und T_5 lassen auch bei der Inaktivierung weder eine Beziehung unter sich noch zu anderen Phagentypen erkennen.

In Abb. 3 ist der Verlauf der Inaktivierung der ungeradzahligen Phagen T_1, T_3, T_5 und T_7 dargestellt, der unter Einwirkung von 0,06%igen Formaldehydlösungen bei pH 7 und 20° C beobachtet wurde.

Aus der Abbildung ist ersichtlich, daß bei der Inaktivierung der ungeradzahligen Phagen der T-Reihe die Tendenz vorherrscht, im Sinne einer monomolekularen Reaktion zu verlaufen, wie sie von SALK für den Inaktivierungsvorgang des Poliomyelitisvirus postuliert wurde.

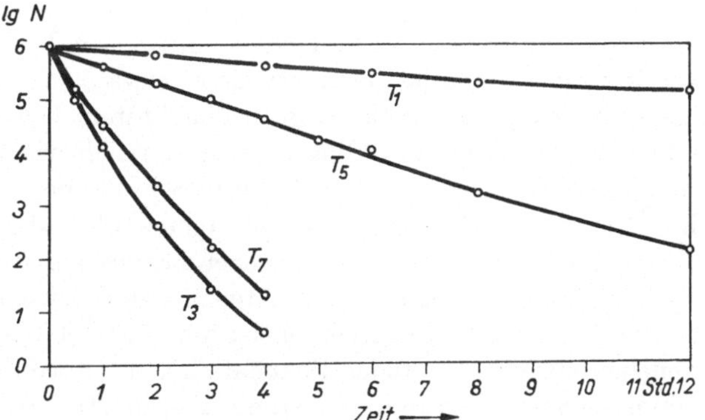

Abb. 3. Inaktivierungskurven von T_1-, T_3-, T_5- und T_7-Phagen unter der Einwirkung von 0,06% Formaldehyd bei p_H 7 und 20° C

Der logarithmische Verlauf der Inaktivierung sagt aus, daß die Vermehrungsfähigkeit der Phagen aufgehoben wird, wenn sie mit einem einzigen Formaldehydmolekül in Reaktion getreten sind. Die Abbildung 3 zeigt ferner, daß die verschiedenen Phagentypen mit verschiedener Geschwindigkeit inaktiviert werden. Innerhalb der Gruppe der ungeradzahligen Phagen werden die sphärischen Phagen T_3 und T_7 am schnellsten, die T_1-Phagen am langsamsten inaktiviert. Eine mittlere Inaktivierungsgeschwindigkeit wurde in den Versuchsreihen mit T_5-Phagen beobachtet. Die T_5-Phagen erwiesen sich gegenüber Formaldehyd etwa 4mal, die T_1-Phagen sogar 16mal resistenter als die T_3- und T_7-Phagen.

b) *Der Verlauf der Formaldehydinaktivierung bei Coliphagen vom Typ* T_2, T_4 *und* T_6 *sowie von Gemischen aus* T_1- *und* T_3-*Phagen*

Die Inaktivierung der geradzahligen Phagen nimmt einen grundsätzlich anderen Verlauf als die der ungeradzahligen Phagen. Die bei der Inaktivierung von T_2-, T_4- und T_6-Phagen gewonnenen Kurven sind in Abb. 4 dargestellt.

Die Kurven fallen zunächst steil ab, um dann von einem bestimmten Zeitpunkt an weitgehend linear zu verlaufen. Bei der Formaldehydinaktivierung der geradzahligen Phagen werden demnach ähnliche Inaktivierungskurven erhalten, wie sie von GARD und SCHEELE für das Poliomyelitisvirus diskutiert wurden.

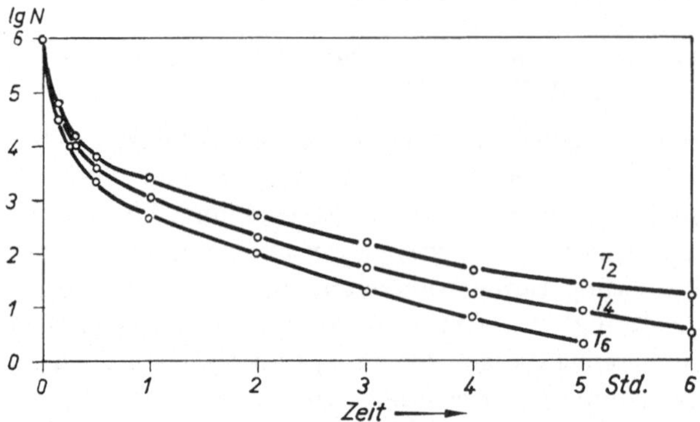

Abb. 4. Inaktivierungskurven von T_2-, T_4- und T_6-Phagen unter der Einwirkung von 0,06 % Formaldehyd bei p_H 7 und 20° C

Die Inaktivierungskurven der T_2-, T_4- und T_6-Phagen lassen sich so deuten, daß in den Populationen der geradzahligen Phagen mindestens 2 Typen enthalten sind, die hinsichtlich der Geschwindigkeit, mit der sie von Formaldehyd inaktiviert werden, markante Unterschiede aufweisen. Die Inaktivierung von T_2-Phagen verläuft am Anfang (steiler Kurvenast) etwa *30mal* schneller als in der Endphase (geradliniger Kurventeil). Die beobachteten Geschwindigkeitskonstanten der schnellen und langsamen Phase verhalten sich wie *0,39 : 0,013*. Durch Verlängerung des linearen Kurventeils bis zum Schnittpunkt mit der Ordinate, auf der die Exponenten der Phagentiter aufgetragen sind, läßt sich das Mengenverhältnis der beiden Phagenarten unterschiedlicher Formaldehydresistenz bestimmen. In einer T_2-Phagensuspension mit dem Titer 10^8 sind etwa 10^5 Teilchen mit deutlich erhöhter Formaldehydresistenz enthalten. Auf 1000 gegenüber Formaldehyd labile Teilchen entfällt 1 stabiles Phagenteilchen. Obwohl die stabilen Teilchen in der Minderheit sind, bestimmen sie die Dauer der Inaktivierung. Das oben angegebene Verhältnis von stabilen und labilen Phagen wurde in verschiedenen T_2-Phagenpopulationen beobachtet. Die Produktion von 2 Phagenarten unterschiedlicher Formaldehydresistenz in einem konstant bleibenden Verhältnis scheint eine Eigentümlichkeit der geradzahligen Phagen zu sein. Daß es sich nicht um eine Verunreinigung mit einem anderen Phagentyp handelt, konnte durch Züchtung einer Phagenpopulation, ausgehend von einem „Phagenloch" im Endstadium der Inaktivierung, erwiesen werden. — Die auf diesem Wege gewonnene Phagenpopulation war identisch mit der Standardsuspension. In Übereinstimmung mit diesem Befund stehen die Beobachtungen von BEARD [4] und PUTNAM [5], wonach bei der Ultrazentrifugation von T_2- und T_6-Phagen eine schnell und eine langsam sedimentierende Fraktion auftreten.

Die Auffassung, daß in den Populationen der geradzahligen Phagentypen mindestens 2 Arten deutlich verschiedener Formaldehydresistenz vorliegen, und demnach die beobachteten Inaktivierungskurven die Resultante zweier Inaktivierungsvorgänge darstellen, konnte durch Versuche mit Gemischen aus T_1- und T_3-Phagen gestützt werden. Für die Wahl der beiden Phagentypen war bestimmend, daß unter den Phagentypen mit linearem Inaktivierungsverlauf die T_3- und T_1-Phagen den größten Unterschied in der Formaldehydresistenz aufweisen. Die Geschwindigkeitskonstanten der beiden Phagen verhalten sich wie 20 : 1.

In Abb. 5 ist der Inaktivierungsverlauf von T_3- und T_1-Phagen sowie eines Gemisches aus T_3- und T_1-Phagen dargestellt, der bei pH 7 und 20° C unter der Einwirkung von 0,12%igen Formaldehydlösungen beobachtet wurde. Zur Herstellung der Phagengemische dienten T_3- und T_1-Phagensuspensionen, die im Verhältnis 100 : 1 gemischt wurden. Bei der Formaldehydinaktivierung von Gemischen aus zwei Phagenarten unterschiedlicher Inaktivierungsgeschwindigkeit werden ähnliche Kurven erhalten wie bei der Inaktivierung der T_2-, T_4- und T_6-Phagen. Daß die Kurve am Anfang der Inaktivierung nicht ganz so steil abfällt wie bei den ungeradzahligen Phagen, hat seinen Grund lediglich darin, daß die Inaktivierung der labilen Komponente dieser Phagentypen mit noch größerer Geschwindigkeit verläuft als die der T_3-Phagen.

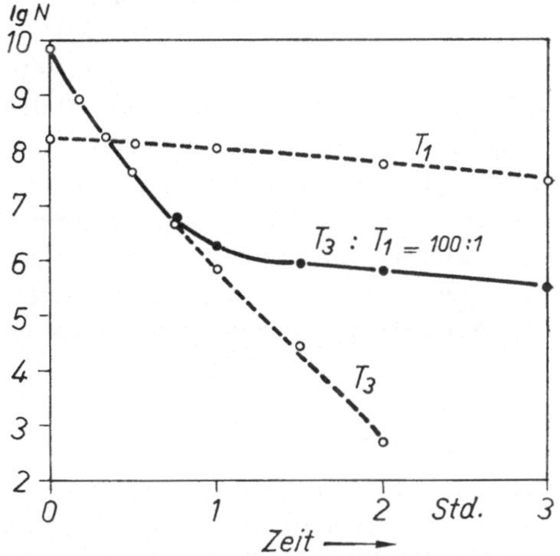

Abb. 5. Inaktivierungsverlauf von Mischungen aus T_3- und T_1-Phagen unter Einwirkung von 0,12 % Formaldehyd bei pH 7 und 20° C

Abweichungen vom linearen Verlauf der Inaktivierung, wenn auch nicht so ausgeprägt wie bei den T_2-, T_4- und T_6-Phagen, waren auch bei den ungeradzahligen Phagentypen in der Endphase der Inaktivierung zu beobachten. Insgesamt betrachtet, führten die Inaktivierungsversuche mit den verschiedenen Typen von Coliphagen zur Auffassung, daß *die Voraussetzung für den streng linearen Verlauf der Inaktivierung, nämlich die vollkommene Identität sämtlicher Individuen einer Phagenpopulation, nicht erfüllt ist* und auch in Anbetracht der spontanen Mutationsrate der Phagen von vornherein nicht erwartet werden konnte. Das Gesetz der Mannigfaltigkeit der Individuen einer Gattung, das im Makrokosmos herrscht, scheint auch im Mikrokosmos gültig zu sein.

Die in der Gruppe der Coliphagen beobachteten Unterschiede hinsichtlich des Verlaufes und vor allem der Geschwindigkeit des Inaktivierungsvorganges werfen die Frage auf, ob die serologisch unterscheidbaren und daher auch in ihrem chemischen Aufbau verschiedenen Virusstämme: Mahoney (Typ I), MEF 1 (Typ II) und Saukett (Typ III) sich bei der Inaktivierung so gleichartig verhalten, daß zu ihrer Inaktivierung ein Universalverfahren angewandt werden kann. Dagegen sprechen die Impfzwischenfälle in Amerika, die sämtlich durch den Typ I (Mahoney-Stamm) hervorgerufen wurden. LÉPINE [6] sieht die Ursache für das Auftreten der Poliomyelitisfälle in der Widerstandsfähigkeit des Mahoney-Stammes gegenüber der inaktivierenden Wirkung des Formaldehyds. Ferner wird im Bericht des US-Ministeriums für Gesundheit, Erziehung und öffentliche Wohlfahrt (Public Health Service vom 25. August 1955) über die in den „Cutter Laboratories" hergestellte Poliomyelitisvakzine freimütig zugegeben, daß die Impfzwischenfälle mit hoher Wahrscheinlichkeit „auf einer nicht ausreichenden Inaktivierung in Verbindung mit einem Versagen der Sicherheitsprüfungen zur Feststellung von infektionstüchtigem Virus beruhten".

c) Der Einfluß der Formaldehydkonzentration, der Temperatur und des pH-Wcrtes auf die Inaktivierung von Coliphagen

Bei der Impfstoffbereitung wird die Inaktivierung des Poliomyelitisvirus verschieden gehandhabt. Das Salksche Verfahren sieht 0,009%ige Formaldehydlösungen vor (1 Teil Formalin USP : 4000), die bei 36 bis 37° C und neutraler Reaktion auf das Virus einwirken sollen. GARD inaktiviert in Gegenwart von Glykokoll 0,02 m bei pH 7 mit 0,018%igen Formaldehydlösungen bei einer Temperatur von 25° C. Nach den Herstellungsregeln der Behringwerke werden Formaldehydverdünnungen 1 : 3000 bis 1 : 6000 bei einem pH-Wert der Ansätze von 6,8 bis 7,6 und bei Temperaturen zwischen 35 und 39° C verwandt. Es war daher wichtig, im Modellversuch mit T-Phagen zu prüfen, inwieweit die Konzentration des Formaldehyds, die Temperatur und der pH-Wert des Reaktionsmilieus den Inaktivierungsvorgang beeinflussen.

Der Einfluß der Formaldehydkonzentration

Hinsichtlich des Einflusses der Formaldehydkonzentration ergaben die Versuche, daß die Inaktivierungsgeschwindigkeit proportional der Konzentration zunimmt. Die Abhängigkeit der Inaktivierungsgeschwindigkeit von der angewandten Formaldehydkonzentration ist aus der Tabelle 1 ersichtlich. Bei einer Verdoppelung der Formaldehydkonzentration ist mit einer Erhöhung der Inaktivierungsgeschwindigkeit um das 2,5- bis 3fache zu rechnen.

Der Einfluß der Temperatur

Die Temperaturabhängigkeit der Formaldehydwirkung gegenüber Coliphagen wurde im Temperaturintervall von 10 bis 40° bestimmt. Aus den Mittelwerten der bei 10, 20, 30 und 40° gemessenen Geschwindigkeitskonstanten errechnete sich der Temperaturkoeffizient des Inaktivierungsvorganges zu $Q_{10°} = 2{,}5$ bis 3, d. h. bei Steigerung der Temperatur um 10° wird die Inaktivierungsgeschwindigkeit etwa verdreifacht. Die Aktivierungsenergie des Inaktivierungsvorganges wurde zu 19400 cal/mol berechnet. Da sich dieser Wert als unabhängig vom Phagentyp erwies, kann gefolgert werden, daß dem Inaktivierungsvorgang bei den verschiedenen Phagentypen ein *gleichartiger* chemischer Reaktionsmechanismus zugrunde liegen muß (Tab. 1).

Die gesetzmäßige Beziehung des Inaktivierungsvorganges zur Temperatur und Formaldehydkonzentration geht aus der Tabelle 1 insofern hervor, als bei jedem Phagentyp der Wert für die Geschwindigkeitskonstante bei einer bestimmten Konzentration und Temperatur jeweils weitgehend dem Wert entspricht, der bei Anwendung der doppelten Formaldehydkonzentration und einer um 10° niedrigeren Temperatur beobachtet wurde.

Der Einfluß des pH-Wertes auf den Inaktivierungsvorgang

Mit jeder Änderung des pH-Wertes ist eine Änderung der Dissoziationsstärke von sauren und basischen Gruppen im Protein und damit auch seines Ladungszustandes verbunden. Da Formaldehyd mit reaktionsfähigen Gruppen im Phagenprotein nur dann zu reagieren vermag, wenn sie im nicht dissoziierten Zustand vorliegen, wird die Inaktivierungsgeschwindigkeit in dem Maße beschleunigt, wie diese Gruppen durch pH-Änderung in den nicht dissoziierten Zustand überführt werden.

Tabelle 1. *Einfluß der Temperatur und Formaldehydkonzentration auf die Geschwindigkeit der Inaktivierung*

Phagentyp	% Formaldehyd	10°	20°	30°	40°
T_1	0,06	0,0010	0,0029	0,0086	0,027
	0,12	0,0028	0,0092	0,028	0,071
	0,24	0,0080	0,027	0,067	0,182
	0,48	0,023	0,068	0,170	0,46
T_5	0,06	0,0044	0,014	0,040	0,090
	0,12	0,012	0,041	0,095	0,259
	0,24	0,032	0,097	0,274	0,620
T_3	0,03	0,011	0,028	0,066	0,156
	0,06	0,026	0,063	0,161	0,48
	0,12	0,062	0,14	0,45	1,30
T_7	0,03	0,0068	0,019	0,057	0,166
	0,06	0,018	0,049	0,140	0,380
	0,12	0,043	0,136	0,390	0,96

Die im pH-Bereich 5 bis 10 beobachteten Geschwindigkeitskonstanten der Inaktivierung von T_1-, T_5-, T_3- und T_7-Phagen sind in der Tabelle 2 zusammengestellt. Die Tabelle 2 zeigt, daß die Inaktivierungsgeschwindigkeit im pH-Bereich 5 bis 7 praktisch konstant bleibt, d. h. daß die mit Formaldehyd reagierende Gruppe im pH-Intervall 5 bis 7 im nicht dissoziierten Zustand vorliegt. Aus der Konstanz

Tabelle 2. *pH-Abhängigkeit der Geschwindigkeitskonstanten der Inaktivierung*

Phagentyp	% Form- aldehyd	pH 5	pH 6	pH 7	pH 8	pH 9	pH 10
T_1	0,06	0,0040	0,0031	0,0029	0,0050	0,024	0,15
	0,12	0,0087	0,0083	0,0081	0,015	0,069	0,36
T_5	0,06	instabil	0,012	0,013	0,024	0,115	0,58
	0,12	instabil	0,031	0,038	0,067	0,223	1,10
T_3	0,06	0,061	0,065	0,065	0,091	0,186	0,48
	0,12	0,103	0,122	0,14	0,157	0,250	0,73
T_7	0,06	0,039	0,041	0,049	0,076	0,190	0,53
	0,12	0,094	0,120	0,140	0,212	0,32	1,08

der Werte kann geschlossen werden, daß saure Gruppen mit pH-Werten unter 9 und basische Gruppen mit pH-Werten größer als 4 nicht als Reaktionszentren für den Angriff des Formaldehyds in Betracht kommen können. Die Erhöhung des pH-Wertes auf 8 und höhere Werte bewirkt bei sämtlichen Phagentypen eine mit dem pH-Wert zunehmende Beschleunigung des Inaktivierungsvorganges. Im Vergleich zu den bei pH 7 gemessenen Werten wird bei pH 8 die Inaktivierungsgeschwindigkeit unabhängig vom Phagentyp um etwa das 1½- bis 2fache gesteigert. Bei pH 9 und pH 10 wird dagegen die Inaktivierung der Coliphagen in verschieden starkem Ausmaß beschleunigt, was auf einen differenzierten chemischen Aufbau der verschiedenen Phagentypen schließen läßt. So verläuft die Inaktivierung der T_3-Phagen bei pH 10 rund 7mal, die der serologisch verwandten T_7-Phagen 9mal schneller als bei pH 7. Am stärksten wird die Inaktivierungsgeschwindigkeit der T_1- und T_5-Phagen bei höheren pH-Werten beeinflußt. Die Inaktivierung der T_1-Phagen erfolgt bei pH 10 etwa 50mal, die der T_5-Phagen etwa 40mal schneller als bei pH 7. Nach dem Ergebnis dieser Versuche gehen ab pH 8 eine oder mehrere neue Gruppen in den reaktionsfähigen, d. h. ungeladenen Zustand über, die physikalisch-chemisch durch den pH-Wert, der etwa 9 betragen muß, charakterisiert werden können. Die Zuordnung der pH-Werte zu bestimmten chemischen Gruppen wird dann möglich sein, wenn die vollständige Bausteinanalyse der einzelnen Phagentypen vorliegt.

II. Der Einfluß von unspezifischen Begleitstoffen auf die Inaktivierung

Bei der Impfstoffbereitung wird die Inaktivierung des Poliomyelitisvirus in einem komplex zusammengesetzten Medium durchgeführt. Neben dem Virus sind in den Ansätzen noch unspezifische Begleitstoffe, vor allem Aminosäuren und Proteine, aus den Gewebekulturen enthalten, die in gleicher Weise wie das Virus mit Formaldehyd reagieren können. Die Bedeutung der Aminosäuren und Proteine für den Ablauf der Inaktivierung ist bisher experimentell noch nicht ausreichend untersucht. Dieser Umstand veranlaßte, im Modellversuch zu prüfen, ob und inwieweit das Wechselspiel der Affinität des Formaldehyds zu Virus, Protein und Aminosäuren die Inaktivierung zu beeinflussen vermag. Über die Reaktion des Formaldehyds mit Proteinen besitzen wir nur Teilkenntnisse. Eine erschöpfende Einsicht in diesen Vorgang muß uns verwehrt bleiben, solange die Konstitution der Proteine nicht aufgeklärt ist. Als gesichert kann jedoch gelten, daß als Reaktionsorte für den Angriff des Formaldehyds in erster Linie die Stellen im Proteinmolekül zu betrachten sind, die mit einer Amino-, Sulfhydryl- und Guanidingruppe besetzt sind. Experimentell begründetere Vorstellungen besitzen wir dagegen über den Mechanismus der Reaktionen, die Formaldehyd mit den Bausteinen der Proteine, den Aminosäuren, eingehen kann. Eine Übersicht über die mannigfaltigen Reaktionsmöglichkeiten des Formaldehyds mit Aminosäuren und Proteinen findet sich bei FRENCH und EDSALL [7]. Mit physikalisch-chemischen Untersuchungsmethoden konnte es wahrscheinlich gemacht werden, daß die Aminogruppe der Monoaminosäuren mit 1 oder 2 Molekülen Formaldehyd unter Bildung der Mono- bzw. Dimethylol-Stickstoffderivate nach folgendem Schema reagiert:

$$
\begin{array}{ccc}
\underset{\displaystyle \overset{|}{NH_2}}{H_2C-COO'} + HO-CH_2-OH & \rightleftharpoons & \underset{\displaystyle \overset{|}{\underset{H\quad CH_2OH}{N}}}{H_2C-COO'} \quad + H_2O
\end{array}
$$

$$
\begin{array}{ccc}
\underset{\displaystyle \overset{|}{\underset{H\quad CH_2OH}{N}}}{H_2C-COO'} + HO-CH_2-OH & \rightleftharpoons & \underset{\displaystyle \overset{|}{\underset{HOCH_2\quad CH_2OH}{N}}}{H_2C-COO'} \quad + H_2O
\end{array}
$$

Die beiden Reaktionen sind reversibel. Das Gleichgewicht liegt auf seiten der Synthese. Die OH-Gruppen in den Mono- bzw. Dimethylol-Stickstoffverbindungen der Aminosäuren sind reaktionsfähig. Sie vermögen mit beweglichem Wasserstoff intra- und intermolekulare Reaktionen einzugehen.

Wesentlich komplizierter reagiert Formaldehyd mit Aminosäuren, die zwei reaktionsfähige Gruppen in ihrem Molekül enthalten. Je nach der sterischen Lage der beiden funktionellen Gruppen kann die Reaktion wie bei den Monoaminosäuren auf der Methylol-Stufe stehenbleiben oder, sofern ihre räumliche Lage einen Ringschluß zuläßt, zur Methylenbrückenbildung führen. So verläuft die Reaktion des Formaldehyds mit Cystein, das eine reaktionsfähige Amino- und Sulfhydrylgruppe enthält, unter Methylenbrückenbildung nach folgendem Schema:

$$\begin{array}{ccc}
\text{H}_2\text{C--SH} & \text{H}_2\text{C--S--CH}_2\text{OH} & \text{H}_2\text{C--S} \\
| & | & | \quad\quad\searrow \\
\text{HC--NH}_2 + \text{HO--CH}_2\text{--OH} \rightleftharpoons & \text{HC--NH}_2 & \rightleftharpoons \quad \text{HC--NH} \quad\quad \text{CH}_2 + \text{H}_2\text{O} \\
| & | \quad\quad + \text{H}_2\text{O} & | \\
\text{COO}' & \text{COO}' & \text{COO}'
\end{array}$$

Die Reaktion setzt an der Sulfhydrylgruppe ein, die in eine Sulfmethylolverbindung umgewandelt wird. Der nächste Schritt, der zur Methylenbrückenbildung führt, erfolgt durch Kondensation der OH-Gruppe der Sulfmethylol-Verbindung mit einem H-Atom der Aminogruppe. Unter Ausbildung einer Methylenbrücke reagiert Formaldehyd ferner mit Arginin, Asparagin, Tryptophan, Histidin und Glutathion.

a) *Der Einfluß von Mono-Aminosäuren*

Zur Ermittlung des Einflusses, den Aminosäuren auf die Inaktivierung ausüben, wurde die Inaktivierungsgeschwindigkeit von T_3-Phagen in Gemischen aus Formaldehyd und Aminosäuren in frisch bereitetem Zustand sowie nach mehrtägigem Stehen im Vergleich mit reinen Formaldehydlösungen gleichen Formaldehydgehaltes bestimmt. Die Versuche hatten zum Ergebnis, daß die Inaktivierung in Gegenwart von Mono-Aminosäuren nicht beeinträchtigt wird. Daraus läßt sich herleiten, daß den Stickstoff-Methylol-Verbindungen der Aminosäuren, wie in Abb. 6 am Beispiel von Formaldehyd-Glykokoll-Gemischen gezeigt wird, dieselbe inaktivierende Wirkung wie dem freien Formaldehyd zukommt.

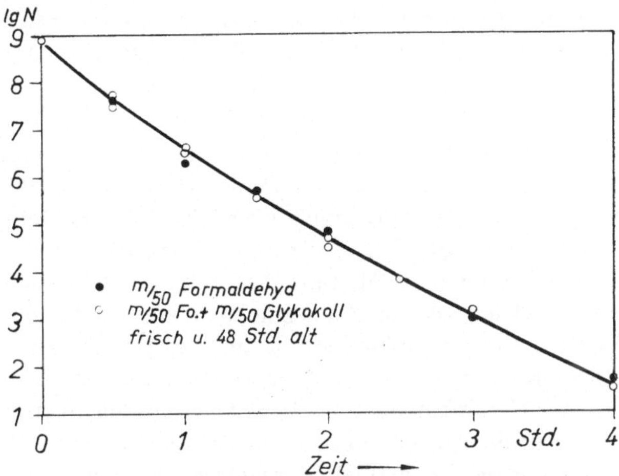

Abb. 6. Inaktivierung von T_3-Phagen unter der Einwirkung von Formaldehyd-Glykokoll-Gemischen mit einer wässerigen Formaldehydlösung

Für die Praxis der Impfstoffherstellung geht aus diesen Experimenten hervor, daß die Formaldehydwirkung in den Ansätzen nach Abschluß der Inaktivierung

durch einen Zusatz von Glykokoll nicht aufgehoben werden und die Ansicht von
GARD und Mitarb., wonach in Gegenwart von Glykokoll die Konzentration des
reaktionsfähigen Formaldehyds stabilisiert wird, nicht zutreffen kann.

b) Der Einfluß von Aminosäuren mit 2 funktionellen Gruppen

Einen tiefgreifenden Einfluß auf den Inaktivierungsvorgang können dagegen
Aminosäuren mit 2 reaktionsfähigen Gruppen ausüben. In Gegenwart von bifunktionellen Aminosäuren, die zur Methylen-Brückenbildung befähigt sind, wird
die Inaktivierung nach Maßgabe der Geschwindigkeit aufgehoben, mit der unter
der Einwirkung des Formaldehyds der Ringschluß erfolgt. Cystein und Histidin,
die praktisch momentan mit Formaldehyd unter Ringbildung reagieren, neutralisieren die inaktivierende Wirkung des Formaldehyds augenblicklich, während in
Anwesenheit von Arginin, Asparagin und Tryptophan, bei denen der Ringschluß
erst im Verlauf von 48 bis 72 Stunden vollständig wird, die inaktivierende Wirkung
nur allmählich abklingt. Bifunktionelle Aminosäuren, deren reaktionsfähige
Gruppen im Molekül weit auseinanderliegen, wie dies z. B. beim Lysin der Fall ist,
beeinflussen dagegen die Inaktivierung nicht.

c) Der Einfluß von Globulin

Zur Klärung der Frage, ob und inwieweit unspezifische Eiweißstoffe Formaldehyd binden können, wurde die inaktivierende Wirkung von Formaldehydlösungen mit einem Zusatz von 0,1, 0,01, 0,001 und 0,0001% Globulin in frisch
bereitetem Zustand und nach 10tägigem Stehen der Gemische bei 37° im Vergleich
mit einer rein wäßrigen Formaldehydlösung gegenüber T_3-Phagen bestimmt. Die
Versuche ergaben, daß selbst in Gegenwart von 0,1% Globulin die inaktivierende
Wirkung des Formaldehyds nicht beeinträchtigt wurde. Die in den einzelnen
Versuchsreihen beobachteten Unterschiede der Inaktivierungsgeschwindigkeit
lagen innerhalb der Fehlerbreite der Methodik. Ein nennenswerter Formaldehydverlust durch die Bindung an Globulin kann demnach nicht eingetreten sein.

d) Die Formaldehydbindung durch Parker-Medium 199

Mit Formaldehyd versetztes Parker-Medium ohne und mit Zusatz von Antibiotika (Streptomycin und Penicillin) inaktivierte T_3-Phagen nach 8tägigem
Stehen bei 37° ebenso schnell wie wäßrige Formaldehydlösungen mit äquivalentem
Gehalt an Formaldehyd. Eine ins Gewicht fallende Formaldehydzehrung kann
demnach im Parker-Medium 199 nicht erfolgt sein.

In welchem Ausmaß das zur Züchtung des Poliomyelitisvirus benutzte Parker-
Medium 199 Formaldehyd maximal zu binden vermag, kann überschlägig durch
folgende Überlegung ermittelt werden: Im Parker-Medium sind 22 Aminosäuren
in einer Gesamtmenge von 1,1 g/l vorhanden. Auf das Molekulargewicht der einzelnen Aminosäuren bezogen, enthält das Medium 7,95 mMol, die mit der äquiva-
lenten Menge Formaldehyd reagieren können. Da die Inaktivierung des Poliomyelitisvirus mit 0,009%igen = 3 mMol Formaldehyd enthaltenden Lösungen
vorgenommen wird, dürfte theoretisch in den Ansätzen kein Formaldehyd mehr
für die Inaktivierung zur Verfügung stehen. Die Erklärung, daß die Formaldehydwirkung in Parker-Medium kaum beeinträchtigt wird, geben die vorstehend beschriebenen Versuche über den Einfluß von Aminosäuren auf die inaktivierende

Wirkung des Formaldehyds. Bei dem überwiegenden Anteil der in Parker-Medium enthaltenen Aminosäuren, nämlich 7,42 mMol von insgesamt 7,95 mMol, bleibt die Reaktion mit Formaldehyd auf der Methylol-Stufe stehen, die, wie die Inaktivierungsversuche mit Formaldehyd-Aminosäuregemischen erwiesen, dieselbe inaktivierende Wirkung wie freies Formaldehyd entfaltet. Dagegen vermögen die im Parker-Medium vorhandenen bifunktionellen Aminosäuren: Arginin, Histidin, Tryptophan und Cystein, die, wie bereits erwähnt, mit Formaldehyd unter Methylenbrückenbildung reagieren, eine äquivalente Menge Formaldehyd im Verlauf der Inaktivierung unwirksam zu machen. An Aminosäuren, die mit Formaldehyd unter Methylenbrückenbildung reagieren, sind im Parker-Medium 199 folgende Anteile enthalten:

$$
\begin{array}{llll}
\text{1-Arginin} \cdot \text{HCl} & = 70 \text{ mg/l} & = 0{,}330 \text{ mMol} \\
\text{1-Histidin} \cdot \text{HCl} & = 20 \text{ mg/l} & = 0{,}104 \text{ mMol} \\
\text{dl-Tryptophan} & = 20 \text{ mg/l} & = 0{,}098 \text{ mMol} \\
\text{Cystein} & = 0{,}2 \text{ mg/l} & = 0{,}001 \text{ mMol} \\
\hline
\text{insgesamt} & & 0{,}533 \text{ mMol}
\end{array}
$$

Vom leeren Parker-Medium können demnach 0,533 mMol Formaldehyd gebunden werden. Von den eingesetzten 3 mMol stehen demnach noch 3,0 minus 0,533 mMol = 2,47 mMol = 82% teils als freier, teils als gebundener Formaldehyd (in Form der Stickstoffmethylolverbindungen) für die Inaktivierung zur Verfügung. Da anzunehmen ist, daß im Parker-Medium während der Viruszüchtung eine Verarmung an Aminosäuren eintritt, dürfte in Wirklichkeit der Formaldehydverlust noch geringer sein.

III. Modellversuche zur Frage der Reaktivierbarkeit formolisierter Viren

Die Reaktivierbarkeit formolisierter Viren haben Ross und Stanley [8] am Tabakmosaikvirus erwiesen. Ferner berichteten Schultz und Gebhardt [9] über die gelungene Reaktivierung von Staphylokokkenphagen. In beiden Fällen gelang die Reaktivierung durch Dialyse oder durch Verdünnen der komplett inaktivierten Viren bzw. Phagen mit Wasser.

Die Umkehrbarkeit der Reaktion, die zur Formaldehydbindung an Proteine führt, ließ es theoretisch als möglich erscheinen, inaktivierte Viren auch auf chemischem Wege unter Verwendung eines Formaldehydakzeptors zu reaktivieren. Inwieweit diese Arbeitshypothese zutraf, wurde am Modell der T_3-Phagen zu klären versucht.

a) Die Reaktivierung inaktivierter Phagen durch bifunktionelle Aminosäuren

Um als Akzeptor für den von inaktivierten Phagen abdissoziierten Formaldehyd geeignet zu sein, muß ein Stoff imstande sein, Formaldehyd irreversibel oder reversibel zu binden. Im letzteren Fall muß die Dissoziationskonstante der Formaldehyd-Akzeptor-Verbindung wesentlich kleiner sein als die des Phagen-Formaldehyd-Komplexes.

Der Umstand, daß die Inaktivierung des Poliomyelitisvirus in einem aminosäure- und eiweißhaltigen Medium vorgenommen wird, veranlaßte, zunächst eine Reihe von Aminosäuren und Peptiden sowie auch die aktiven Seren von Mensch und Pferd auf ihr Reaktivierungsvermögen zu prüfen.

Die Versuche hatten zum Ergebnis, daß in Gegenwart von Asparagin, Tryptophan, Histidin, Cystein und Glutathion komplett inaktivierte Phagen reaktiviert werden können. Der Verlauf der Reaktivierung unter der Einwirkung von $^1/_{50}$-molaren Asparagin-, Tryptophan- und Histidin-Lösungen ist in Abb. 7 wiedergegeben. Unter der Einwirkung dieser Aminosäuren steigt der Phagentiter nach 1 bis 2 Tagen steil an, um dann in den folgenden Tagen einem für die betreffende Aminosäure charakteristischen Endwert zuzustreben. In den Versuchsreihen mit Cystein und Glutathion als Reaktivierungsmittel wurde beobachtet, daß der Phagentiter nach einigen Tagen

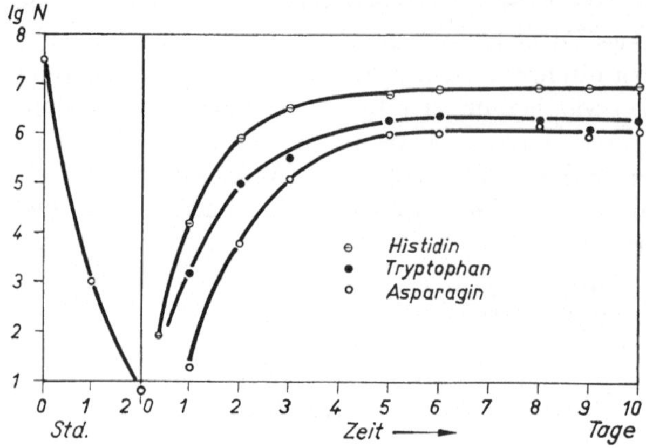

Abb. 7. Verlauf der Reaktivierung unter dem Einfluß von 1/50-molaren Asparagin-, Tryptophan- und Histidin-Lösungen

abfällt. Nach den gemachten Beobachtungen tritt dieser Effekt immer zum Zeitpunkt ein, zu dem die anfangs farblosen Cystein- bzw. Glutathion-Lösungen beginnen, sich schwach gelb zu färben.

Nach dem Ergebnis dieser Versuche reaktivieren Cystein und Glutathion am schnellsten. Eine mittlere Reaktivierungsgeschwindigkeit entfaltet Tryptophan, am langsamsten reaktiviert Asparagin. Die Geschwindigkeit der Reaktivierung verläuft demnach symbat mit der Geschwindigkeit, mit welcher Formaldehyd durch diese Aminosäuren unter Methylenbrückenbildung gebunden wird.

In struktureller Hinsicht ist den reaktivierend wirkenden Aminosäuren sowie dem Peptid Glutathion gemeinsam, daß sie in ihrem Molekül 2 funktionelle Gruppen enthalten, die räumlich so angeordnet sind, daß sie mit Formaldehyd unter Bildung 5- bzw. 6 gliedriger Ringsysteme reagieren können.

b) Die Abhängigkeit der Reaktivierung von Temperatur, vom pH-Wert und der Konzentration des Formaldehydakzeptors

In weiteren Versuchen wurde der Einfluß der Temperatur, des pH-Wertes und der Konzentration des Formaldehydakzeptors auf die Reaktivierung untersucht. Hinsichtlich des *Einflusses der Temperatur* ergaben die Versuche, daß die Reaktivierung mit steigender Temperatur beschleunigt wird. Bei 20° C setzt sie nach einer Latenzphase von 4 Tagen ein, um dann mit zunehmender Temperatur (30 und 37°) immer schneller zu werden.

Die *pH-Abhängigkeit* des Reaktivierungsvorganges wurde im pH-Bereich 5 bis 9 mit $^1/_{20}$ m-Asparaginlösungen als Formaldehydakzeptor geprüft. Bei pH 5 fand keine Reaktivierung statt. Bei pH 6 stieg der Phagentiter zunächst an, um dann im Verlauf von 11 Tagen wieder auf den Titer 10^1 herabzusinken. Im pH-Bereich 6,5 bis 8 nimmt die Reaktivierung mit steigendem pH-Wert zu. Unter dem Einfluß der schwach alkalischen Reaktion bei pH 9 sinkt der Titer ab. Die optimalen Bedingungen für die Reaktivierung liegen bei pH 8 vor.

Die *Konzentrationserhöhung* des Formaldehydakzeptors bewirkt eine Beschleunigung des Reaktivierungsvorganges, wenn der Akzeptor, wie dies z. B. beim Asparagin der Fall ist, reversibel mit Formaldehyd reagiert. Auf die Geschwindigkeit der reaktivierenden Wirkung des Histidins, das Formaldehyd irreversibel bindet, übte dagegen die Konzentration keinen Einfluß aus.

Die Reaktivierbarkeit unter der Einwirkung der genannten Aminosäuren ist sämtlichen mit Formaldehyd inaktivierten Coliphagen der T-Reihe gemeinsam. Zwischen den einzelnen Typen bestehen jedoch Unterschiede hinsichtlich der Geschwindigkeit der Reaktivierung sowie auch hinsichtlich des Anteils der irreversibel inaktivierten Phagen. Als Regel hat sich herausgeschält, daß mit Formaldehyd inaktivierte Phagen um so schneller reaktiviert werden, mit je größerer Geschwindigkeit der betreffende Phagentyp inaktiviert wird.

In der komplett inaktivierten Phagensuspension haben wir uns Phagenteilchen vorzustellen, deren reaktionsfähige Zentren in ganz verschieden starkem Ausmaß mit Formaldehyd in Reaktion getreten sind. Im Verlauf der Reaktivierung müssen die Formaldehydbindungen der Reihe nach aufgehoben werden, bis schließlich nach Lösung auch der letzten Bindung die Vermehrungsfähigkeit des Phagenteilchens wiederhergestellt ist. Diese Vorstellung schließt u. a. ein, daß die zuletzt inaktivierten Phagen zuerst reaktiviert werden. In Übereinstimmung mit dem skizzierten Mechanismus der Reaktivierung steht, daß der Reaktivierung eine Latenzphase vorausgehen kann, deren Dauer von der Intensität der Inaktivierung und von der Temperatur abhängt, bei der die Reaktivierung vorgenommen wird.

Mit zunehmender Intensität wird ferner eine zunehmende Anzahl Phagen irreversibel inaktiviert. Aus diesem Grunde kann die reversible Inaktivierung nur bis zu einem bestimmten Zeitpunkt ausgedehnt werden. Nach dem Stand unserer Untersuchungen wird dieser kritische Punkt bei T_3-Phagen unter der Einwirkung von 0,06%igen Formaldehydlösungen nach einer Inaktivierungsdauer von 12 Tagen bei Zimmertemperatur erreicht.

Die Reaktivierung inaktivierter Phagen durch Sulfite

Von den anorganischen Stoffen wurden auch die Formaldehydreagenzien Natriumsulfit und Natriumbisulfit auf ihr Reaktivierungsvermögen geprüft. Unter ihrer Einwirkung steigt der Phagentiter sehr schnell an, um dann nach etwa 3 Tagen fast unvermittelt abzureißen. Die Zerstörung der reaktivierten Phagen setzte zu dem Zeitpunkt ein, zu dem das Reduktionsvermögen der Sulfitlösungen durch die Oxydation mit Luftsauerstoff erschöpft war.

Aus diesem Experiment geht hervor, daß die Neutralisation des Formaldehyds mit Natriumsulfit oder Natriumbisulfit am Ende der Inaktivierung nicht ganz unbedenklich ist. Unter der Voraussetzung, daß auch die Formaldehydbindung an das Poliomyelitisvirus reversibel ist, besteht die Gefahr einer Reaktivierung des Virus, sofern Sulfit im Überschuß zur Neutralisation angewandt wird.

Die Reaktivierung inaktivierter Phagen durch Seren

Um einen Anhalt zu gewinnen, ob Impfstoffe, die mit Formaldehyd inaktivierte Viren enthalten, nach ihrer Verimpfung im Gewebe reaktiviert werden

können, wurden die aktiven Seren von Menschen- und Pferdeblut auf ihre re-
aktivierende Wirkung geprüft. Wie aus der Abb. 8 hervorgeht, waren beide Seren

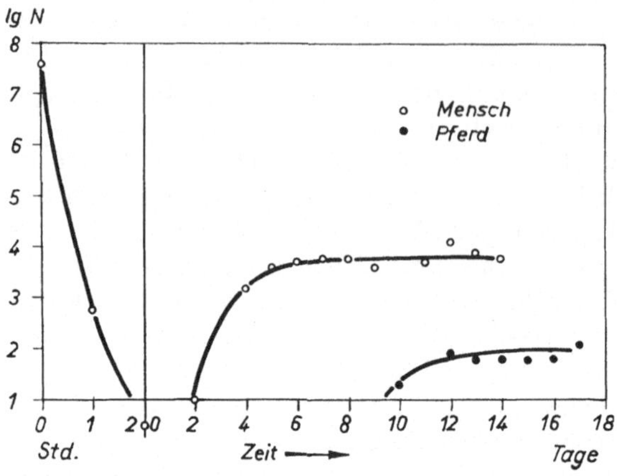

Abb. 8. Reaktivierung unter dem Einfluß von Seren

imstande, inaktivierte Phagen
zu reaktivieren. Die Reaktivierung unter dem Einfluß von
humanen Seren setzte nach
einer Latenzzeit von 2 Tagen,
vom Pferdeserum nach 7 Tagen
ein.

Nach dem Ergebnis dieser
Versuche ist es theoretisch
denkbar, daß formolisierte
Viren auch im Organismus reaktiviert werden und in diesem Zustand ihre antigene
Wirksamkeit entfalten. Durch
die Formaldehydbehandlung
würde demnach lediglich er-
reicht werden, daß im Organismus ein unschädliches Virusdepot gesetzt werden
kann, aus dem die reaktivierten Virusteilchen in unterschwelligen Infektionsdosen
abgegeben werden.

IV. Modellversuche zur Frage der Reaktivierbarkeit von inaktivierten Viren in Impfstoffen beim Lagern

Im Modellversuch konnte ferner nachgewiesen werden, daß es im Prinzip
möglich ist, Viren zu inaktivieren und in demselben Medium in einer späteren
Phase zu reaktivieren. Voraussetzung dazu ist lediglich die Anwesenheit eines
Formaldehydakzeptors, der
Formaldehyd mit gerin-
gerer Geschwindigkeit bindet als das Virusprotein.
Ein Modell für ein solches
System stellt das Gemisch
Formaldehyd-Asparagin
dar. Der Inaktivierungs-
und Reaktivierungsverlauf
von T_3-Phagen in Gegenwart von Asparagin ist in
Abb. 9 dargestellt.

Unter der Einwirkung
einer Lösung, die $^1/_{100}$
m-Formaldehyd und $^1/_{25}$
m-Asparagin enthält, wer-
den die Phagen binnen 4

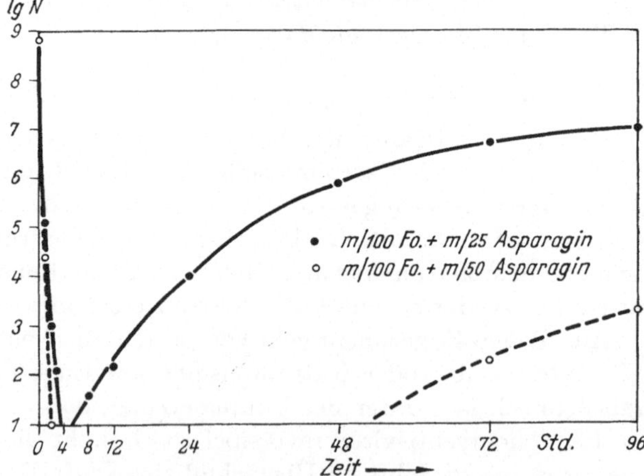

Abb. 9. Verlauf der Inaktivierung und Reaktivierung unter
der Einwirkung von Formaldehyd-Asparagin-Gemischen

Stunden komplett inaktiviert. Unter diesen Versuchsbedingungen setzte die Reaktivierung in dem Gemisch nach einer Latenzphase von 2 Stunden ein. Nach 24

Stunden wurde ein Phagen-Titer von 10^4 erreicht, der im Verlauf von 4 Tagen auf 10^7 anstieg.

In der Versuchsreihe, die mit dem Gemisch $^1/_{100}$ m-Formaldehyd und $^1/_{50}$ m-Asparagin angestellt wurde, gelang es, die Phagen binnen 2 Stunden zu inaktivieren. Die Reaktivierung setzte nach einer Latenzphase von 2 Tagen ein. Nach 3 Tagen wurde ein Phagentiter von $10^{3,5}$, nach 10 Tagen von $10^{4,5}$ festgestellt. Die Dauer der Latenzphase erwies sich als eine Funktion des Mischungsverhältnisses Formaldehyd : Formaldehydakzeptor. Die Reaktivierung setzt um so später ein, in je geringerer Konzentration der Formaldehydakzeptor in diesem System vorhanden ist. Der Mechanismus dieses Vorganges besteht darin, daß die Phagen unter der Einwirkung der primär gebildeten und noch inaktivierend wirkenden Methylol-Verbindungen des Asparagins zunächst inaktiviert werden. In einer späteren Phase werden die inaktivierten Phagen, nachdem die Methylol-Verbindung durch den Ringschluß verbraucht ist, durch das im Überschuß vorhandene Asparagin reaktiviert.

Dieses Experiment kann möglicherweise zur Erklärung einer Beobachtung herangezogen werden, die in den Cutter-Laboratorien in Amerika gemacht wurde, über die BONIN [10] berichtete. Danach wurden von einer Standardverdünnung einer teilinaktivierten Poliomyelitisvirussuspension mit dem Titer 10^{-3} nach der ersten Woche 13 von 100 Röhrchen, nach 20 Wochen mehr als 60 von 100 Röhrchen positiv. Dieser Befund erweist, daß die Formaldehydbindung an das Poliomyelitisvirus reversibel ist. Unter dieser Voraussetzung liegt es durchaus im Bereich der Möglichkeit, daß der vom Virus-Formaldehyd-Komplex abdissoziierende Formaldehyd von unspezifischen Begleitstoffen abgefangen wird, und eine Reaktivierung nach Maßgabe der Geschwindigkeit erfolgt, mit welcher der Akzeptor dem Gleichgewichtssystem Formaldehyd entzieht.

Zusammenfassung

In der Einleitung wird auf die Bedeutung des Inaktivierungsvorganges in Zusammenhang mit der Herstellung des Poliomyelitis-Impfstoffes hingewiesen und über den Verlauf der Formaldehydinaktivierung nach SALK, GARD und SCHEELE berichtet.

Als Beitrag zum Problem der Formaldehydinaktivierung von Viren wurden Modellversuche mit Coli-Phagen der T-Reihe angestellt. Nach dem Ergebnis dieser Versuche bestehen hinsichtlich der Geschwindigkeit und des Verlaufes der Inaktivierung große Unterschiede zwischen den Phagen der T-Reihe. So erwiesen sich die T_5-Phagen etwa 4mal, die T_1-Phagen sogar 16mal resistenter gegenüber Formaldehyd als die sphärischen Phagen T_3 und T_7. Phagen, die verwandte immunologische Eigenschaften besitzen, lassen auch bei der Inaktivierung gemeinsame Merkmale erkennen.

Die Inaktivierung der *ungeradzahligen Phagentypen* nimmt einen weitgehend linearen Verlauf. Abweichungen vom linearen Gang, die auf einen unterschiedlichen Resistenzaufbau der Phagenpopulation schließen lassen, traten jedoch in der Endphase der Inaktivierung auf, insbesondere dann, wenn die Inaktivierung unter milden Bedingungen durchgeführt wurde.

In den Versuchsreihen mit *geradzahligen Phagen* wurden dagegen Inaktivierungskurven beobachtet, die am Anfang steil abfallen und von einem gewissen

Zeitpunkt an weitgehend linear verlaufen. Zur Deutung dieses Phänomens wurde die Annahme gemacht, daß zwei Phagenarten mit deutlich verschiedener Formaldehydresistenz in den Populationen der geradzahligen Phagen enthalten sind; d. h., daß die beobachteten Kurven die Resultante zweier Inaktivierungsvorgänge darstellen. Diese Auffassung konnte durch Versuche mit Gemischen aus T_1- und T_3-Phagen gestützt werden, wobei ähnliche Inaktivierungskurven erhalten werden wie in den Versuchsreihen mit T_2-, T_4- und T_6-Phagen.

Die unterschiedliche Formaldehydresistenz innerhalb der eng verwandten Gruppe der T-Phagen ließ die Frage aufkommen, ob die serologisch unterscheidbaren und daher auch in ihrem chemischen Aufbau verschiedenen Typen der Poliomyelitisviren sich bei der Inaktivierung so gleichartig verhalten, daß ein Universal-Inaktivierungsverfahren zur Impfstoffherstellung angewandt werden kann.

Die Versuche über den Einfluß der Formaldehydkonzentration und der Temperatur auf den Inaktivierungsvorgang ließen eine gesetzmäßige Beziehung der Inaktivierungsgeschwindigkeit zu diesen beiden Faktoren erkennen. Die Inaktivierungsgeschwindigkeit nimmt proportional der Formaldehydkonzentration zu. Der Temperaturkoeffizient des Inaktivierungsvorganges wurde unabhängig vom Typ des Phagen zu $Q_{10} = 2{,}5$ bis 3 ermittelt, woraus gefolgert werden kann, daß der Inaktivierung ein gleichartiger chemischer Reaktionsmechanismus zugrunde liegt.

Der Einfluß des pH-Wertes auf den Inaktivierungsvorgang wurde im Intervall 5 bis 10 geprüft. Im pH-Bereich 5 bis 7 bleibt die Inaktivierungsgeschwindigkeit praktisch konstant. Die Erhöhung des pH-Wertes auf 8 und höhere Werte bewirkt eine mit dem pH-Wert zunehmende Beschleunigung des Inaktivierungsvorganges.

Hinsichtlich des Einflusses unspezifischer Begleitstoffe auf die Inaktivierung ergaben die Versuche, daß die Geschwindigkeit der Formaldehydinaktivierung in Gegenwart von Mono-Aminosäuren nicht beeinträchtigt wird. Demnach kommt den Stickstoff-Methylolverbindungen, die bei der Umsetzung des Formaldehyds mit Mono-Aminosäuren entstehen, dieselbe inaktivierende Wirkung wie den wäßrigen Formaldehydlösungen zu.

In Anwesenheit von Aminosäuren mit 2 reaktionsfähigen Gruppen, die mit Formaldehyd unter Methylenbrückenbildung reagieren, wie z. B. Arginin, Asparagin, Cystein, Glutathion und Tryptophan, wird dagegen die Inaktivierung nach Maßgabe der Geschwindigkeit aufgehoben, mit der der Ringschluß erfolgt. Bifunktionelle Aminosäuren, die aus sterischen Gründen nicht zur Methylenbrückenbildung befähigt sind, beeinflussen dagegen die Inaktivierung nicht.

Nach dem Ergebnis der Inaktivierungsversuche mit T_3-Phagen als Indikator findet in 0,1%igen Globulinlösungen sowie in dem komplex zusammengesetzten Parker-Medium 199 auch nach längerem Stehen bei 37° keine merkliche Formaldehydbindung statt. Nach einer überschlägigen Berechnung können vom leeren Parker-Medium 0,533 mMol Formaldehyd verbraucht werden.

Die Reaktion des Formaldehyds, die zur Inaktivierung der Phagen führt, erwies sich als umkehrbar. Zur Bindung des vom Phagen-Formaldehydkomplex abdissoziierten Formaldehyds, d. h. zur Reaktivierung der Phagen, erwiesen sich Asparagin, Cystein, Glutathion, Histidin und Tryptophan geeignet. Den reaktivierend wirkenden Aminosäuren sowie dem Peptid Glutathion ist in struktureller

Hinsicht gemeinsam, daß sie in ihrem Molekül 2 funktionelle Gruppen enthalten, die räumlich so angeordnet sind, daß sie mit Formaldehyd unter Methylenbrückenbildung reagieren können. Sämtliche Phagentypen der T-Reihe erwiesen sich nach der Formaldehydinaktivierung durch die genannten Aminosäuren, wenn auch in ganz verschiedenem Ausmaß, als reaktivierbar. Reaktivierend auf inaktivierte Phagen wirkten ferner die Seren von Mensch und Pferd sowie Natriumsulfit und Natriumbisulfit.

In Formaldehyd-Asparaginlösungen gelang es, Phagen zu inaktivieren und nach einer Latenzzeit, deren Dauer vom Mischungsverhältnis Formaldehyd : Asparagin abhängt, zu reaktivieren. Dieses Experiment kann möglicherweise zur Erklärung einer Beobachtung herangezogen werden, wonach in einer teilinaktivierten Poliomyelitisvirussuspension nach 20 Wochen langem Lagern ein Anstieg des Virustiters erfolgte.

Experimente gleicher Art über die Einwirkung des Formaldehyds auf die verschiedenen Typen und Stämme der Poliomyelitisviren und den Einfluß konkurrierender Substanzen sind bisher noch nicht bekannt geworden. Da Analogieschlüsse gerade bei Viren leicht zu falschen Vorstellungen führen können, haben die Modellversuche mit Phagen vorerst nur allgemeine Bedeutung, sie zeigen aber, daß das Gebiet der Empirie bei der Herstellung eines Virusimpfstoffes verlassen werden muß. Die chemischen und physikalischen Faktoren müssen genau bekannt und reproduzierbar sein.

Literatur

[1] SALK, I. E., U. KRECH, I. S. YOUNGNER, BL. BENNETT, L. I. LEWIS und P. L. BASELEY: Amer. J. public Hlth. 44, 563—570 (1954).

[2] GARD, SV.: III. Europ. Poliomyelitis-Symposion, Zürich 1955.

[3] SCHEELE, L. A.: US Department of Health, Education and Welfare, Public Health Service, Technical Report 10. 6. 1955.

[4] BEARD, J. W.: Physiol. Rev. 28, 349 (1948).

[5] PUTNAM, F.: J. biol. Chem. 190, 61 (1951).

[6] LÉPINE, P.: Vortrag: Academie de Médicine, Paris, am 7. 6. 1955.

[7] FRENCH, D., und I. T. EDSALL: Advances in Protein Chemistry, Acad. Press New York, 2, 277 (1945).

[8] ROSS, A. F., und W. M. STANLEY: Proc. Soc. exp. Biol. (N.Y.) 38, 260 (1938).

[9] SCHULTZ, E. W., und L. P. GEBHARDT: Proc. Soc. exp. Biol. (N.Y.) 32, 1111 (1933/34).

[10] BONIN, O.: Bericht „Über die Ergebnisse der Studienreise in die USA zum Studium der Fragen der Prüfung von Impfstoffen gegen Kinderlähmung" vom 7. Januar bis 13. März 1956 (unveröffentlicht).

5. Versuch einer Deutung der Inaktivierungskurven von Viren und Phagen

Von H. PICHL

Die Diskussion über die Sicherheit der SALK-Vakzine endete bei der Interpretation der Inaktivierungskurven, die nach der Formaldehydzugabe zum vermehrungsfähigen Virus experimentell festgestellt und in denen der Bruchteil der noch vermehrungsfähigen Virusteilchen gegen die Zeit aufgetragen wurde. Da diese Kurven nicht, wie SALK zunächst angenommen hatte, als „Eintreffer-Kurven" verlaufen, sondern komplizierten Gesetzen gehorchen, ist es zweckmäßig, eine genaue Analyse des Inaktivierungsvorganges zu versuchen.

Zur ersten und grundlegenden Orientierung über die Vorgänge, die sich bei der Inaktivierung von Mikroorganismen abspielen, können die Dosis-Effektkurven (Inaktivierungskurven) herangezogen werden. Aus dem Verlauf dieser Kurven und aus bekannten Wirkungsmechanismen der Inaktivierungsmittel kann man mit Hilfe der mathematischen Analyse zu Vorstellungen über den Wirkungsmechanismus der Inaktivierungsmittel auf die Mikroorganismen gelangen.

Die meisten Inaktivierungskurven von Viren und Phagen unterscheiden sich zu Beginn des Inaktivierungsvorganges deutlich von denjenigen, die in der Mehrzahl der Fälle bei Bakterien beobachtet werden. Der Unterschied macht sich dahingehend bemerkbar, daß sich die Kurven der Deutung durch einen „Treffervorgang" zu entziehen scheinen. Erst nachdem eine gewisse Inaktivierungsdosis appliziert wurde, folgt die Inaktivierung meist einer Reaktion erster Ordnung:

$$\frac{dN\,(t)}{dt} = - k \cdot N_t$$

(N_t: Zahl der aktiven Teilchen zur Zeit t bei Einwirkung konstanter Inaktivierungsintensität, k: Konstante).

Zu Beginn der Inaktivierung werden dagegen zwei unterschiedliche Reaktionsabläufe gefunden, je nachdem welche Inaktivierungsart angewendet wird und welche Viren oder Phagen behandelt werden. In dem einen Fall hat die Inaktivierungsgeschwindigkeit* zu Beginn einen großen Wert und nimmt monoton ab, bis sie einen konstanten Wert erreicht, im anderen Fall nimmt die Inaktivierungsgeschwindigkeit von einem anfangs geringen Wert zu, bis wieder ein konstanter Wert erreicht wird. Hierdurch entstehen in semilogarithmischer Darstellung Kurven, die im ersten Fall konkav, im zweiten Fall konvex gegen die Zeitachse gekrümmt sind.

Es wurde versucht, die konkav gekrümmte Kurve durch das Vorhandensein von zwei (oder mehr) gegen die angewandte Inaktivierung verschieden empfindlichen Viruspopulationen zu erklären (SCHEELE-Bericht [1]). Hierbei wäre eine genetische Unterscheidbarkeit der verschiedenen Populationen Voraussetzung, d. h. bei Fortzüchtung der nach starker Inaktivierung noch aktiven Virusteilchen müßte sich das Verhältnis der Anteile der verschieden empfindlichen zueinander ändern; dies konnte aber nicht bestätigt werden. Auch die Erklärung durch das Vorhandensein verschiedener Aggregate von zwei oder mehr Virusteilchen neben den nicht aggregierten (JORDAN [2]) kann nicht zutreffen, da z. B. durch fraktioniertes Zentrifugieren die verschiedenen Aggregate getrennt werden könnten, und auf diese Weise der Verlauf der Inaktivierungskurve beeinflußt werden müßte; dies ist aber nicht der Fall. Außerdem würden diese Erklärungsversuche nur auf die konkave Kurve, nicht aber auf die konvex gekrümmte anwendbar sein.

In diesem Zusammenhang wurden weitere Experimente an T_3-Phagen als Modell für die Virusinaktivierung durchgeführt. Läßt man verschiedene Inaktivierungsverfahren nacheinander auf dieselbe Phagensuspension einwirken, so ist in den meisten Fällen keine Beeinflussung der Inaktivierungskurven durch die vorausgegangene Behandlung zu erkennen. Untersucht wurden UV-, Hitze- (63° C) und Peroxyd(H_2O_2)-Inaktivierung. Die Inaktivierungskurven von T_3-Phagen

---

* Gemeint ist hier der Wert k, der die Inaktivierungsgeschwindigkeit im wesentlichen charakterisiert.

zeigen bei UV- und Hitzeeinwirkung einen konkaven Verlauf, bei H_2O_2-Einwirkung einen konvexen. Nur die H_2O_2-Wirkung auf T_3-Phagen wurde durch vorausgehende Hitzebehandlung beeinflußt, und zwar wurde die Empfindlichkeit der Phagen gegenüber H_2O_2 geringer. Der konvexe Verlauf der Inaktivierungskurve blieb dabei jedoch erhalten. Verschiedene Mikroorganismen verhalten sich jedoch gegen eine Kombination verschiedener Inaktivierungsverfahren unterschiedlich (GIESE [3]). Hierdurch wird aber deutlich, daß die Krümmung der Inaktivierungskurven kaum durch eine verschiedene Empfindlichkeit der Phagen innerhalb der untersuchten Suspension erklärt werden kann, da sonst eine der Anzahl der angewendeten Inaktivierungsverfahren entsprechende Anzahl verschieden empfindlicher Phagengruppen vorhanden sein müßte. Noch komplizierter werden die Voraussetzungen für eine Erklärung durch Teilchenaggregate.

Es ist wesentlich einfacher, anzunehmen, daß die einzelnen, den Phagen oder das Virus aufbauenden Substanzen verschieden auf das Inaktivierungsmittel reagieren und daß die einzelnen Reaktionen nicht unabhängig nebeneinander herlaufen, sondern sich gegenseitig beeinflussen. Da jedoch nicht das einzelne Virus- oder Phagenteilchen untersucht werden kann, sondern immer nur eine große Anzahl dieser Teilchen, die u. U. noch in einer Lösung verschiedener Substanzen suspendiert sind, so muß das genannte System von Reaktionen für den gesamten Reaktionsraum betrachtet werden. In dieser Hinsicht ist folgende Deutung der Inaktivierungskurven möglich:

Die Inaktivierung eines Virus oder Phagen wird durch einen einzelnen Elementarakt („Treffer") ausgelöst. Dieser Reaktion überlagert eine zweite, ebenfalls durch das Inaktivierungsmittel ausgelöste Reaktion (Störreaktion), welche die Wahrscheinlichkeit für den Ablauf der ersten entweder vergrößert oder verkleinert, je nachdem die Inaktivierungskurve konvex oder konkav gekrümmt ist. Hiernach würde die Inaktivierung z. B. folgender Differentialgleichung genügen:

$$\frac{dN\,(t)}{dt} = -\,N_t\,[k_1 + k_2\,\psi\,(t)]$$

oder

$$\frac{d\,[\ln N\,(t)]}{dt} = -\,[k_1 + k_2\,\psi\,(t)]$$

Hierin sind k_1 und k_2 Konstanten und $\psi\,(t)$ kann als eine Funktion aufgefaßt werden, welche die in die Inaktivierung eingreifende, ebenfalls durch das Inaktivierungsmittel angeregte Reaktion charakterisiert. Im einfachsten Fall kann diese Reaktion von erster Ordnung sein, sich also in der Form

$$\psi\,(t) = e^{-\varkappa t} \quad \text{oder} \quad \psi\,(t) = 1 - e^{-\varkappa t}$$

darstellen lassen, je nachdem die Inaktivierungsgeschwindigkeit verringert oder vergrößert wird. Durch Integration von $dN\,(t)$ erhält man:

$$N\,(t) = N_0 \exp[-(k'_1 t + k'_2 \cdot e^{-\varkappa t} + C)].$$

Die Integrationskonstante C kann aus der Bedingung $N\,(0) = N_0$ zu $C = -\,k'_2$ bestimmt werden. $N\,(t)$ geht für große t in die Gleichung für die Reaktion erster Ordnung über und ist in semilogarithmischer Darstellung konvex gekrümmt, wenn $k'_2 > 0$, und konkav, wenn $k'_2 < 0$ ist. Für $k'_2 = 0$ erhält man eine Reaktion erster Ordnung. Durch entsprechende Wahl von k'_1, k'_2 und $\varkappa$ kann $N\,(t)$ mit den verschiedenen Inaktivierungskurven von T_3-Phagen zur Deckung gebracht werden.

Aus dem hier angegebenen Modell können weiterhin die oben beschriebenen Ergebnisse bei Kombination verschiedener Inaktivierungsverfahren zwanglos erklärt werden, da angenommen werden kann, daß sich die zu den verschiedenen Methoden gehörenden Reaktionen im allgemeinen ungestört überlagern, jedoch in einzelnen Fällen auch gegenseitig beeinflussen. Weiterhin müßte es nach dem angegebenen Modell möglich sein, die Störreaktion unabhängig von der Inaktivierung zu blockieren oder zu beeinflussen und damit eine Änderung des Inaktivierungsverlaufes zu erzielen. Eine Stütze für diese Annahme könnte die Tatsache sein, daß Phagen, die innerhalb von Bakterien bestrahlt werden, eine Inaktivierungsreaktion erster Ordnung zu geben scheinen, wenn die Bestrahlung innerhalb der ersten Phase der Latenzperiode vorgenommen wird*. In diesem Fall könnte die Störreaktion in der Eiweißhülle des Phagen ablaufen, da diese nach dem Eindringen des Phagen in den Wirt an der Bakterienmembran zurückbleibt.

Ein weiterer Versuch an T_3-Phagen deutet ebenfalls auf das Vorhandensein zweier getrennter, sich gegenseitig beeinflussender Reaktionen hin: Bei gleichzeitiger Einwirkung von Ultraviolettstrahlen und sichtbarem Licht wird die Wirkung des UV innerhalb des gekrümmten Teiles der Inaktivierungskurve verstärkt, während die Neigung des linearen Astes (in semilogarithmischer Darstellung) der Kurve unverändert bleibt. Eine Belichtung vor oder nach der UV-Bestrahlung ist dagegen unwirksam. Die Erscheinung bleibt jedoch unverändert, wenn UV-Bestrahlung und Belichtung in sehr rascher Folge abwechseln. Die Bestrahlung mit UV betrug bei diesen Versuchen etwa $2 \cdot 10^{-3}$ sek, mit Licht etwa $8 \cdot 10^{-3}$ sek abwechselnd, die Gesamtbestrahlungszeit bis zu 3 Stunden. Werden die Zeiten für die UV- und Lichtblitze bei konstanten Gesamtzeiten für UV- und Lichtbestrahlung etwa um den Faktor 5 verlängert, so verschwindet die Beeinflussung der UV-Sensibilität der Phagen durch die Lichteinwirkung.

Diese Versuche können in der Weise gedeutet werden, daß der die Inaktivierung störende Prozeß durch die Einwirkung sichtbaren Lichtes in dem Sinne beeinflußt wird, daß seine den Inaktivierungsvorgang hemmende Wirkung z. T. aufgehoben wird, so daß die Phagen sensibilisiert erscheinen. Der Störprozeß scheint sich weiterhin in einer sehr kurzen Zeit zu manifestieren, da es notwendig ist, UV und Licht gleichzeitig oder in sehr rascher Folge nacheinander einwirken zu lassen, um eine Photobeeinflussung zu erhalten.

Nachdem die durch den Störprozeß bewirkten Veränderungen im Reaktionsraum ihren größten Wert erreicht haben und daher die Inaktivierungskurve in semilogarithmischer Darstellung linear verläuft, ist auch keine Photobeeinflussung mehr möglich.

Die an T_3-Phagen als Modell für die Virusinaktivierung durchgeführten Versuche zeigen, daß die gekrümmten Inaktivierungskurven in einfacher Weise durch zwei sich gegenseitig beeinflussende, durch das Inaktivierungsmittel innerhalb des Reaktionsraumes ausgelöste Prozesse gedeutet werden könnten. Bei chemischer Inaktivierung ist eine Störreaktion, die zwischen dem Inaktivierungsmittel und in Lösung befindlichen Substanzen innerhalb des Reaktionsraumes abläuft, nicht unwahrscheinlich.

---

* u. a. eigene Versuche an T_3-Phagen.

Literatur

[1] SCHEELE, L. A.: US. Dept. of Health, Education and Welfare, Public Health Service, Technical Report 10. 6. 1955, aber auch [2].
[2] JORDAN, P.: Biol. Zbl. **59**, 1—39 (1939).
[3] GIESE, A. C.: Physiol. Rev. **30**, 431 (1950).

6. Der Einfluß von Aggregation und Filtration auf die Inaktivierung von Viren

Von W. UECKER

Bei der graphischen Darstellung des Inaktivierungsvorgangs von Mikroorganismen oder Viren erhält man charakteristische Kurven, die den Ablauf des Inaktivierungsprozesses kennzeichnen. Die Form dieser Kurven wird im wesentlichen durch zwei Faktoren bestimmt, einmal durch das verwendete Inaktivierungsmittel und zum anderen durch die Art bzw. den Stamm der vorliegenden Viren. Insbesondere bei der Impfstoffherstellung ist es wichtig, den Verlauf dieser Inaktivierungskurven zu kennen, um den Ablauf des Inaktivierungsprozesses daraus extrapolieren zu können.

Da die Milieubedingungen sowohl die Virenpopulation als auch direkt den Inaktivierungsprozeß — wenn auch unter Beibehaltung der allgemeinen Form der Inaktivierungskurve — beeinflussen können, ist es in allen Fällen, in denen man mit gewissen Schwankungen der Ausgangssuspension rechnen muß, erforderlich, den Kurvenverlauf für den jeweils ablaufenden Prozeß durch Titerbestimmungen zu ermitteln.

Bei der Inaktivierung von Poliomyelitis-Viren mit Formaldehyd ergab sich in mehreren Laboratorien und Werken, daß die Reaktion nicht, wie ursprünglich von SALK angenommen wurde, als Reaktion erster Ordnung ablief (GARD [1], LÉPINE [2], WESSLÉN, LYCKE, GARD und OLIN [3]). Bei der Diskussion der Ursachen hierfür werden vor allem fünf Hypothesen herangezogen:

1. Die einzelnen Anteile der Poliomyelitis-Viren-Population können eine unterschiedliche Resistenz aufweisen (erblich fixiert bzw. nicht erblich).

2. Die Inaktivierung entspricht einem Mehrtrefferprozeß (nur bei Inaktivierungsprozessen heranzuziehen, die in semilogarithmischer Darstellung konvexe Kurven ergeben).

3. Die Inaktivierungskurve der Poliomyelitisviren resultiert aus zwei verschiedenen Inaktivierungsprozessen, der Formaldehydinaktivierung und der Wärmeinaktivierung.

4. Bei der Inaktivierung laufen zwei oder mehrere Reaktionen ab, die sich gegenseitig beeinflussen und damit die Wahrscheinlichkeit der Inaktivierung herauf- bzw. herabsetzen (vgl. Teil A, Abschn. 4 u. 5).

5. Die Bildung von Niederschlägen und Zusammenballungen kann aktives Virus vor der weiteren Formaldehydeinwirkung schützen.

Im folgenden soll die Bildung von Aggregaten und Verklumpungen sowie der Einfluß von Filtrationen diskutiert werden.

SALK [4] führte die Abweichungen der Inaktivierungskurve von einer Reaktion erster Ordnung auf die Bildung einer festen Phase, die aktives Virus vor weiterer Formaldehydeinwirkung schützt, zurück. In einem Bericht des Technischen Komitees vom 17. 11. 1955 [5] wird mitgeteilt, daß Virussuspensionen verschiedener Hersteller vor der Inaktivierung eine sehr unterschiedliche Homogenität aufwiesen. Proben, in denen Sedimente vorlagen, ließen sich nicht vollständig inaktivieren. Daher wurden in den „Minimum Requirements" zwei Filtrationen vorgeschrieben. Eine unmittelbar (frühestens 72 Std.) vor der Formaldehydeinwirkung eingeschaltete Filtration sowie eine zweite während des Inaktivierungsprozesses verbesserten auch den Inaktivierungserfolg. Nach GARD [1] hat jedoch die Form der Inaktivierungskurve nichts mit dem Auftreten von Anhäufungen zu tun, denn er fand bei seinen Untersuchungen, daß die Filtration die Form der Inaktivierungskurve nicht beeinflußte. Auf den Einfluß von Filtrationen auf Virussuspensionen wird später noch näher eingegangen werden.

In elektronenoptischen Aufnahmen konnten Wissenschaftler der Fa.Parke, Davis & Comp. bei inaktivierten und dann filtrierten Virussuspensionen neben einzeln liegenden Viren Klümpchen von zehnfachem Virusdurchmesser zeigen, die zum Teil noch Umrisse von Virusteilchen aufwiesen (zitiert im BONIN-Bericht*). In aktiven Virussuspensionen wurden derartige Klümpchen nicht gefunden. Da die Klümpchen einen größeren Durchmesser als die Porengröße des Filters aufwiesen, sind sie entweder verformbar oder nach der Filtration entstanden. Auch LÉPINE [6] beobachtete im elektronenoptischen Bild von Poliomyelitis-Impfstoff vor und nach einer Filtration sowohl einzeln liegende als auch aggregierte Viren. Bei der Firma Cutter fand man in elektronenoptischen Aufnahmen inaktivierter Virus-Suspensionen, die durch Mikrodüsen unter hohem Druck auf Folien versprüht worden waren, keine Klümpchen. Diese differierenden Befunde könnten auf die Verschiedenheit der Technik zurückgeführt werden; so könnten bei Verwendung der Mikrodüsen die Klümpchen beim Versprühen mechanisch zerstört worden sein (zit. nach dem BONIN-Bericht).

GÜNTHER und BONIN [7] berichten von einer persönlichen Mitteilung NAGLERS, der im Verlauf der Poliomyelitisvirus-Inaktivierung eine Vergrößerung der Viruspartikel nachweisen konnte.

BODIAN [8] wies besonders darauf hin, daß nach Ansicht des Technischen Ausschusses zwar keine starken Zusammenballungen von Viren vorliegen dürfen und daher zu filtrieren sei, kleinere Konglomerate aber erwünscht seien, um eine völlige Abtötung — gemeint ist damit wohl die völlige Beseitigung der Antigenität — zu verhindern.

Die vorliegenden Befunde (elektronenoptische Aufnahmen, Filtrationserfolge) haben zwar die Bildung von Aggregaten bzw. Verklumpungen wahrscheinlich gemacht, lassen aber noch die Frage offen, worauf die Zusammenballungen zurückzuführen sind. Zu erwägen sind hierbei folgende Möglichkeiten:

 1. Virusaggregate (cluster) bzw. Fäden werden von der Wirtszelle freigesetzt;

 2. Eiweißfällung;

 3. Polymerisate nicht eiweißartiger Natur;

 4. Aggregate aus Viren;

 5. durch Methylenbrückenbildung bedingte chemische Zusammenlagerung der Viren.

---

* Nicht veröffentlicht.

Zu 1: Bei der Lyse der Wirtszelle durch Viren ist vielfach beobachtet worden, daß die Viren in Aggregaten (cluster) freigesetzt werden.

Beim Theiler-Virus erscheint es nach SCHRAMM [9] nicht ausgeschlossen, daß es in mehreren Zustandsformen vorkommt (Kugel- und Fadenform). Auch beim Virus der klassischen Geflügelpest (SCHRAMM [9]) und dem Influenzavirus werden neben der Kugelform schlauch- bzw. fadenförmige Gebilde gefunden (DONALD und ISAACS [10], VOSS und WENGEL [11], BURNET [12], HENNEBERG und VOSS [13] u. a.).

Bei Poliomyelitisviren (MEF$_1$) wurden bei Ultrazentrifugenmessungen Teilchen von verschiedenem Durchmesser nachgewiesen, die beide infektiös waren (24 nm, 30 nm) (SELZER und POLSON [14]). Auch beim Rift Valley-Fieber-Virus wurden in Ultrazentrifugenversuchen verschieden große infektiöse Teilchen aufgefunden (DU NAUDÉ, MADSEN und POLSON [15]). Es wäre nach SCHRAMM denkbar, daß das Poliomyelitisvirus in Rohextrakten auch in anderer Form vorliegt, denn von GARD [16] wurden in Stuhl und Hirn von Poliomyelitiskranken fadenförmige Teilchen gesehen, die vielleicht in Beziehung zum Poliomyelitis-Virus stehen. TAYLOR [17] berichtete von einer Variabilität der Größe und Form der elektronenoptisch aufgenommenen Poliomyelitisviren (MEF$_1$).

Zu 2: In der zu inaktivierenden Virussuspension befindet sich neben Serum, das nach den „Minimum Requirements" vom 12. 4. 1955 den Wert von 0,001 ml/l Virussuspension nicht überschreiten darf, noch Eiweiß der von den Poliomyelitisviren lysierten Affennierenzellen. Die Angaben über den Eiweißgehalt der Poliomyelitisimpfstoffe weisen sehr große Unterschiede auf. In der nachfolgenden Tabelle wird eine Zusammenstellung einiger Daten aus der Literatur gegeben.

Tabelle 1. *Stickstoff- und Eiweißgehalt von Poliomyelitisimpfstoffen bzw. Suspensionen*

Hersteller bzw. Herstellungs-Vorschrift	Art der Kultur[1]	Gesamt-N mg/ml	Amino-N mg/ml	Eiweiß-N mg/ml	Eiweiß mg/ml	Lit.
Minimum Requirements, 20. 5. 1954	a, b				(0,001 Serum)	
HAAS u. Mitarb. ...	b	0,047—0,106	—	0,001—0,007	0,006—0,044	18
Parke, Davis and Comp. [2]	b			<0,018—0,02	<0,113—0,125	19
E. Lilly a. Comp. ...	a	<0,35	<0,2			
dav. Nährflüssigkeit		0,25	0,12	(0,08)	(0,50)	20
FARREL u. Mitarb.[3]	a (MEF$_1$)	0,275—0,293				
dav. Nährflüssigkeit		0,209		(0,066—0,084)	(0,41—0,52)	21

[1]) a = MAITLAND-Kultur. b = trypsin. Kultur;
[2]) Nach Angabe der Firma in MAITLAND-Kulturen höherer Eiweißgehalt.
[3]) Der Eiweiß-N- bzw. Eiweißgehalt ist nach Abzug der Nährflüssigkeit errechnet.

Der Eiweißgehalt der Vakzinen bzw. Virussuspensionen (0,006 bis 0,52 mg/ml) ist im wesentlichen auf Fremdeiweiß zurückzuführen, denn bei einer Überschlagsrechnung sieht man, daß im Höchstfalle 6 bis 9 · 10^{-6} mg/ml Protein auf Virusteilchen entfallen (Annahme 10^7 infektiöse Einheiten pro ml, ∼ 30 Virusteilchen für eine plaque-Bildung nötig; ein Virusteilchen hat 2 bis 3 · 10^{-14} mg Protein (TAYLOR [17]). Zwar sind bisher bei Anwendung des fertigen Impfstoffes im In- und Ausland allergische Reaktionen, die auf einen hohen Fremdeiweißgehalt schließen lassen, nur selten aufgetreten (GEAR [22]; vgl. auch Teil C, Abschn. 2), doch wurde in dem Zwischenbericht des Technischen Komitees gezeigt [5], daß filtrierte, aber unbehandelte Virussuspensionen zum Teil nach längerer Lagerung Sedimente aufwiesen.

Auf jeden Fall tritt aber in Eiweißlösungen bei Formaldehydzugabe eine Bindung des Aldehyds ein, z. B. an Aminogruppen, Iminogruppen, am Stickstoff der Peptidbindung, SH-Gruppen, Guanidin-Gruppen, Amid-Gruppen usw. Durch Vernetzung mehrerer Moleküle unter Bildung von Methylenbrücken tritt eine erhebliche Erhöhung des Molekulargewichts ein (GRASSMANN und TRUPKE [23]). Die Existenz solcher Methylenbrückenbindungen zwischen verschiedenen Molekülen wurde für Aminosäuren, Peptide und Proteine von FRENCH und EDSALL [24] nachgewiesen. Die Ursachen für das Auftreten von Trübungen im Serum und die Erhöhung seiner Viskosität bei einigen Erkrankungen nach Zugabe von Formaldehyd sind zwar nach GUTMAN [25] nicht völlig geklärt, doch hält er es für sehr wahrscheinlich, daß die Verknüpfung der Eiweißmoleküle durch Methylenbrücken auch hier die Ursache ist.

Nach diesen Befunden steht also fest, daß filtrierte Virussuspensionen zum Teil nach längerer Lagerung Sedimente aufweisen. Weiterhin erscheint es als durchaus wahrscheinlich, daß bei Formaldehydeinwirkung auf Virussuspensionen eine chemische Zusammenlagerung des Eiweißes und eine Ausflockung der Polymerisate stattfindet.

Zu 3: Die Bildung von Polymerisaten nicht eiweißhaltiger Substanzen der Gewebekultur unter Formaldehydeinwirkung wird diskutiert, jedoch fehlen bisher jegliche Befunde, die für diese Hypothese sprechen (BONIN-Bericht).

Zu 4: In eiweißarmen Medien kommt es, wie aus zahlreichen Veröffentlichungen hervorgeht (ELFORD [26]) zu einer Aggregation von Viren und Bakteriophagen. Auch in synthetischen Medien gezüchtete T_3-Bakteriophagen liegen zum Teil in Aggregaten vor (UECKER [27]). Bei der Züchtung von T_3-Bakteriophagen (E. coli B) in Parker-Medium 199 zeigte sich kein Anzeichen für eine Aggregation der Phagen (Verdünnung in Bouillon gegenüber Verdünnung im Parker-Medium).

Im sauren pH-Bereich tritt, wie für einige Phagen und Viren gezeigt werden konnte (SCHRAMM [9]) eine Aggregation ein. So findet man bei T_2- und T_6-Phagen sowie bei Tabakmosaik-Viren, in Abhängigkeit vom pH-Wert, zwei verschiedene Sedimentationskonstanten.

Eine Tendenz zur Aggregation wird von SCHRAMM auch für das Kartoffel-X-Virus, Mumps-Virus und Polyeder-Virus der Seidenraupe, der Nonne und des Schwammspinners berichtet. Bei Poliomyelitisviren (Typ Lansing) zeigte sich in Ultrazentrifugenmessungen (MELNICK und Mitarb. [28]) eine Abnahme der Sedimentationskonstanten mit steigender Zentrifugierzeit, die von den Verfassern auf eine Aggregatbildung zurückgeführt wurde. SELZER und POLSON [14] führen dies jedoch auf Größenunterschiede der infektiösen Einheiten zurück. Sie diskutieren andererseits den Aufbau der verschieden großen Poliomyelitisviren aus einem von ihnen gefundenen löslichen Antigen, das vielleicht als Virusfragment angesehen werden kann.

Poliomyelitisviren, die in einer Gewebekultur mit Salzlösung (Hanks) gezüchtet sind, lassen sich nicht mit Formaldehyd inaktivieren (Fa. Lilly, zit. im BONIN-Bericht); sie liegen vermutlich aggregiert vor. Die Kristallisation hochgereinigter Poliomyelitisviren (Stamm MEF$_1$) zeigt an, daß eine geordnete Aggregation der Poliomyelitisviren unter geeigneten Bedingungen erfolgt (SCHAFFER und SCHWERDT [29]). Aus den elektronenoptischen Befunden von LÉPINE [6] sowie der Firma Parke, Davis & Comp. geht hervor, daß auch nach der Filtration von inaktivierten Poliomyelitis-Virus-Suspensionen neben einzeln liegenden Viren Virusaggregate zu beobachten sind. Bei Parke, Davis & Comp. war der Durchmesser dieser Aggregate größer als der mittlere Porendurchmesser der verwendeten Filter. Diese Aggregate müssen also unmittelbar nach der Filtration wieder entstanden sein, wenn man nicht annehmen will, daß sie sich während des Filtrationsprozesses so verformt hatten, daß sie den Filter passieren konnten. Die Firma E. Lilly (zit. nach BONIN-Bericht) berichtete, daß Inaktivierungsansätze (Formaldehyd) von Poliomyelitisviren, die über Nacht von 37° C auf 26° C abkühlten, sich nicht mehr inaktivieren ließen. Hierfür könnte eine Virus-Aggregation die Ursache gewesen sein.

Zu 5: Ebenso wie Formaldehyd zwischen verschiedenen Eiweißmolekülen eine Bindung durch Methylenbrücken herbeiführt (FRENCH und EDSALL [24]), könnten verschiedene Virusteilchen durch Methylenbrücken miteinander verbunden werden (GÜNTHER und BONIN [7]), so daß eine Verklumpung in der Virussuspension stattfindet.

Filtration von Virussuspensionen

In den derzeitigen Herstellungsvorschriften für Poliomyelitis-Impfstoff kommt der Filtration der Virussuspensionen sowohl in den „Minimum Requirements" (2 bis 3 Filtrationen) als auch in der deutschen Herstellungsregel (3 Filtrationen) eine große Bedeutung zu. Da die Auffassungen über die Vorteile und Nachteile des Filtrationsprozesses weit auseinandergehen, scheint es geboten, zunächst auf die wichtigsten Punkte, die die Filtrationswirkung bestimmen, einzugehen.

Alle in der Virusfiltration gebräuchlichen Filter (Glasfilter, Membranfilter, Seitz-Filter) können auf die zu filtrierenden Teilchen, die in der Größenordnung der mittleren Porendurchmesser der Filter liegen, eine Adsorptionswirkung ausüben. Zurückgehalten werden durch reine Siebwirkung alle — auf den mittleren Porendurchmesser bezogen — groben Teilchen sowie die adsorbierten Teilchen. Da in den porösen Filterschichten die Länge der Kanäle ihren Durchmesser oft um das 1000fache überschreitet, beeinflussen mechanische Blockierung und Oberflächenadsorption die Filterwirkung sehr stark. Die Durchlässigkeit der Filter wird danach durch alle die Faktoren, welche die Adsorptionswirkung beeinflussen, mitbestimmt. Es sind dies:

a) das Material der Filterschicht (Aufladung),
b) der mittlere Porendurchmesser der Filter,
c) der Filtrationsdruck,
d) die Schutzkolloide (Eiweiße, Peptone, Polysaccharide u. a.),
e) die Ionenstärke,
f) die Viskosität des Mediums (Temperatur) sowie
g) die Menge der zu filtrierenden Suspension.

Die Züchtungsbedingungen der Viren bestimmen die Menge der vorliegenden Schutzkolloide (d) und Ionen (e) sowie die Viskosität des Mediums (f), soweit diese nicht von der Temperatur beeinflußt wird. Die übrigen Faktoren (a, b, c, f [Temperatur], g) werden durch den Untersucher festgelegt. Da die verschiedenen Faktoren die Adsorptionswirkung herauf- oder herabsetzen, ist es in jedem Falle wichtig, experimentelle Unterlagen über die Filtrationswirkung zu gewinnen.

Besonders an den in technischen Prozessen gerne verwendeten Seitz- bzw. Membranfiltern ließ sich die starke Adsorptionswirkung der Filterschicht für Viren und Bakteriophagen zeigen (ALBRECHT [30], HENNEBERG und GRÜTZNER [31], HERZBERG [32], LIPPELT und BRANDT [33], UECKER [27]). Wie die nachfolgende Tabelle 2 zeigt, beeinflussen dabei Schutzkolloide und oberflächenaktive Substanzen die Filtrierbarkeit von Virussuspensionen erheblich. Wie am Beispiel des Tween 80 zu ersehen ist, hängt der Einfluß der oberflächenaktiven Wirkung vom Material der Filterschicht ab, denn bei Seitz-EK-Schichten hat 0,5% Tween 80 keine Wirkung auf die Adsorption der Viren, bei Membranfiltern verbessert 0,1 Vol.% Tween 80 die Filtrierbarkeit erheblich. Tween 80 wird aus diesem Grunde bei der Filtration der Virussuspensionen während der Inaktivierung bei der Herstellung des belgischen Impfstoffes zugesetzt. Bouillon verringert sowohl an Seitz-EK-Schichten als auch an Membranfiltern die Adsorption der Viren bzw. Phagen; der Einfluß einer weitgehend zu Aminosäuren abgebauten Bouillon

Tabelle 2. *Adsorptionswirkung von Seitz- und Membranfiltern auf Virussuspensionen*

Suspensionsmittel	Adsorption in %[3]					Literatur
	Seitz-EK-Schicht[4]				Membranfilter[4]	
	Virusart[1]					
	T_3	IV	TV	HV	T_3	
1. Aqua dest.	100%	100%	100%	100%	—	[30]
2. Ringerlösung	100%	100%	100%	100%	—	[30]
3. Tween 80, 0,5%	100%	100%	—	—	—	[30]
4. Dextranhydrolysat, 10% .	100%	—	—	—	—	[30]
5. Polyvinylpyrrolidon, 4%	100%	—	—	—	—	[30]
6. Sautonlösung (mit u. ohne Glyzerin)...............	—	—	—	—	99%	[27]
7. Sautonlösung, 0,1 Vol.% Tween 80	—	—	—	—	10%	[27]
8. Kirchner-Medium	—	—	—	—	99%	[27]
9. Braun-Flexner-Medium ..	—	—	—	—	99%	[27]
10. Lockemann (Amino)-Med.	—	—	—	—	100%	[27]
11. Parker-Medium 199......	100%	—	—	—	77%	5
12. Bouillon, Difco	40%	90%	—	—	—	[30]
13. Bouillon (Pferdefleisch) ..	6%	—	—	—	39%	[27]
14. Bouillon, Difco, 10%ig ..	100%	100%	—	—	—	[30]
15. Rinderserum	100%[2]	100%[2]	100%[2]	100%[2]	—	[30]

[1] IV = Influenza-A-(PR8)-Virus;   TV = Theiler-Virus (Mäuseenzephalomyelitis)
HV = Herpes-Virus; T_3 = T_3-Bakteriophagen (E. coli)
[2] Beim Verf. nur qualitative Angaben.
[3] Adsorptionsprozente bei Nr. 8, 9, 10: Mittelwert aus mind. 3 Messungen;
   Adsorptionsprozente bei Nr. 6, 11, 13: Mittelwert aus mind. 6 Messungen;
   Adsorptionsprozente bei Nr. 7:   Mittelwert aus mind. 40 Messungen;
   Adsorptionsprozente bei Nr. 1—5, 12, 14, 15: Zahl der Messungen nicht bekannt.
[4] Seitz-EK-Schicht: 6 cm ⌀, 50 ml filtriert; Membranfilter Nr. 6 (200 nm mittlerer Porendurchmesser) ∼ 2 ml/cm² Filterfläche; Virussuspensionen durch Filter gesaugt.
[5] UECKER unveröffentlicht.

(Difco) ist dabei geringer als der von Fleischwasser-Bouillon, in der noch ein hoher Anteil an Peptiden und Polypeptiden vorhanden ist. Daß bei gleichem Suspensionsmittel die Adsorption in Seitzfiltern von der Virusart abhängt, ist am Beispiel der Influenzaviren und T_3-Bakteriophagen zu erweisen.

Die Abhängigkeit der Adsorptionswirkung an Filterschichten vom mittleren Porendurchmesser ist für T_3-Bakteriophagen in Sauton-Lösung, Parker-Medium 199 und Bouillon in Tabelle 3 zusammengestellt.

Tabelle 3. *Adsorptionswirkung von Filtern verschiedener mittlerer Porendurchmesser auf T_3-Bakteriophagen*

Suspensionsmittel	Adsorption in %[1]				
	Membranfilter[2]				Glasfilter[2]
	Nr. 6 200 nm	Nr. 3 300 nm	Nr. 2 400 nm	Nr. 1 600 nm	G 5 ∼ 600 nm
1. Sautonlösung	99,9%	99,6%	60%	26%	35%
2. Parker-Medium 199	77 %	—	37%	—	28%
3. Bouillon (Pferdefleisch)	39 %	—	4%	—	13%

[1] Adsorptionsprozente: Nr. 1 Mittelwert aus mindestens 3 Messungen.
Adsorptionsprozente: Nr. 2,3 Mittelwert aus mindestens 6 Messungen.
[2] ∼ 2 ml/cm² Filterfläche, durch Filter gesaugt.

Erhöht man den mittleren Porendurchmesser, sinkt sowohl in synthetischen Medien als auch in Bouillon die Adsorptionswirkung für T_3-Bakteriophagen.

An anderer Stelle (vgl. S. 67) war bereits darauf hingewiesen worden, daß technisch bedingte Schwankungen der Temperatur der Inaktivierungsansätze (37° auf 26° C) eine vollständige Inaktivierung der Viren verhinderten. Es erscheint deshalb wichtig, daß auch die zwischengeschalteten Filtrationen bei 37° C durchgeführt werden.

Betrachtet man unter Berücksichtigung dieser Ergebnisse die Filtration im Rahmen der Poliomyelitis-Impfstoffproduktion, so erkennt man, daß die Wahl des Filters von ausschlaggebender Bedeutung für den Filtrationserfolg ist. Dabei ist ein zu großer mittlerer Porendurchmesser zu vermeiden, da der Sinn der Filtration ja gerade darin liegt, Zellreste bzw. Aggregate und Verklumpungen im Filter zurückzuhalten. Virussuspensionen müssen bei Beginn der Inaktivierung mit Formaldehyd weitgehend homogen sein und so wenig wie möglich Fremdeiweiß enthalten. Das ist entweder durch Zentrifugieren oder durch Filtrieren zu erreichen. In einigen amerikanischen Herstellungswerken, z. B. bei der Firma Parke, Davis & Comp., wird eine Filtration erst nach einer Vorklärung der Virussuspensionen durch Zentrifugieren angeschlossen.

Jedenfalls besteht weitgehende Übereinstimmung darüber, daß eine Filtration der aus den Gewebezellen freigesetzten Poliomyelitisviren unerläßlich ist. Da es bei der ersten Filtration vor allem darauf ankommt, Gewebereste zurückzuhalten und über cluster bei der Freisetzung von Poliomyelitisviren aus Gewebekulturen in der hier vorliegenden Literatur nicht berichtet wurde, kann der mittlere Porendurchmesser der Filter so groß gewählt werden, daß eine gute Durchlässigkeit für die Viren gewährleistet ist.

Filtrationen im Verlauf der Formaldehyd-Inaktivierung sind aber stets kritisch zu bewerten; die Vorteile und Nachteile sind gegeneinander abzuwägen.

1. Vorteile: Zurückhalten von Verklumpungen und Aggregaten und damit von maskierten aktiven Viren; eventuelles Zerspülen der Aggregate und Verklumpungen und Freisetzung vorher maskierter aktiver Viren.

2. Nachteile: Adsorption von aktiven bzw. inaktivierten Viren in unbekanntem Ausmaße.

Zu 1: Die Praxis hat gezeigt, daß bei der Herstellung von Poliomyelitis-Impfstoffen in amerikanischen Werken eine während der Formaldehyd-Inaktivierung eingeschaltete Filtration den Inaktivierungserfolg wesentlich erhöht. Seit Anwendung dieses Filtrationsschrittes während des Herstellungsprozesses ist es bei Verwendung der fertigen Vakzinen zu keinen Impfzwischenfällen mehr gekommen, die mit Sicherheit auf verbliebenes aktives Virus in den Impfstoffen zurückzuführen wären. Ein Zerspülen von Aggregaten und Verklumpungen wird diskutiert (BONIN-Bericht). KLÖNE und HAAS (Bericht HENNEBERG, Beiratssitzung beim Hessischen Minister des Innern am 23. März 1957) berichteten von Filtrationsversuchen, bei denen keine Beeinträchtigung des Virustiters stattgefunden hat. Eine Zerspülung der Aggregate und Verklumpungen scheint nach KLÖNE auf der Filterschicht bei teilinaktivierten Poliomyelitisviren vorzukommen, denn er konnte Titersteigerungen feststellen. Quantitative Angaben über das Ausmaß der Titersteigerungen sowie über die Filtrationsbedingungen sind dabei nicht mitgeteilt worden.

Zu 2: Sollte es sich bestätigen, daß bei der Filtration von Virussuspensionen durch Zerspülen von Aggregaten und Verklumpungen ein Titeranstieg eintritt, so ergäbe sich eine völlig unübersichtliche Situation. Es wäre dann nicht mehr möglich, aus der Inaktivierungskurve den weiteren voraussichtlichen Ablauf der Inaktivierung zu extrapolieren, da die Kurve dann Sprünge aufwiese. GARD [*1a, 1b, 3*] lehnt jede Filtration der Virussuspensionen ab, da nach seinen Untersuchungen eine Filtration der aus der Gewebekultur gewonnenen Virussuspension die Form der Formaldehydinaktivierungskurve nicht beeinflußt. Die Filtration wurde in seinen Versuchen mit einem Satz Glasfilter (40 bis 60 μm, 10 bis 15 μm, 4 bis 5,5 μm) durchgeführt. Es ist nach GARD wichtig, daß die Inaktivierung regelmäßig verläuft und alle störenden Eingriffe — also auch Filtrationen — während der Inaktivierung vermieden werden.

Während man bei aktiven Poliomyelitisviren im Gewebetest oder im Tierversuch im Rahmen der gegebenen Genauigkeit feststellen kann, ob und wieviel Viren von der Filterschicht adsorbiert werden, bereitet es große Schwierigkeiten, Anhaltspunkte über die Adsorption der bereits inaktivierten Viren zu erhalten. Selbst wenn man experimentell festgestellt hat, daß eine Filterschicht aktive Viren wenig oder gar nicht adsorbiert, so ist damit kein Rückschluß auf inaktivierte Viren möglich, da diese ein völlig anderes Adsorptionsverhalten zeigen können.

Einen Anhaltspunkt über die in einer Vakzine nach der Inaktivierung einschließlich der verschiedenen Filtrationen verbliebenen inaktivierten Viren liefert die Antigenität der Vakzine. Getestet werden vor allem die im Versuchstier gebildeten neutralisierenden Antikörper.

Wie durch die Arbeiten von Selzer und Polson [14] mit gereinigten Poliomyelitisvirus-Suspensionen (MEF$_1$) bekannt ist, ist mehr als die Hälfte der komplementbindenden Antigene nicht an Viren gebunden, sondern an morphologisch kleinere Teilchen, die vielleicht von den Viren abgespalten sind. Als Versuchstiere werden außer Affen (Minimum Requirements) Meerschweinchen (Gard [1]), Mäuse (Wolf und Mitarb. [34]) und Küken herangezogen. Da nach den Befunden der Behringwerke Meerschweinchen jahreszeitlich zu starke Unterschiede der Empfindlichkeit zeigen, wird dort der Kükentest bevorzugt.

Alle bisher bekannten Inaktivierungsmittel beeinträchtigen außer der Vermehrungsfähigkeit auch die Antigenität, wenn auch nur in geringem Umfange. Deshalb darf nicht noch durch zu häufige Filtrationen und ungeeignete Filter ein Antigenverlust durch Adsorption eintreten.

Bei Prüfung der Antigenität von Poliomyelitis-Impfstoffen verschiedenen Ursprungs fand Gard [1] nicht zu erklärende Unterschiede. Von den verschiedenen möglichen Ursachen hierfür

a) verschieden hohe Virustiter der Ausgangssuspension,
b) verschieden hohe Antigenität der Stämme,
c) Inaktivierung der Antigene beim Inaktivierungsprozeß,
d) Antigenverlust durch Filtration

hält Gard den Antigenverlust durch Filtration für den entscheidenden. Jedenfalls hat die Filtration die gleiche Bedeutung wie die anderen Ursachen und, da die Hersteller den Virustiter und die Antigenität der verwendeten Stämme kennen, die gleiche wie eine Antigeninaktivierung durch Formaldehyd.

Aus den oben erwähnten elektronenoptischen Befunden von Lépine [6] sowie der Firma Parke, Davis & Comp. (vgl. S. 64) ist zu ersehen, daß auch nach der Filtration von inaktivierten Poliomyelitisviren Virusaggregate vorliegen. Der Wert einer Filtration ist nach diesen Beobachtungen zweifelhaft, ob man nun eine nachträgliche Aggregation der Viren nach Passieren des Filters oder eine Verformung der Verklumpungen mit der Folge, daß diese den Filter passieren, annimmt. Eine Beseitigung der Aggregate durch das Filtrieren ist in beiden Fällen nicht erreicht worden.

Das Technische Komitee für Poliomyelitisvakzine hat bei der IV. internationalen Konferenz für Poliomyelitis in Genf, am 8. 7. 1957, eindringlich auf die in den verschiedenen Betrieben angewandten unterschiedlichen Herstellungsverfahren, insbesondere die unterschiedlichen Filtrationsmethoden, hingewiesen. Das Komitee hat dabei festgestellt, daß in den Betrieben vor allem zwei technische Verfahren angewandt werden:

a) Virus in zerkleinerten Nierenkulturen gezüchtet (Maitland-Kulturen) und in Seitz-Filtern geklärt;
b) Virus in trypsinierten Affennierenzellen gezüchtet und in Glasfiltern verschiedener Porenweite filtriert.

Die Verfechter des zweiten Verfahrens stützen sich auf die Beobachtung, daß bei der Filtration trypsinierter Kulturen mit Seitz-Filtern der Virustiter beachtlich absinkt. Die vom Komitee mitgeteilten Resultate, die sich in erster Linie auf die Einheitlichkeit und Vollständigkeit der Inaktivierung beziehen, lassen sich wie folgt zusammenfassen:

1. Die Filtration mit Seitz-Filtern während des Inaktivierungsprozesses mit Formaldehyd ermöglicht es besser als die Filtration mit Glasfritten, ein von vermehrungsfähigen Viren freies Endprodukt zu erhalten.

Von 46 einheitlich mit Glasfritten filtrierten Virusimpfstoffen waren 16 unvollständig inaktiviert; von 50 einheitlich mit Seitz-Filtern filtrierten Proben waren alle zufriedenstellend inaktiviert.

2. Nichtbehandelte Virussuspensionen, die aus trypsinierten Kulturen hergestellt sind, können unter gewissen Bedingungen, die in den Arbeiten nicht angegeben sind, ohne bemerkenswerten Titerverlust durch Seitz-Filter filtriert werden.

3. Virusimpfstoffe aus MAITLAND-Kulturen oder trypsinierten Kulturen, die vor oder während der Formaldehydinaktivierung durch Seitz-Filter filtriert werden, behalten ihre antigene Aktivität.

Bei einer doppelten Filtration, sei es durch Seitz-Filter, sei es durch Glasfritten, war die antigene Aktivität jedoch stets niedriger als bei Anwendung nur *einer* Filtration.

Das Absinken der antigenen Aktivität nach Filtrationen war besonders beim Poliomyelitistyp I und III festzustellen.

Auf Grund dieser Befunde gab das Technische Komitee Empfehlungen zur Modifikation der Fabrikationstechnik von Poliomyelitisimpfstoffen (Bericht des Bundesgesundheitsamtes über die IV. Internationale Konferenz für Poliomyelitis).

Zusammenfassung

Aus den vorliegenden Befunden ergibt sich zusammenfassend folgendes Bild:

1. Im eiweißarmen Milieu neigen Virusarten, und das kann auch für die Poliomyelitisviren erwartet werden, zur Aggregation. Der pH-Wert der Suspension beeinflußt dabei die Aggregationstendenz.

2. Die Homogenität filtrierter Poliomyelitisvirussuspensionen ist nur für kurze Zeit gewährleistet, denn bei längerem Lagern fallen zum Teil Sedimente aus. Ob die Ursachen hierfür in einer Eiweißdenaturierung bzw. Aggregation der Viren zu suchen sind, ist bisher nicht geklärt.

3. Bei Formaldehyd-Einwirkung auf Virussuspensionen muß damit gerechnet werden, daß durch Methylenbrückenbildung

a) Eiweiß zu höhermolekularen Komplexen zusammengelagert wird und

b) Viren chemisch aneinander gebunden werden, so daß bei auftretenden Verklumpungen aktive Viren vor der Inaktivierung geschützt werden.

4. Eine Filtration der aus der Gewebekultur gewonnenen Virussuspensionen ist zur Beseitigung der Zellreste unerläßlich.

5. Filtrationen während der Inaktivierung tragen, wie die praktischen Erfahrungen in amerikanischen Herstellungswerken gezeigt haben, dazu bei, den Inaktivierungserfolg bei der Impfstoffproduktion zu steigern, denn die Wahrscheinlichkeit, einen vollständig inaktivierten Impfstoff zu erhalten, wird erhöht. Seitz-Filter haben sich besonders bewährt und werden vom Technischen Komitee für Poliomyelitisvakzine empfohlen (s. Seite 71).

6. Bei Filtrationen während der Inaktivierung ist damit zu rechnen, daß aktive und inaktivierte Viren in der Filterschicht adsorbiert werden und die Antigenität des Impfstoffes herabgesetzt wird.

7. Da es bei der Herstellung von Impfstoffen darauf ankommt, neben einer in erster Linie erforderlichen Sicherheit der „vollständigen" Inaktivierung der Poliomyelitisviren auch eine hohe Antigenität des fertigen Impfstoffes zu erreichen, muß angestrebt werden, Filtrationen auf ein Mindestmaß einzuschränken und experimentell Wege zu suchen, sowohl eine möglichst vollständige Inaktivierung als auch eine hohe Antigenität des fertigen Impfstoffes zu erreichen.

Literatur

[1] GARD, S.: a) III. Europ. Poliomyelitis-Symposion, Zürich 1955; b) Svenska, Läk. Tidn. **53**, 121 (1956); c) IV. Europ. Poliomyelitis-Symposion, Bologna 1956.

[2] LÉPINE, P.: Triangel (Sandoz) **2**, 259 (1957).

[3] WESSLÉN, T., E. LYCKE, S. GARD und G. OLIN: Arch. ges. Virusforsch. **7**, 125 (1957).

[4] SALK, J. E.: Vortrag Cansas City, November 1955.

[5] BODIAN, D., u. Mitarb.: J. Amer. med. Ass. **159**, 1444 (1955).

[6] LÉPINE, P.: 2. Intern. Kongr. zur Standardisierung immunbiol. Subst., Rom 1956.

[7] GÜNTHER, O., und O. BONIN: Arzneimittel-Forsch. **6**, 233 (1956).

[8] BODIAN, D.: Intern. Pädiater-Kongr., Kopenhagen 1956.

[9] SCHRAMM, G.: Die Biochemie der Viren. Berlin/Göttingen/Heidelberg: Springer 1954.

[10] DONALD, H. B., und A. ISAACS: J. gen. Microbiol. **11**, 325 (1954).

[11] VOSS, H., und E. WENGEL: Zbl. Bakter., I. Abt. Orig. **162**, 225 (1955).

[12] BURNET, F. M.: Nature (London) **177**, 130 (1956).

[13] HENNEBERG, G., und H. VOSS: Zbl. Bakter., I. Abt. Orig. **168**, 174 (1957).

[14] SELZER, G., und A. POLSON: Biochim. biophys. Acta **15**, 251 (1954).

[15] DU NAUDÉ, T. W., T. MADSEN und A. POLSON: Nature (London) **173**, 1051 (1954).

[16] GARD, S.: Acta med. scand., Suppl. **143** (1943), zit. n. SCHRAMM, G. [9], S. 212.

[17] TAYLOR, A. R.: Disk.-Bem. zu C. E. SCHWERDT und F. L. SCHAFFER, Ann. N.Y. Acad. Sci. **61**, 740 (1955).

[18] HAAS, R., L. KÖRNER, V. DOSTAL und V. SCHWEINSBERG: Z. Hyg. **143**, 490 (1957).

[19] Patentschrift DPA Nr. 945948, Parke, Davis a. Comp., Detroit.

[20] Prospekt Poliomyelitis-Impfstoff Eli Lilly.

[21] FARREL, L. N., W. WOOD, A. E. FRANKLIN, E. T. SCHIMADA, H. G. MACMORINE und H. J. RHODES: Canad. J. publ. Health **44**, 273 (1953).

[22] GEAR, J.: Intern. Pädiater-Kongr., Kopenhagen 1956.

[23] GRASSMANN, W., und J. TRUPKE: in „Die Stoffe", herausg. von FLASCHENTRÄGER, 1951, Bd. I, S. 609.

[24] FRENCH, D., und J. T. EDSALL: Adv. Protein Chem. **2**, 277 (1945).

[25] GUTMAN, A. B.: Adv. Protein Chem. **4**, 156 (1948).

[26] ELFORD, W.: in Hdb. d. Virusforschung. Bd. I/1, S. 160, 173—176, 181, 194. Berlin, Springer 1938.

[27] UECKER, W.: Zbl. Bakter., I. Abt. Orig. **168**, 194 (1957).

[28] MELNICK, J. L., M. RHYAN, J. WARREN und S. S. BREESE: J. Immunol. **67**, 151 (1951).

[29] SCHAFFER, F. L., und C. E. SCHWERDT: Proc. Nat. Acad. Sci. (Wash.) **41**, 1020 (1955).

[30] ALBRECHT, J.: Naturwissenschaften **44**, 90 (1957).

[31] HENNEBERG, G., und L. GRÜTZNER: Zbl. Bakter., I. Abt. Orig. **154**, 94 (1949).

[32] HERZBERG, K.: Zbl. Bakter., I. Abt. Orig. **143**, 93 (1938).

[33] LIPPELT, H., und G. BRANDT: Dtsch. med. Wschr. **79**, 165 (1954).

[34] WOLF, A. M., und Mitarb.: J. Amer. med. Ass. **161**, 775 (1956).

7. Aluminiumhydroxyd als Adjuvans im Poliomyelitis-Impfstoff

Von R. HERRMANN

Auf Grund der guten Erfahrungen mit an Aluminiumhydroxyd gebundenen Toxoiden, z. B. im Diphtherie-Adsorbat-Impfstoff und im Impfstoff aus Maul- und Klauenseuche-Virus-Suspensionen, haben die Hersteller in Deutschland dem

Poliomyelitis-Impfstoff nach SALK Aluminiumhydroxyd zugesetzt. Dieses Vorgehen wurde damit begründet, daß ein Impfstoff solcher Art eine erhöhte immunisatorische Wirkung besäße. Verhält es sich in der Tat so, daß aus einer optimalen, über eine gewisse Zeit wirkenden Antigenmenge eine maximale Antikörperbildung resultiert, so könnte man mit einer kleineren Menge Antigen im Depotimpfstoff mehr erreichen als im Normalimpfstoff.

Bei der Erörterung der Vorteile, die ein Poliomyelitis-Impfstoff nach Zugabe von Aluminiumhydroxyd bietet, ist immer wieder die erhöhte Sicherung vor der Übertragung von infizierenden Viren ins Feld geführt worden. Sie werde dergestalt gesteigert, daß gegebenenfalls vorhandenes nicht inaktiviertes, vermehrungsfähiges Virus vom Aluminiumhydroxyd festgehalten wird, nicht mehr infizieren kann oder erst nach Immunisierung des Organismus frei wird (GÜNTHER [1], PRIGGE und Mitarb. [2]).

Die Depotwirkung und die Steigerung der immunisierenden Eigenschaften infolge einer Resorptionsverlangsamung durch den Zusatz von Aluminiumhydroxyd (für Aluminium*oxyd*: DRESCHER [3], HENNEBERG und DRESCHER [4]) zu Virusimpfstoffen ist in Versuchen mit Influenzavirus, Maul- und Klauenseuchevirus u. a. wiederholt nachwiesen worden. Es kann daher als experimentell gesichert gelten, daß Aluminiumhydroxyd unter bestimmten Kautelen, d. h. bei optimaler Zusammensetzung des Impfstoffes, als Depotkörper wirken und die Wirksamkeit von Virusimpfstoffen erheblich erhöhen kann. Erste Untersuchungen von KELLER und SAUTHOFF [5] sowie HAAS, DOSTAL und SAUTHOFF [6] über den Einfluß der Zugabe von Aluminiumhydroxyd auf die immunisierende Wirkung eines Poliomyelitis-Impfstoffes deuten ähnliches an, wenn auch die Beweisführung noch nicht genügt. Die Verfasser sagen darüber: „Es zeigte sich ein Unterschied in der belastbaren Immunität zu Gunsten des mit Aluminiumhydroxyd versetzten Impfstoffes". Ob diese Erhöhung der Immunität eine vorübergehende oder bleibende Erscheinung ist, konnte noch nicht entschieden werden. Die Lösung dieser Frage würde auch den bisher ungenutzten Vorteil der Verringerung von Injektionen und Mengen insofern berühren, als die Dauer der Immunwirkung und die Anzahl der Injektionen voneinander abhängige Größen darstellen.

Ferner besteht noch keine Klarheit darüber, in welcher Relation die Dauer der Inaktivierung zur Steigerung der Wirksamkeit durch Depotmittel steht. Einerseits befürchtet man bei der bisherigen Einwirkungszeit von Formalin (12 Tage) eine Zerstörung des Antigens; andererseits besitzt nach der Argumentation des Herstellerwerkes ein mit Adsorbentien versetzter Impfstoff gegenüber anderen den Vorteil, daß die Antigenität gesteigert wird. Man sollte bei einem durch die Depotbildung in seiner Wirkung gesteigerten Impfstoff eher eine höhere Belastbarkeit der Virussuspensionen gegen Inaktivierungsmittel voraussetzen.

Es ist theoretisch möglich, daß Aluminiumhydroxyd durch unspezifische Adsorption Virus binden kann. Über die Art dieser Bindung, die man sich chemisch oder je nach dem Grad der Formalinisierung einzelner Virusteilchen vielleicht auch als Ionenaustausch vorstellen könnte, läßt sich zur Zeit mangels einer geeigneten Versuchsanordnung nichts aussagen. Aus unten erwähnten Versuchen von J. DRESCHER ergibt sich zumindest, daß die Virusadsorption pH-unabhängig ist. Dieses Verhalten spricht gegen einen Austausch von Ladungen. Aus Untersuchungen am Influenza- sowie Maul- und Klauenseuchevirus geht hervor, daß die Infektionsfähigkeit dieser Viren durch Adsorption an Aluminiumhydroxyd nicht beeinträchtigt wird (WALDMANN und Mitarb. [7], RAMON [8]).

Daher bleibt die Annahme, daß durch die Adsorption das infektionstüchtige Virus strukturell so verändert werde, daß es nach Resorption nicht mehr pathogen, also irreversibel inaktiviert ist, unbewiesen.

Es wäre möglich, daß zur Infektion mit Poliomyelitisvirus eine bestimmte Menge aktives Virus pro Zeiteinheit erforderlich ist. Vermindert man dann die Menge des infizierenden Virus im Impfstoff durch Adsorption an Aluminiumhydroxyd, so könnte die Dosis unter der Infektionsschwelle bleiben. Die Zugabe des Adsorbens zum Antigenmaterial würde also eine gewisse Sicherung vor einer Impfpoliomyelitis mit sich bringen. Wenn infektionstüchtiges und inaktiviertes Virus gleichzeitig im Adsorbat vorliegen, kann unter Umständen der inaktive Anteil rascher resorbiert werden; später resorbiertes aktives Virus trifft dann auf einen durch das zuvor resorbierte inaktivierte Virus bereits immunisierten Organismus.

Bisher sind aber keine experimentellen Beweise für eine dieser Annahmen bekanntgeworden; dem hier vorliegenden Schrifttum sind keine Versuchsergebnisse zu entnehmen, die den Beweis dafür erbringen, daß durch Zusatz von Aluminiumhydroxyd zum Poliomyelitis-Impfstoff eine Impfpoliomyelitis verhindert werden kann. LINNEWEH [9] sowie PRIGGE und Mitarb. [2] berufen sich auf Versuchsergebnisse von RHOADS [10] in den USA. Dieser Autor hatte 1930/31 ein Gemisch von unbekannten aktiven Poliomyelitisstämmen unbekannten Virusgehaltes — aus Lumbalmark infizierter Affen — mit abgestuften Mengen Aluminiumhydroxyd versetzt. Zwei Affen, denen ein stark aluminiumhydroxydhaltiges Adsorbat intrazerebral injiziert worden war, bekamen innerhalb der nicht näher angegebenen Versuchszeit keine Poliomyelitis, während der dritte, mit einer sehr wenig Aluminiumhydroxyd enthaltenden Virussuspension behandelte Affe an Poliomyelitis erkrankte. Von vier weiteren, subkutan mit sehr stark aluminiumhydroxydhaltigen Virussuspensionen geimpften Affen, erkrankte einer nach intranasaler Infektion mit Poliomyelitisvirus an Poliomyelitis. Aus den Angaben von RHOADS ist nicht ersichtlich, ob die Erkrankung des einen Affen auf die subkutane Impfung zurückzuführen oder ob nur infolge einer zu geringen Antikörperbildung kein ausreichender Schutz gegen die intranasale Infektion vorhanden war.

Angesichts der sehr geringen Anzahl von Versuchstieren und mangels ausreichender Angaben über die angewandten Virusmengen und -stämme können aus den Versuchsergebnissen von RHOADS keine verbindlichen Aussagen abgeleitet werden. Spätere Untersuchungen, wie die von SCHAEFFER und BREBNER [11] bestätigen die Befunde von RHOADS hinsichtlich der Unschädlichkeit von Poliomyelitis-Aluminium-Adsorbatmischungen nicht und erbrachten vielmehr das Ergebnis, daß das Aluminium-Gel infektiös ist, wenn Virus an ihm adsorbiert ist, daß somit die Adsorption das Poliomyelitisvirus nicht zu inaktivieren scheint. KRAMER, GROSSMAN und HOSKWITH [12] konnten bei intrazerebraler Injektion von Poliomyelitis-Adsorbatimpfstoff eine Infektion nicht verhindern. Ähnliche Versuche haben GORDON, HUDSON und HARRISON [13] mit einer größeren Zahl von Affen angestellt und genaue Versuchsdaten gegeben. Sie finden keinen Beweis dafür, daß Adsorbat-Impfstoffe bei subkutaner Injektion eine bessere Immunisierungswirkung aufweisen; sie halten Virusadsorbate nicht für harmlos.

Den behaupteten Vorteilen eines Impfstoffes mit Zugabe von Aluminiumhydroxyd, wie erhöhte Sicherheit gegen Infektion, Steigerung der immunisierenden Eigenschaften und Reduzierung der Impfstoffmenge, stehen eine Reihe von Nachteilen gegenüber. Die Zusammensetzung und die Adsorptionseigenschaften der Aluminiumverbindung sind keine konstanten Größen (HENNEBERG [14]). Die Verwendung eines ungeeigneten Ausgangsmaterials oder mangelhafte Abstimmung der Mengenverhältnisse der Impfstoffanteile können einen Wirkungsabfall bis zur Wirkungslosigkeit herbeiführen. Es ist experimentell gesichert, daß es für die Antigenmenge ein „Zuwenig" gibt und daß ein „Zuviel" sinnlos ist. Der Impfstoff kann nicht intradermal verabfolgt werden, da man mit stärkerer Gewebsreaktion rechnen muß. Bei subkutaner Injektion bildet sich um das Depot eine bindegewebige Kapsel, die über lange Zeit palpabel bleibt. Ferner ist es nicht möglich, die abgabefertige Vakzine im vollständigen Unschädlichkeitstest zu prüfen, da die Anwesenheit des Aluminiumhydroxyds die Beurteilung der Gewebekultur stört und den Affentest behindert. Von Nachteil ist es schließlich, daß der Impfstoff in dieser Zusammensetzung nicht bei Temperaturen unter $+4°$ C zu konservieren ist.

Nach einleitenden Versuchen mit Mineralölzusatz zu Virusimpfstoffen machte man sich in den USA offenbar die von SALK vertretene Ansicht zu eigen, daß es zur Erzielung einer optimalen Wirkung auf den maximal erreichbaren Antikörpertiter ankomme, der nach dreimaliger Impfung mit „schlechtem" Impfstoff ebenso hoch sei wie bei einem Impfling, der nach der ersten Injektion schon einen sehr hohen Antikörpertiter besaß (BONIN [15]). Somit verzichtete man auf den Zusatz von Depotkörpern zum Impfstoff.

Das in den oben erwähnten Versuchen von HAAS, DOSTAL und SAUTHOFF verwendete Aluminiumhydroxyd war nach einem nicht näher dargelegten Verfahren von SCHULZE hergestellt worden. Will man sich den Vorteil der Immunitätssteigerung zunutze machen, so ist eine hinreichend genaue Analyse der chemischen und physikalischen Eigenschaften des Aluminiumhydroxyds unerläßlich, weil sonst andernfalls experimentelle Ergebnisse über den Nutzen und die Wirkung des Aluminiumzusatzes nicht vergleichbar sind. Das Immunisierungsvermögen von Adsorbatimpfstoffen hängt nach den Ergebnissen entsprechender Untersuchungen im Robert Koch-Institut sehr stark von den Eigenschaften des jeweiligen Adsorbens ab (HENNEBERG und DRESCHER [4], DRESCHER [16], DRESCHER und RAETTIG [17]). So konnte gezeigt werden, daß z. B. die Adsorption von Influenzavirus an Aluminiumoxyd eine Funktion der Oberflächengröße des Adsorbens ist und die Depotwirkung eine nach Zeit und Menge meßbare Größe darstellt. Damit werden exakte Aussagen über den Aufbau eines Depotimpfstoffes, über die Quantität des Adsorptions- und Resorptionsvorganges in Abhängigkeit von der Anwesenheit von Elektrolyten und vom pH-Wert und eine vorher bestimmbare Steigerung der Antikörperbildung möglich. Eine Übertragung dieser Ergebnisse auf die Adsorptionsbedingungen beim Poliomyelitisvirus mit Aluminiumoxyd dürfte möglich sein. Die Vorteile eines leistungsfähigen, die Antikörperbildung steigernden Depotimpfstoffes überwiegen die Nachteile.

Zusammenfassung

Man sollte auf die Zugabe von Depotstoffen zum Poliomyelitisimpfstoff nicht verzichten. Mit Hilfe eines Depotimpfstoffes kann man die Zahl der Injektionen und die Dosis herabsetzen. In Zukunft ist die Verwendung eines Adsorbens angebracht, das chemisch und physikalisch analysierbar und somit in Standard-Form aufgebaut ist.

Literatur

[1] Günther, O.: Münch. med. Wschr. 1955, 1687.
[2] Prigge, R., u. Mitarb.: Dtsch. med. Wschr. 1956, 325 u. 377.
[3] Drescher, J.: Die Wirksamkeit von Depotimpfstoffen in Abhängigkeit von der Art des Depotmaterials. Inaug.-Diss. Berlin 1955.
[4] Henneberg, G., und J. Drescher: Zbl. Bakt., I. Abt. Orig. 167, 310 (1956).
[5] Keller, W., und R. Sauthoff: Klin. Wschr. 1955, 732.
[6] Haas, R., V. Dostal und R. Sauthoff: Klin. Wschr. 1955, 1082.
[7] Waldmann, O., u. Mitarb.: Zbl. Bakt., I. Abt. Orig. 148, 1 (1942).
[8] Ramon, G.: Rev. Immunol. Paris 19, 265 (1955).
[9] Linneweh, F.: Dtsch. med. Wschr. 1955, 1117.
[10] Rhoads, C. P.: a) Science 1930, 608; b) J. exper. Med. 53, 399 (1931).
[11] Schaeffer, M., und W. B. Brebner: Arch. path. (Chicago) 15, 221 (1933).
[12] Kramer, S. D., L. H. Grossman und B. Hoskwith: J. immunol. 31, 199 (1936).
[13] Gordon, F. B., N. P. Hudson und J. A. Harrison: J. infect. Dis. 64, 241 (1939).
[14] Henneberg, G.: Intern. Mikrobiol.-Kongr. Opatija 1957.
[15] Bonin, O.: Dienstreisebericht an das Hessische Ministerium des Innern, 1956.
[16] Drescher, J.: Zbl. Bakt., I. Abt. Orig. 168, 217 (1957).
[17] Drescher, J., und H. Raettig: Zbl. Bakt., I. Abt. Orig. 168, 235 (1957).

Teil B

Prüfung von inaktivierten Poliomyelitis-Impfstoffen auf Unschädlichkeit und Wirksamkeit

1. Wirksamkeit des formalin-inaktivierten Poliomyelitis-Impfstoffes

Von Hansjürgen Raettig

A. *Fragestellungen und Begriffsklärungen*
B. *Wirkung des Poliomyelitis-Impfstoffes*
  1. Tierversuche
  2. Impfung beim Menschen
    a) Antikörperanstieg
    b) Beeinflussung des Krankheitsbildes und der Letalität
    c) Verhalten der Morbidität
  3. Dauer des Schutzes
  4. Festlegung von Schutzeinheiten und Standardimpfstoffen
C. *Diskussion der Ergebnisse und Ausblick auf die weitere Entwicklung*
D. *Zusammenfassung*

A. Fragestellungen und Begriffsklärungen

Nach dem derzeitigen Stand unserer tierexperimentellen und epidemiologischen Erfahrungen können folgende Fragen zur Wirksamkeit der Poliomyelitisschutzimpfung diskutiert und beantwortet werden: Wie wirkt das Antigen des Poliomyelitisvirus im Tierkörper auf die Antikörperbildung? Wird das Versuchstier durch die Impfung gegenüber einer künstlichen Infektion geschützt? Wie wirkt die Impfung beim Menschen auf die Antikörperbildung, und wie wird die epidemiologische Situation durch die Impfung beeinflußt? Bevor diese Fragen im einzelnen an Hand der vorliegenden Literatur besprochen werden können, müssen einige Begriffe der allgemeinen Impferfolgsstatistik erläutert werden, denn auch die Diskussion um die Poliomyelitisimpfung der letzten Jahre hat gelehrt, daß viele Mißverständnisse vermieden werden würden, wenn man exakte Begriffsdefinitionen verwendete.

Der Begriff *Immunität* wird für einen Infektionsschutz verwendet, der im Laufe des Lebens auf natürlichem Wege (durch Infektion) oder künstlich (durch Impfung) erworben wird, während Resistenz eine angeborene Widerstandsfähigkeit des Organismus gegenüber bestimmten Infektionen bedeutet. Der Begriff Immunität ist sehr komplex; in ihm werden zahlreiche spezifische oder unspezifische, zelluläre oder humorale Abwehrmechanismen zusammengefaßt. Für die vorliegende Fragestellung ist es notwendig, die Begriffe der zellulären und humoralen Immunität in ihrer Beziehung zu den Impfmethoden herauszuarbeiten.

Über die zelluläre Immunität wissen wir im Vergleich zur humoralen Immunität noch sehr wenig. Fest steht heute nur, daß nach der natürlichen oder künstlichen Infektion in den spezifisch-sensiblen Körperzellen eine Abwehrbereitschaft entsteht, die oft lebenslänglich wirksam bleibt und die nicht unbedingt mit dem Anstieg eines humoralen Antikörpers einhergeht. Dabei muß die künstliche Infektion mit einem vermehrungsfähigen Agens arbeiten und dieses auf dem Wege der natürlichen Infektion an das sensible Gewebe heranbringen. Über den Mechanismus einer solchen offensichtlich an die Zellen gebundenen Abwehrbereitschaft ist nichts bekannt. Hinsichtlich der Wirkung der zellulären Immunität sind wir auf die epidemiologischen Erfahrungen, z. B. mit der Pockenschutzimpfung angewiesen. Um eine zelluläre Immunität künstlich zu erzeugen, muß man einen vermehrungsfähigen, aber in seiner Virulenz abgeschwächten Erreger an das Gewebe heranbringen, das den natürlichen Angriffsort des Erregers darstellt. Ob es auch möglich ist, mit nicht vermehrungsfähigem Antigen durch lokale Applikation (wie etwa bei der oralen Typhusimmunisierung) eine ausreichende zelluläre Immunität zu erzielen, ist noch nicht sicher. Neben der Abwehrbereitschaft des Gewebes können die Antigene auf dem Wege über dieses Gewebe auch spezifische Antikörper im Blut hervorrufen. Bei einem erneuten Angriff des Erregers wird dieser von den refraktären Zellen des Gewebes gar nicht angenommen; es kommt nicht zur Infektion. Bei planmäßigem epidemiologischem Einsatz einer solchen Immunisierung kann der Erreger sich in seinem speziellen Wirt nicht mehr halten, die Morbidität sinkt, die Infektketten werden unterbrochen, der Erreger und damit die Seuche sterben aus. Das überzeugendste Beispiel für diesen Idealfall ist die Pockenimpfung.

Der Wirkungsmechanismus der humoralen Immunität ist wesentlich besser erforscht. Hier interessieren nur die spezifisch neutralisierenden Antikörper, die nach parenteraler Zufuhr des nicht mehr vermehrungsfähigen Erregers entstehen. Wird ein auf diesem Wege immunisierter Organismus, z. B. bei der parenteralen Typhusimpfung, infiziert, so kann der Erreger trotz der Impfung in das empfängliche Gewebe, beim Typhusbakterium also in das Darmepithel und seinen lymphatischen Apparat, eindringen und sich dort vermehren. Kommt es danach zum Einbruch der Erreger in die Blutbahn, so werden sie in diesem Stadium der Krankheit durch die neutralisierenden Antikörper abgefangen.

Schwere und Sterblichkeit der meisten Infektionskrankheiten werden durch die Komplikationen bestimmt, die nach der Ausbreitung der Erreger auf dem Blutwege als Organmanifestationen auftreten. Daher kann erwartet werden, daß eine erhöhte humorale Immunität den Krankheitsverlauf mildert und die Letalität herabsetzt, nicht aber die Morbidität senkt, weil die Infektion ja nicht verhindert wird. Diese Verhältnisse sind für die parenterale Typhusimpfung mit abgetöteten Keimen gut studiert und in dem hier skizzierten Sinne bewiesen worden. Da die leichten, subklinisch verlaufenden Formen, die der Diagnostik leicht entgehen können, bei humoraler Immunität vermehrt auftreten, kann es zu einer scheinbaren Senkung der Morbidität durch die Impfung kommen. Da bei Geimpften die Auseinandersetzung zwischen Wirt und Erreger nicht so heftig, nicht so endgültig ausgetragen wird, kommt es erfahrungsgemäß häufiger als bei Nichtgeimpften zu einem „faulen Frieden" zwischen Erreger und Wirt, anders ausgedrückt: die Zahl der Ausscheider nimmt zu. Der Anstieg der Häufigkeit leichter, kaum erkennbarer Infektionen und von Dauerausscheidern führt zur Verdichtung der Infektketten, also zu einer wirklichen Morbiditätserhöhung, die aber seuchenstatistisch wegen der Erschwerung der Diagnostik kaum faßbar ist. Für den Epidemiologen wird

die Arbeit durch die Erhöhung der humoralen Immunität *allein* erschwert, es sei
denn, er bewertet in der Erkenntnis, daß keine sichere Methode zur Ausrottung

Tabelle 1. *Immunität*

	zellulär	humoral
Erreger im Impfstoff	Lebend, abgeschwächt, vermehrungsfähig	Chemisch oder physikalisch inaktiviert, also nicht vermehrungsfähig
Impfart	Möglichst lokal am natürlichen Angriffsort des Erregers	Parenteral
Antikörper nach Impfung	Entstehung von Antikörpern oft, aber nicht notwendigerweise nachweisbar	Spezifischer Anstieg der Antikörper
Angriff des Erregers	Erreger wird in der vordersten Linie, also am Ekto- oder Endoderm des Makroorganismus abgefangen; das Eindringen in den Organismus wird verwehrt	Der Erreger dringt in das empfängliche Organ (Haut, Tonsillen, Darmschleimhaut) ein und vermehrt sich dort. Dann erst wird der Erreger in der zweiten Linie, der Blutbahn, durch die vermehrten Antikörper abgefangen
Infektion des Makroorganismus	Nein	Ja
Krankheitsbild	Keine Krankheit	Gegenüber nichtgeimpften Personen: leichterer, abgekürzter, häufig inapparenter Verlauf; weniger Komplikationen; niedrigere Letalität
Anstieg der Dauerausscheiderquote	Nein	Ja
Beispiele	Pocken, Gelbfieber, BCG	Typhus, Ruhr, Poliomyelitis
Seuchenstatistische Wirkung	Herabsetzung der Morbidität und Letalität	Herabsetzung der Letalität, Zunahme der Dauerausscheider. Scheinbare Morbiditätssenkung durch erschwerte Diagnostik der inapparenten Fälle möglich
Epidemiologische Wirkung	Echte Bekämpfung der Infektionskrankheit möglich. Bei planmäßigem Einsatz und Durchimpfung der Bevölkerung kann die Seuche ausgerottet werden. Erreger verschwindet	Seuchenbekämpfung durch vermehrte Dauerausscheider und Zunahme der leichten, nicht erkannten Verlaufsformen erschwert. Daher Anstieg der Morbidität. Erreger wird langsam ubiquitär. Erhöhte natürliche Durchseuchung, möglicherweise epidemiologisch positiv zu bewerten
Vergleichbar	einer echten Infektionsresistenz	einer früh einsetzenden Behandlung mit Antibiotika
Negative Phase	Bei lokaler Anwendung des Impfstoffes keine negative Phase, da das Antigen langsam erst durch Vermehrung entsteht. Nur gelegentlich Provokation latenter Infekte	Regelmäßige, kurzfristige Depression der zirkulierenden, spezifischen und unspezifischen Antikörper. Regelmäßige Gefährdung von Personen, die sich in der Inkubation einer Infektion befinden
Dauer des Impfschutzes	5—10 Jahre	1—2 Jahre

der Seuche vorhanden ist, die erhöhte Durchseuchung der Bevölkerung mit leichten Infektionen als ein seuchenhygienisches Positivum.

Dieser notwendigerweise nicht erschöpfende Versuch einer allgemeinen Begriffsklärung der zellulären und humoralen Immunität ist in Tabelle 1 in didaktischer Vereinfachung zusammengefaßt. Da die hier zur Diskussion stehende Poliomyelitisimpfung nach SALK mit der parenteralen Gabe von chemisch inaktiviertem Virus arbeitet, wurde die Poliomyelitisimpfung als Beispiel der humoralen Immunität eingesetzt. Im folgenden wird zu untersuchen sein, ob die bisherigen Erfahrungen diese Eingruppierung rechtfertigen.

Es ist notwendig, klinische und medizinal-statistische Begriffe für die Poliomyelitis festzulegen, bevor in die spezielle Diskussion über die Wirksamkeit der Impfung eingetreten werden kann. Die Poliomyelitis entsteht durch die Infektion des Menschen mit Poliomyelitisviren; sie ist klinisch und nosologisch eine Einheit; ihr Verlauf ist dadurch charakterisiert, daß bei einer kleinen Zahl von Infizierten Lähmungen auftreten. Die Lähmung ist eine Komplikation der Poliomyelitis, die nur deshalb besonders beachtet wird, weil ihre klinische Auswirkung besonders gefürchtet ist. Statistisch dürfen die Lähmungen nur als Ausdruck der Schwere der Poliomyelitiserkrankung gewertet werden; die Häufigkeit ihres Vorkommens innerhalb eines Kollektivs darf also nur in Verhältniszahlen zu der Zahl der Gesamterkrankungen angegeben werden. Man kann von einer „Lähmungsrate" sprechen und sie in Prozent aller Erkrankungen angeben, ebenso wie die Letalität als Prozentsatz der Gestorbenen zu der Zahl aller Erkrankten ausgedrückt wird. Im jüngsten Schrifttum wird immer wieder der Versuch gemacht, die Poliomyelitis in zwei Krankheiten aufzuspalten: die „paralytische" und die „aparalytische" Poliomyelitis; als Folge davon wird von der „Morbidität der paralytischen Poliomyelitis" gesprochen, indem die Zahl der Gelähmten auf die Zahl der Einwohner bezogen wird. Zwar ist dies theoretisch unzulässig, denn der Begriff „Morbidität" kann nicht für einen Teil einer Infektionskrankheit benutzt werden, in der Praxis aber hat es sich als zweckmäßig erwiesen, wegen der Unsicherheit der Diagnostik nur die paralytisch verlaufenden Poliomyelitisfälle statistisch zu werten. Dabei muß man sich aber immer bewußt sein, daß mit der Berücksichtigung der paralytischen Poliomyelitis allein nichts über die Morbidität und ihre Beeinflussung durch die Impfung gesagt wird und gesagt werden kann. Diese Vorbemerkung war notwendig, weil im internationalen Schrifttum häufig aus der „Morbidität der paralytischen Poliomyelitis", die etwas über die Schwere des Krankheitsverlaufes aussagt, unversehens der Begriff „Morbidität der Poliomyelitis" wird, der etwas ganz anderes ausdrückt.

B. Wirkung des Poliomyelitis-Impfstoffes

Zunächst muß hier über die parenterale Impfung mit formalininaktiviertem Impfstoff nach SALK gesprochen werden, weil diese Impfart im Mittelpunkt der Diskussion steht und weil nur hier genügende praktische Erfahrungen vorliegen, um zusammenfassende Betrachtungen und Rückschlüsse zuzulassen. Seit Jahrzehnten wurde versucht, eine Impfmethode beim Menschen tierexperimentell vorzubereiten. Erst die Entdeckung der Viruskultur im isolierten Gewebe erfüllte notwendige Voraussetzungen für eine Impfstoffentwicklung.

1. Tierversuche

Die Grundlage für die Entwicklung eines Impfstoffes und die Prüfung seiner Wirksamkeit ist auch heute noch der Tierversuch. Bei der Wirksamkeitsprüfung eines Poliomyelitisimpfstoffes bieten sich zwei Möglichkeiten an. Es kann geprüft werden, ob im Serum des Versuchstieres nach der Impfung spezifische Antikörper erscheinen, deren Quantität mit serologischer Methodik bestimmt werden kann. Zum anderen kann untersucht werden, ob das immunisierte Tier gegenüber einer artefiziellen Infektionsbelastung unempfindlicher ist als die Kontrolltiere. Beide Methoden haben prinzipielle Mängel hinsichtlich ihrer Übertragbarkeit auf die Impfstoffwirksamkeit beim Menschen.

Der Nachweis der spezifischen Antikörper ist streng genommen nur eine Identitätsprüfung für das Antigen. Ein positiver Tierversuch sagt aus, daß der Impfstoff eine bestimmte, wirksame Menge des Antigens enthält; er beweist, daß das Virus wirklich in einer bestimmten Menge und Qualität im Impfstoff vorhanden ist und daß in den Ausgangskulturen des Impfstoffes keine Virusverunreinigung eingetreten ist. Über die Immunitätserzeugung beim Menschen sagt der Tierversuch nur indirekt aus, daß auch beim Menschen wahrscheinlich ein spezifischer Antikörper durch den Impfstoff erzielt werden kann.

Eine größere Aussagekraft hat der Infektionsbelastungsversuch am Tier. Hierbei ist es streng genommen notwendig, am empfindlichen Tier zu arbeiten. Da für das Poliomyelitisvirus bei natürlicher, oraler Infektion nur die Primaten empfindlich sind, sind echte Schutzversuche mit subkutaner oder intramuskulärer Impfung und oraler Infektion zu kostspielig, um darauf eine Routineuntersuchung eines Impfstoffes aufzubauen. Für eine künstliche Infektion mit Poliomyelitisvirus haben sich auch andere Tiere als empfindlich erwiesen, so daß heute verschiedene Wege für eine Belastung der Immunität am Tier gangbar sind. Zunächst soll der Entwicklungsweg dieser Untersuchungen kurz nachgezeichnet werden.

Daß nach Gabe von aktivem und chemisch oder physikalisch inaktiviertem Poliomyelitisvirus beim Versuchstier ein Antikörperanstieg eintritt, und daß mit verschiedenen Impfmethoden ein Schutz des Versuchstieres erzielt werden kann, ist seit langem bekannt (BOYD [1]). Schon 1910 berichten RÖMER und JOSEPH [2] über Affenexperimente; sie erhitzten das Poliomyelitisvirus für eine halbe Stunde auf 50° und stellten fest, daß das so behandelte Virus bei subkutaner und intrazerebraler Applikation für Affen nicht mehr infektiös ist. Die mit hitzeabgetötetem Virus so behandelten Affen zeigen gegenüber einer Infektion mit lebendem Virus eine ausreichende Immunität. RHOADS [3] beobachtete 1931, daß Affen nach der Impfung gegen intranasale und intrazerebrale Infektionen geschützt sind und ihre Seren neutralisierende Kraft besitzen; er verwendete als Impfstoff eine Kochsalzaufschwemmung von poliomyelitisinfiziertem Affen-Spinalmark, die mit Aluminiumhydroxyd inaktiviert war. 1934 wies BRODIE [4] nach, daß Affen nach Immunisierung mit aktivem oder formalininaktiviertem Virus neutralisierende Antikörper bilden und daß sie gegen eine Infektion mit der mehrfachen paralytogenen Minimaldosis geschützt sind. Bei der Immunisierung mit aktivem Virus fand er eine Korrelation zwischen humoraler Immunität (gemessen an der neutralisierenden Antikörpermenge) und der zellulären Immunität (gemessen an der Infektionsbelastung); diese Korrelation ist bei Verwendung der formalinisierten Vakzine nicht in gleichem Maße erweisbar. MORGAN [5] bestätigte später diese Versuche, indem sie Affen durch mehrfache intramuskuläre Impfung mit formalininaktiviertem Virus gegen eine intrazerebrale Infektion schützte. KAUFFMANN und FRANTZEN [6] diskutierten 1948 die Möglichkeit einer aktiven Immunisierung des Menschen mit einer formalinisierten Poliomyelitisvakzine, weil es ihnen gelang, mit der intraperitonealen Impfung mit dem murinen Poliomyelitisstamm (Columbia SK) Mäuse gegen eine intraperitoneale Infektion zu schützen. Die Typenspezifität konnte MORGAN 1949 nachweisen [7], als es ihr gelang, Affen durch intramuskuläre Impfung mit einem Typ-I-Stamm gegen eine intrazerebrale Infektion mit Typ-I-Stämmen, nicht aber gegen Typ-II-Stämme, zu schützen und umgekehrt. KRECH [8] konnte zeigen, daß Mäuse durch eine intraperitoneale Impfung mit inaktivem Poliomyelitisvirus gegen eine 3 Tage danach folgende intravenöse Infektion geschützt werden und daß dieser Schutz weitgehend typenspezifisch ist. POWELL und CULBERTSON [9] bestätigten die Angaben von KRECH über die Brauchbarkeit des Mäuse-Schutztestes. Sie immunisierten Mäuse mit trivalentem Impfstoff in aufsteigenden Verdünnungen (1 : 1, 1 : 5, 1 : 25, 1 : 125, 1 : 625) einmalig mit 5 ml i.p. und infizierten mit konstanter Infektionsdosis intraspinal oder intravenös und stellten dabei eine mit der Antigenverdünnung parallelgehende Abnahme der Schutzwirkung fest.

Dieser kurze, nicht erschöpfende Rückblick auf die experimentelle Vorarbeit auf diesem Gebiet zeigt, daß zunächst nur Affen, später aber Mäuse als Versuchstiere benutzt wurden. (Über die Antikörperbildung beim Meerschweinchen wird noch zu sprechen sein.) Bei den Belastungsversuchen wurde der Weg der Infektion zumeist nicht dem natürlichen nachgebildet; vielmehr wurden Infektionsweisen (intravenös, intraperitoneal, intrazerebral) verwendet, die einen Vergleich mit den natürlichen Verhältnissen unmöglich machen. Diese Schwierigkeit muß später noch diskutiert werden.

2. Impfung beim Menschen

Die Wirksamkeit einer Impfmethode beim Menschen kann auf verschiedenen Wegen erwiesen werden. Ebenso wie im Tierversuch kann geprüft werden, ob nach der aktiven Immunisierung ein Anstieg der spezifischen Antikörper auftritt. Die Größe des Antikörperanstiegs bei einem Teil der Impflinge kann als Wertmaßstab des Impfstoffes benutzt werden; allerdings wird auf diese Weise nur die humorale Immunität gemessen.

Da die künstliche Belastung der Immunität beim Menschen nicht möglich ist, muß an ihre Stelle die Prüfung der natürlichen Belastung treten. Die Frage nach der Wirksamkeit einer Impfmethode kann also nur die Seuchenstatistik beantworten. Der methodisch einfachste Weg ist der Nachweis, daß in der Gruppe der Erkrankten der Prozentsatz der Gestorbenen, also die *Letalität*, oder der kompliziert verlaufenen Erkrankungen (*Komplikationsrate*) bei den Geimpften gegenüber einer auswahlfreien Kontrollgruppe von Nichtgeimpften signifikant gesenkt wurde. Dieser Nachweis ist gerade bei der Poliomyelitis schwierig; das Bezugssystem, nämlich die Gesamtzahl der Erkrankten, hängt ganz wesentlich von der Güte und der Möglichkeit der Diagnostik ab. Die Diagnostik aber wird sehr häufig durch die Impfung erschwert. Dieses Problem darf bei der Bewertung des statistischen Materials nicht unbeachtet bleiben.

Sehr viel schwieriger ist die Beeinflussung der Erkrankungshäufigkeit durch die Impfung innerhalb der Gesamtbevölkerung, also der *Morbidität*, zu beurteilen. Hier ergeben sich vor allem drei Methoden. Man kann die Morbidität nach der Impfung in dem Impfbezirk prüfen, indem man die Morbidität der Geimpften und Nichtgeimpften gegenüberstellt. Da es sich um freiwillige Impfungen handelt, stellen die Impfwilligen eine Auslese dar, die einen späteren statistischen Vergleich ausschließt. Ein Vergleich ist deshalb nur zulässig, wenn ein repräsentativer und auswahlfreier Teil der Impfwilligen leer geimpft wird und die anschließende seuchenstatistische Auswertung blind erfolgt, wenn also sogenannte Placeboimpfungen durchgeführt werden. Ein anderer Weg ist nur mit großer Zurückhaltung gangbar. Man kann die Entwicklung der Morbidität einer besonderen Bevölkerungsgruppe, die vorwiegend geimpft wurde (z. B. bestimmte Altersgruppen, Berufsgruppen usw.), mit der Morbidität der Gesamtbevölkerung vergleichen. Dieser Weg ist deshalb besonders einfach und beliebt, weil nicht nach „geimpft“ und „nichtgeimpft“ aufgegliedert zu werden braucht, doch ergeben sich hierbei besonders leicht Irrtümer, da Schwankungen der Morbidität in bestimmten Bevölkerungsgruppen auch „spontan“, d. h. ohne ersichtlichen Grund, auftreten können. Die dritte Möglichkeit, einen Impferfolg festzustellen, ist zwar die beste, aber auch die langwierigste und schwierigste. Wenn regelmäßige Durchimpfungen großer Bevölkerungsgruppen durchgeführt werden, wie es bei der Poliomyelitis in den USA und in Dänemark der Fall ist, müßte die Morbidität auf lange Sicht stetig abnehmen und die Seuche schließlich ausgerottet werden, wie dies bei den Pocken in Ländern mit Impfpflicht weitgehend möglich war. Dieser Nachweis ist bei der Poliomyelitis besonders schwer zu führen, weil sie zwar in ihrer jahreszeitlichen Rhythmik sehr regelmäßig ist, aber ihre Wellenbewegungen im Laufe der Jahre regellos und deshalb schwer voraussagbar ablaufen. Bei dieser Erfolgsbeurteilung fehlt also die negative Kontrolle, und deshalb kann hier nur ein sehr eindrucksvoller Rückgang der Morbidität über längere Zeiträume als Erfolg gewertet werden.

Alle hier aufgeführten Methoden sind bei der Poliomyelitis-Impfstatistik bereits angewendet worden. Im folgenden sind die wichtigsten Angaben aus dem internationalen Schrifttum zusammengestellt.

a) Antikörperanstieg

Howe [10] wies bereits 1952 nach, daß nach künstlicher Immunisierung bei 6 Kindern die gleichen Antikörper im Serum auftraten wie bei geimpften Schimpansen. Youngner und Salk [11] wiesen einen gleich hohen Antikörperanstieg gegenüber 7 verschiedenen Typ-I-Stämmen bei 15 Kindern nach, die vor der Impfung Antikörper weder gegen den Mahoney-Stamm noch für 7 andere Typ-I-Stämme besaßen und die mit einem formalininaktivierten, trivalenten Impfstoff, der den Mahoney-Stamm als Typ-I-Komponente enthielt, geimpft worden waren. Hiermit erwiesen die Verff., daß zwischen den Typ-I-Stämmen eine weitgehende immunologische Ähnlichkeit besteht und daß die Wirksamkeit eines Impfstoffes innerhalb der einzelnen Typen ausreichend breit ist. Brown und Smith [12] wiesen einen Antikörperanstieg nach Impfung auch bei Säuglingen und Kleinkindern nach. Sie impften in den USA 135 Säuglinge und 116 Vorschulkinder mit 4 Chargen des handelsüblichen trivalenten Poliomyelitisimpfstoffes in verschiedenen Dosierungen. Die meisten Kindern wiesen einen befriedigenden Anstieg der Antikörper, zumindest nach einer dritten Injektion im Abstand von einem halben Jahr nach den ersten Impfungen, auf. Auch für den deutschen Impfstoff, der in den Behring-Werken 1954/55 hergestellt wurde, liegen Antikörperbestimmungen vor.

Keller und Sauthoff [13] fanden bei 12 Probanden verschiedenen Alters signifikante Anstiege des Antikörpertiters für Typ I nach Impfung mit Charge 7 (Dezember 1954) des Behring-Impfstoffes. Hennessen [14] faßte die Erfahrungen aus 6 deutschen Kliniken und Instituten zusammen; bei 574 Impflingen, die mit dem deutschen Impfstoff der Behring-Werke geimpft worden waren, wurden neutralisierende und komplementbindende Antikörper in einem Ausmaße festgestellt, wie sie auch nach der natürlichen Infektion gefunden werden. Auch Bommer und Ströder [15] wiesen bei Kindern zwischen dem 1. und 15. Lebensjahr, die zweimal im Abstand von 3 Wochen mit 1,0 ml des 1955 von den Behring-Werken hergestellten trivalenten Impfstoffes subkutan geimpft wurden, 2—3 Wochen nach der 2. Impfung einen Antikörperanstieg gegen alle drei Typen nach. Daß der Antikörperanstieg kein sicheres Maß für die belastbare Immunität ist, beweist die Tatsache, daß Personen mit Antikörpern sich wiederinfizieren können (Fox [16]).

Es steht heute fest, daß nach der Impfung des Menschen mit einem formalininaktivierten Poliomyelitisvirus in der Regel neutralisierende und komplementbindende Antikörper auftreten und daß diese Antikörper typenspezifisch für die im Impfstoff vorhandenen Antigene sind. Eine Mischung der verschiedenen Typen im Impfstoff stört also die Antikörperbildung nicht. Weiter ist bekannt, daß sich nicht alle Poliomyelitis-Stämme gleich gut als Antigen bewährt haben. Über das Problem der Auswahl geeigneter Impfstoffstämme für alle drei Typen wird in Teil A, Abschn. 1, Seite 17 berichtet.

b) Beeinflussung des Krankheitsbildes und der Letalität

Der erste und bisher größte epidemiologische Versuch mit der Poliomyelitisimpfung beim Menschen wurde im Jahre 1954 in den USA durchgeführt. FRANCIS [17] berichtete darüber ausführlich und kam auf Grund großen statistischen Materials zu dem Schluß, daß alle Formen der paralytischen Poliomyelitis bei Geimpften mit hoher Signifikanz seltener sind als bei Nichtgeimpften. Die Häufigkeit der aparalytischen Poliomyelitis war bei beiden Versuchsgruppen nicht wesentlich unterschieden. KOLLER, zur Begutachtung der statistischen Tragfähigkeit des FRANCIS-Berichtes aufgefordert, bestätigt das Hauptergebnis dieses Berichtes [18]. HALDEMAN [19] berichtet, daß in 22 Staaten der USA und in New York im Jahre 1955 die Lähmungsrate bei geimpften Kindern niedriger war als bei nichtgeimpften und daß bei den 7- bis 8jährigen Kindern, die vorzugsweise durchgeimpft wurden, eine Eindellung der Morbiditätskurve beobachtet wurde. Bei der Impfung des USA-Marinepersonals in Hawaii im Oktober 1955 war nach der Mitteilung von POOS und NATHANSON [20] die Zahl der paralytischen Fälle bei den geimpften Personen herabgesetzt; dieser Unterschied zwischen Geimpften und Nichtgeimpften war wegen der kleinen Beobachtungszahlen statistisch nicht gesichert. LOSSING [21] berichtet über die Impfungen in Kanada 1955. Die Poliomyelitis-Morbidität lag 1955 ungewöhnlich niedrig, so daß nur kleine Absolutzahlen zur Beurteilung verfügbar sind. Immerhin wurden unter etwa 600000 geimpften Kindern im Sommer 1955 5 paralytische, unter fast 900 000 nichtgeimpften 51 paralytische Fälle gemeldet; bei den Geimpften betrug die Häufigkeit der paralytischen Fälle pro 100000 0,84, bei den Nichtgeimpften 5,76. Auch hier war also eine Senkung der Lähmungsrate statistisch einwandfrei festzustellen.

In Britisch-Kolumbien (Kanada) wurden 45 642 5- bis 7jährige Kinder 1955 zumeist dreimal mit SALK-Vakzine geimpft; bei den zwei- und dreimal geimpften (45 067 Kinder) traten im Sommer 1955 keine paralytischen Poliomyelitisfälle auf, während bei der nichtgeimpften Kontrollgruppe (12 488 Kinder) 10 paralytische Fälle beobachtet wurden. Also auch hier wurde mit hoher Signifikanz die Lähmungsrate der Geimpften herabgesetzt (TAYLOR, ELLIOT und NELSON [22]). In England wurden im Frühjahr 1956 fast 200000 Kinder mit einem nach SALK hergestellten Impfstoff geimpft, der statt des Mahoney-Stammes den Stamm Brunender als Typ-I-Komponente enthielt. Die Zahl der Lähmungsfälle bei den Geimpften lag in demselben Maße niedriger als die der Nichtgeimpften wie bei dem Großversuch in den USA 1954. Die Zahl der aparalytischen Poliomyeliterkrankungen wurde durch die Impfung nicht verkleinert (Poliomyelitis-Vaccine-Committee: Brit. med. J. **1957**, 1271). Weitere Statistiken, die über eine Herabsetzung der Lähmungsrate durch die Schutzimpfung berichten, sind zu finden bei NORTON, FOARD und TUTHILL [23]; PSU-Bericht Nr. 102 vom 14. 12. 1956; LANGMUIR, NATHANSON, HALL, THRUPP und H. FORESTER [24].

Es besteht also Einigkeit darüber, daß bei den geimpften Personen Lähmungen seltener auftraten als bei nichtgeimpften. Die statistischen Angaben wurden ausnahmslos nicht als Lähmungsrate in Prozent, bezogen auf die Gesamtzahl der Erkrankungen, angegeben, sondern die Zahl der Lähmungen wurde auf die Bevölkerung bezogen, es wurde also die „Morbidität der Gelähmten" angegeben. In der Einleitung wurde dargelegt, daß die Aufgliederung eines einheitlichen Krankheitsbildes in verschiedene Verlaufsformen und die Angabe einer Verlaufsform als Morbidität methodisch unzulässig sei. Daß man sich bei der Poliomyelitis-Impfstatistik stillschweigend dennoch auf Morbiditätsangaben der Verlaufsformen geeinigt hat, liegt fraglos daran, daß die Gesamtzahl der Erkrankten bei der Poliomyelitis diagnostisch so sehr schwer festzulegen ist. Da die Diagnostik der gelähmten Fälle wesentlich einfacher ist, ist die Angabe der Lähmungen —

bezogen auf die Population unter Umgehung der Gesamterkrankungsfälle — statistisch sicherer. So ist die Notlösung der Morbiditätsangabe zu rechtfertigen. Man darf dabei aber nicht übersehen, daß man den Unsicherheitsfaktor der Diagnostik wieder hineinbringt, wenn man vergleichend auch die „Morbidität der aparalytischen Fälle" heranzieht. Wenn die Zahl der aparalytischen Fälle zur Verfügung steht, sollte aber die Lähmungsrate in Prozent der Gesamterkrankten angegeben und statistisch ausgewertet werden.

In Tabelle 2 ist versucht worden, die bisherigen Angaben des Schrifttums auf die „*Lähmungsrate in %*" umzurechnen und statistisch auszuwerten. Die absoluten Zahlen der Spalten 2 bis 5 sind aus Veröffentlichungen, deren Autoren in Spalte 1 angegeben sind, entnommen. Die Prozentzahlen in den Spalten 6 und 7 geben in ihrem Niveau einen Anhalt für die Schwere der Epidemie und die Virulenz des Erregers, wenn man gleiche Güte der Diagnostik voraussetzen kann.

Der Vergleich der Spalten 6 und 7 zeigt den Impferfolg an. Auch bei dieser statistischen Aufbereitung des vorliegenden Materials ist klar erkennbar, daß bei den Geimpften die Zahl der Lähmungen geringer ist als bei den Nichtgeimpften.

Tabelle 2. *Die Lähmungsrate in %/₀ bei geimpften und nichtgeimpften Poliomyelitisfällen und die theoretisch durch die Impfung vermiedenen Lähmungsfälle*

	Absolute Zahl d. Poliomyelitisfälle				Lähmungsrate in %		Statistische Signifik. zwischen Sp. 6 und 7			Vermied. Lähmgs.-fälle
	geimpft		nichtgeimpft		geimpft	nicht geimpft				
	Ges.	davon gelähmt	Ges.	davon gelähmt			Dx	Dz	E	
1	2	3	4	5	6	7	8	9	10	11
I. Placebo-Gebiete USA 1954 (FRANCIS)	57	33	142	115	57,9	81,0	23,1	21,8	+	13
II. Kontrollgebiete USA 1954 (FRANCIS)	56	38	445	373	67,9	83,8	15,9	17,6	−	9
III. 11 Staaten (ohne Maryland!) USA 1955 (LANGMUIR u. a.)........................	414	71	751	286	17,2	38,1	20,9	7,7	+	87
IV. 3 Staaten (Massachusetts, Rhode Island, Wisconsin) USA 1955 (zit. nach KOLLER)	231	123	1192	753	53,3	63,2	9,9	10,8	−	23
V. Hawaii 1955 (Poos und NATHANSON)	17	8	31	18	47,1	58,1	11,0	43,0	−	2
VI. Missouri 1955 (E. A. BELDEN)	9	2	35	13	22,2	37,1	14,9	57,0	−	1
VII. Nord-Carolina 1956 (NORTON, FOARD und TUTHILL)	54	14	216	132	25,9	62,2	36,3	22,8	+	19
VIII. USA 1956, PSU-Bericht Nr. 102 v. 14. 12. 1956	865	311	1987	1175	35,9	59,1	23,2	6,1	+	200
IX. USA 1956 (LANGMUIR u. a.)	2352	788	7934	4601	33,5	58,0	24,5	3,4	+	576

(Dx = wirkliche Differenz und Dz = größte zulässige Zufallsdifferenz zwischen Spalte 6 und 7; E = Echtheit der Differenz)

In Spalte 8 bis 10 ist die Echtheit der Differenz (nach den Tafeln von KOLLER ermittelt) für die Spalten 6 und 7 angegeben. Ein Impferfolg kann am überzeugendsten nachgewiesen werden, wenn es gelingt, eine Abhängigkeit zwischen der Anzahl der Impfungen und der Besserung des Krankheitsverlaufes nachzuweisen. Diese Korrelation ist innerhalb der Gruppe der Geimpften möglich und ist damit frei von den Unsicherheiten und Fehlern, die bei einem Vergleich zwischen geimpfter und nichtgeimpfter Population unvermeidlich sind. Auch für die Poliomyelitis-Impfung ist diese Methode mit Erfolg angewendet worden. LANG-MUIR und Mitarb. [24] berichten über eine Zusammenstellung von Krankenhausfällen des Sommers 1956, nach der die Lähmungsrate der Nichtgeimpften 59%, der einmal Geimpften 47%, der zweimal Geimpften 32% und der drei- und mehrmals Geimpften 23% betragen hat. Ähnliche Ergebnisse sind im PSU-Bericht Nr. 104 vom 18. 1. 1957 enthalten. Auch mit dieser Methode läßt sich erweisen, daß die parenterale Impfung nach SALK die Lähmungsrate verringert.

Der auffallende Unterschied zwischen den beiden Zwischenberichten aus den USA von 1955 gibt vielleicht einen ersten Anhalt über den Einfluß der Erregervirulenz auf den Impfschutz. In dem Zwischenbericht von LANGMUIR u. a. sind elf Staaten zusammengefaßt (Tab. 2, Zeile III), in denen die Poliomyelitis 1955 nicht ausgesprochen epidemisch war, und der relativ niedrige absolute Befallszahlen aufweist. Hier liegt die Lähmungsrate insgesamt wesentlich niedriger als in den übrigen Gebieten, und die Differenz zwischen Geimpften und Nichtgeimpften zeigt eine hohe Signifikanz. Ähnlich liegen die Verhältnisse bei den Zahlen für das Jahr 1956 (Tab. 2, Zeilen VIII und IX). In zwei von drei Staaten der USA des zweiten Berichtes (Massachusetts, Rhode Island, Wisconsin) (Tab. 2, Zeile IV) herrschte die Poliomyelitis 1955 epidemisch. Hier liegt die Lähmungsrate deutlich höher, und die Differenz ist die kleinste der in Tabelle 2 angeführten Differenzen und ist statistisch nicht echt! Offenbar wird bei höherer Virulenz des Erregers der Impfschutz häufiger durchbrochen, so daß auch bei den Geimpften relativ häufig Lähmungsfälle auftreten. Es sollte auf diese Phänomene in kommender Zeit besonders geachtet werden.

In Spalte 11 der Tabelle 2 ist ein theoretisches Rechenexempel durchgeführt worden, das den wirklichen Erfolg der Impfung verdeutlichen soll. Hier ist angegeben worden, wieviel mehr Lähmungen bei der Gruppe der Geimpften vorgekommen wären, wenn diese nicht geimpft worden wären und eine ebenso hohe Lähmungsrate wie die Nichtgeimpften gehabt hätten. Bei dieser Art des Impferfolgsnachweises ist auch eine ökonomische Überschlagsrechnung möglich. Abgesehen von dem seelischen Leid, das durch diesen Erfolg vermieden wurde, könnte als volkswirtschaftliche Kalkulation berechnet werden, in welcher Relation die Kosten für die Impfaktionen zu den Kosten stehen, die 930 Gelähmte auf die Dauer für den Staat verursachen.

c) Verhalten der Morbidität

Die nur als Notbehelf zulässige Angabe der Lähmungsrate als Morbidität hat — wie bereits erwähnt — zu begrifflicher Verwirrung geführt. Es besteht die Gefahr, daß die Aussage über die „Morbidität der Gelähmten" auf die „Morbidität" erweitert wird. Diese Gefahr ist bei dem ersten und bisher ergiebigsten Bericht über den Impferfolg (FRANCIS-Bericht) vermieden worden; bei den späteren, mehr referierenden Veröffentlichungen begegnet man aber immer wieder verallgemeinernden Aussagen, wie eine kurze Übersicht über das bisherige Schrifttum zeigt. Die Literaturübersicht soll aber vor allem darlegen, welche Aussagen über die Beeinflussung der Morbidität durch die Impfung bisher möglich sind.

FRANCIS [17] betont, daß Schätzungen über die mögliche Beeinflussung der Morbidität unzuverlässig waren. Erwiesen ist durch diesen Großversuch in den USA, daß die Schwere der Poliomyelitis, gemessen an der Lähmungsquote, herabgesetzt wurde, daß aber die Morbidität, also die Erkrankungsanfälligkeit, durch die Impfung nicht nachweisbar beeinflußt wurde. FRANCIS hat in seinem zusammenfassenden Vortrag im Juni 1956 in Wiesbaden noch einmal betont, daß sowohl 1954 während des Großversuches in den USA als auch 1955 in den USA und Kanada die Lähmungsrate durch die Impfung deutlich gesenkt wurde und daß bisher nicht entschieden werden konnte, warum die aparalytischen Poliomyelitisfälle durch die Impfung nicht signifikant beeinflußt wurden. FRANCIS [25] sagt bei dem Versuch einer Erklärung dieser Beobachtung: „Es mag außerdem der Fall sein, daß die Vakzine eine Beteiligung des Nervensystems reduziert, ohne die Infektion auszuschließen." LANGMUIR, NATHANSON und HALL zeigten in ihrem Erfahrungsbericht vom 15. 11. 1955, daß die „Morbidität der Gelähmten" 1955 für die geimpften Altersjahrgänge der 7- bis 8jährigen niedriger als 1952 lag, während dieser Unterschied bei Darstellung der „Morbidität der Nichtgelähmten" nicht erkennbar wird. Sie sahen darin einen unabhängigen Beweis für die Wirksamkeit des Impfstoffes gegen die paralytische Poliomyelitis. ØRSKOV [26] berichtete über die Impfung in Dänemark, die im April 1955 mit trivalentem Impfstoff intrakutan begonnen und bis Juni 1956 mit hoher Impfbeteiligung (67% der Bevölkerung der Jahrgänge von 9 Monaten bis 40 Jahren) durchgeführt wurde. Zwar wurden die Wirksamkeit der Vakzinen im Meerschweinchenversuch serologisch erwiesen und in einer Testgruppe von 31 Kindern ausreichende Antikörperanstiege gemessen, aber über die epidemiologische Wirksamkeit konnte ØRSKOV nichts aussagen, denn die Morbidität der Poliomyelitis lag in Dänemark nach den Epidemiejahren 1952/53, die praktisch zu einer totalen Durchseuchung geführt hatten, sehr niedrig. Die Morbiditätswerte von 1955 liegen aber nicht niedriger als in früheren Jahren zwischen den Epidemien (z. B. 1946 und 1951). ØRSKOV ließ deshalb die Frage nach der Beeinflussung der Morbidität offen. In England wurden nach dem Bericht von WOOD [27] im Jahre 1956 200000 Kinder im Alter von 2 bis 9 Jahren zweimal mit 1,0 ml i.m. geimpft. Auch hier wurden befriedigende Antikörperanstiege bei den Impflingen festgestellt, aber die epidemiologischen Auswirkungen können noch nicht beurteilt werden. Auch PETTE [28] stellte in Bologna heraus, daß nach den bisherigen Erfahrungen der Anteil der paralytischen Fälle nach Impfung absinkt, nicht aber die Zahl der aparalytischen. LÉPINE [29] betonte, daß in den USA zwei- bis fünfmal weniger Geimpfte als Nichtgeimpfte erkrankten. Damit ist etwas über die Morbidität ausgesagt, was sachlich nicht haltbar ist; gemeint ist, daß Lähmungen bei den Geimpften zwei- bis fünfmal seltener sind. Richtig bemerkte LÉPINE weiter, daß die Impfung keinen Einfluß auf die leichten und latenten Intestinalinfektionen hat. Dennoch hält es LÉPINE, sich selbst widersprechend, für möglich, mit Massenimpfungen die epidemiologische Gesamtsituation, also doch die Morbidität, beeinflussen zu können. Weiter sagte LÉPINE in demselben Referat, daß die Eindellung der Morbiditätskurve bei den 6- bis 8jährigen, die in den USA nach der Impfung nachgewiesen wurde, eine günstige Beeinflussung der Morbidität bewiese, später dagegen, daß die Impfung die intestinale Form der Poliomyelitis und die natürliche Immunität der Bevölkerung nicht beeinflusse. Wie groß die Verwirrung der Begriffe ist, zeigen folgende Beispiele: In der Zusammenfassung des Berichtes über die Expertenkonferenz (Stockholm, 21.—25. 11. 1955) steht, daß „die Morbidität bei den geimpften Kindern wesentlich geringer" geworden sei (was keiner der Vortragenden so formuliert hat, geschweige denn beweisen konnte), und im folgenden Satz wird als Bestätigung der ersten Aussage von einem „beweiskräftigen Rückgang der paralytischen Fälle" in Kanada gesprochen. LANGMUIR [30] hielt es für möglich, mit der SALK-Vakzine die Empfänglichkeit der Bevölkerung zu senken, damit die Infektketten zu unterbrechen und schließlich das Virus auf diese Weise auszurotten. Er lehnte deshalb Bemühungen ab, das Virus-Wirt-Verhältnis so zu verschieben, daß keine paralytischen Erkrankungen entstehen können. So wurde also unter Berufung auf einen noch gar nicht erwiesenen Erfolg eine Weiterentwicklung des Impfstoffes für unnötig erachtet. Demgegenüber bleibt festzustellen, daß auf der 4. Internationalen Poliomyelitis-Konferenz in Genf (Juli 1957) SALK selbst erklärte, daß durch seine Impfung nur das ZNS geschützt werden solle und daß es nicht notwendig sei, einen der natürlichen Infektion entsprechenden Schutz anzustreben. SALK beschränkt sich also bewußt auf die Senkung der Lähmungsrate und der Letalität. Auf derselben Konferenz stellte Fox [16] fest, daß die Poliomyelitisimpfung keinen Einfluß auf die Zahl der Infizierten oder auf die Verteilung des Virus in der Bevölkerung hat.

Abgesehen von den begrifflichen Schwierigkeiten geht aus den bisherigen Veröffentlichungen hervor, daß vorerst nichts für eine günstige Beeinflussung der Morbidität durch die Impfung spricht. Alle drei eingangs skizzierten Möglichkeiten eines Nachweises der Impfwirkung sind versucht worden. Der Vergleich zwischen geimpfter und nichtgeimpfter Population im Placebo-Verfahren nach FRANCIS zeigt keine Herabsetzung der Morbidität durch die Impfung; die Poliomyelitisinfektion wurde durch die Impfung also nicht verhindert. Das zweite Verfahren des Vergleiches bestimmter Gruppen wurde von LANGMUIR u. a. für die Altersklasse der 7- bis 8jährigen benutzt. Dazu ist kritisch zu sagen:

1. der Kausalzusammenhang zwischen Senkung der Erkrankungszahl und Impfung ist auf diese Weise nicht beweisbar;

2. hier wird nichts über die Morbidität ausgesagt, sondern nur über die Lähmungsrate, denn bei den aparalytischen Fällen ist die Kurve nicht durch die Impfung beeinflußt;

3. sind die 7- bis 8jährigen des Jahres 1955 in bezug auf Diagnostik und statistische Erfassung nicht auswahlfrei behandelt worden.

Also auch auf diesem Wege ist eine Beeinflussung der Morbidität nicht erwiesen. Zugleich ist dies ein besonders eindringliches Beispiel für die Gefährlichkeit des Morbiditätsbegriffes für einen Teil der Krankheit. Während LANGMUIR und Mitarb. die Aussage über die Morbiditätssenkung noch ausdrücklich auf die Lähmungen beschränkten, zitierte LÉPINE diese Beobachtung bereits ohne diese Einschränkung und wertete sie als günstige Beeinflussung der Morbidität überhaupt. Der dritte Weg, die Impfwirkung an dem allgemeinen Morbiditätsrückgang zu erweisen, ist in Dänemark begonnen worden. Die niedrige Morbidität nach der Durchimpfung ist sehr wahrscheinlich durch die totale Durchseuchung in den Jahren 1952/53 verursacht, und sie ist auch nicht niedriger als in früheren Jahren. Es werden noch Jahre weiterer Impfung und Beobachtung vergehen müssen, bis auf diesem dritten Nachweisweg schlüssige Aussagen erbracht werden können.

3. Dauer des Schutzes

Wie lange der Impfschutz dauert, ist heute noch nicht sicher bekannt. Die kurze Zeit der epidemiologischen Erprobung gestattet noch keine fundierte Aussage. Die nächsten Jahre werden praktische Erfahrungen darüber bringen. MORGAN [31] stellte fest, daß nach mehrfacher intramuskulärer Vakzination und intrazerebraler Infektions-Belastung der Antikörperspiegel von drei Rhesus-Affen langsam über 8 Monate bis zu mittleren Werten absank, sich über 4 Monate auf diesen hielt und nach einer Booster-Injektion schnell wieder auf hohen Titer anstieg. SALK [32] wies nach, daß der Antikörpergehalt für alle drei Poliomyelitisvirustypen mehr als ein Jahr auf genügender Höhe bleiben kann, wenn mehrfach geimpft wurde. Wenn der Antikörpertiter im strömenden Blut absinkt, so bleibt aber doch die „Hyperreaktivität" des Impflings, die dazu führt, daß nach einer Wiederholungsimpfung (Booster-Injektion) oder nach einem erneuten natürlichen

Kontakt mit dem Virus der Antikörpergehalt des strömenden Blutes wieder schnell und wirksam gesteigert wird. Diese Angaben und Analogieschlüsse zu anderen Impfungen führen zu der praktischen Forderung, man solle möglichst jährlich mit einer Booster-Injektion nachimpfen, um den Impfschutz genügend hoch zu halten.

4. Festlegung von Schutzeinheiten und Standardimpfstoffen

Bei der Besprechung der Tierversuche war bereits darauf hingewiesen worden, daß der Antikörperanstieg im Tier nach Antigenzufuhr nur eine Identitätsprüfung für das Antigen ist, nicht aber eine Wirksamkeitsprüfung. Die Schutzversuche am Tier, die eine wesentlich bessere Aussagekraft über den Schutzwert einer Vakzine haben und schon ausführlich besprochen wurden, treten dennoch in den Prüfungsbestimmungen hinter den serologischen Prüfungen zurück (vgl. auch Teil A, Abschn. 3). In den hier genannten Prüfungsbestimmungen, die übrigens ausnahmslos auf die Minimum Requirements der USA zurückgehen, werden die Antikörperteste als Methode der Impfstoffbewertung benutzt. Nur in den jüngsten Vorschriften der USA wird der Schutzversuch an der weißen Maus eingeführt, offenbar aus der Erkenntnis, daß eine Lücke geschlossen werden müsse. Aus dieser Situation heraus ist es verständlich, daß sich alle Veröffentlichungen zu der Frage der Impfstoffprüfung und des Impfstoffstandards mit Antikörpertesten beschäftigen.

SALK, LEWIS, BENNETT, WARD, KRECH, YOUNGNER und BAZELEY [*33*] prüften die Wirksamkeit des polyvalenten Impfstoffes an 18 bzw. 12 Proben, die 1954 in USA zur allgemeinen Impfung benutzt worden waren, im Affen- und Menschenversuch. Die Affen zeigten regelmäßig bei dreimaliger Impfung von 1 ml i.m. Antikörpertiter von 1 : 32 bis 1 : 512 gegen alle 3 Typen. 12 Impfstoffchargen erbrachten beim Menschen nicht mit derselben Regelmäßigkeit einen Antikörperanstieg; die Versuchspersonen, bei denen vor der Impfung keine Antikörper nachgewiesen werden konnten, wurden dreimal geimpft. Zwei Chargen versagten, insbesondere beim Typ I, in der Antikörperbildung. Beide Verfahren werden von den Verff. als zuverlässige Wirksamkeitsprüfungen anerkannt. GARD, WESSLÉN, FAGRAEUS, SVEDMYR und OLIN [*34*] schlugen die Antigenwertbestimmung an dem für das Poliomyelitisvirus resistenten Meerschweinchen vor. Sie fanden, daß sowohl aktives als auch formalininaktiviertes Virus antigen wirkt. Für eine exakte Wertbestimmung wird eine Verdünnungsmethode (Extinction limit titration) angegeben, nach der je 5 Meerschweinchen mit aufsteigenden 1 : 10 Verdünnungen des Impfstoffes geimpft werden und der Wirksamkeitstiter nach der Verdünnung benannt wird, bei der noch ein Antikörperanstieg nachgewiesen wird. Nach der Methode von GARD u. Mitarb. untersuchten KELLY und DALLDORF [*35*] die Antigenwertigkeit von Handelsimpfstoffen des Jahres 1955 im Meerschweinchenversuch; sie fanden große Unterschiede in der Wertigkeit (neutralisierende Antikörper) von kaum bis zu hoch wirksamen Impfstoffen; die Differenz zwischen den Extremen beträgt das 600fache! Impfstoffe, die im Meerschweinchentest wirksam waren, waren auch im Affentest wirksam, während bei einer kleinen Kontrollgruppe von Menschen die Wirksamkeitsunterschiede nicht so deutlich hervortraten. Auch in der „Poliomyelitis Research Foundation" in Johannesburg (Südafrika) wird die Antigenwertigkeit nach GARD an Meerschweinchen, die mit aufsteigenden 1 : 10-Impfstoffverdünnungen geimpft und deren Seren gepoolt im Neutralisationstest getestet werden, bestimmt (GEAR [*36*]). TOBIN [*37*] zeigte, daß „cotton rats" Antikörper nach i.m. oder i.p. Einverleibung von lebendem oder formalininaktiviertem Poliomyelitisvirus bilden und daß auf diese Weise eine Antigenwertbestimmung von Vakzinen möglich ist.

Aus diesen Untersuchungen geht hervor, daß die Prüfung der Impfstoffwertigkeit heute zur Benutzung des Meerschweinchens hin tendiert, obwohl es ein für das Poliomyelitisvirus unempfindliches Tier ist, daß mit diesen serologischen Methoden hohe Wertigkeitsdifferenzen zwischen den Impfstoffen des Handels festgestellt werden, und schließlich daß keine strenge Parallelität zwischen den serologischen Ergebnissen bei Tieren und Menschen vorliegt. Da man noch keine Standardmethode gefunden hat, mit der eine sichere Aussage über die Wertigkeit des Impfstoffes möglich ist, stehen auch noch keine Standardimpfstoffe zur Verfügung, edie ine internationale Abstimmung erst möglich machen.

C. Diskussion der Ergebnisse und Ausblick auf die weitere Entwicklung

Da bei der Impfmethode nach Salk kein vermehrungsfähiges, sondern ein formalininaktiviertes Virus benutzt wird und da dieses Antigen nicht auf natürlichem Wege durch orale Verfütterung an das empfindliche Gewebe herangebracht, sondern parenteral verabfolgt wird, erwartet man als Impferfolg eine humorale Immunität mit spezifischem Anstieg der Antikörper und einer Milderung des Krankheitsverlaufes. Genau dies ist durch die epidemiologische Auswertung der bisherigen Impfungen erwiesen worden. Von der Impfmethode nach Salk war keine Steigerung der zellulären Immunität und damit auch keine Senkung der Morbidität zu erwarten; auch dies ist durch die Praxis bestätigt worden. Theoretische Erwartung und praktische Ergebnisse stehen also in den entscheidenden Merkmalen in voller Übereinstimmung.

Der Wirkungsmechanismus der parenteralen Impfung wird von der Art der Antikörper bestimmt. Wir wissen heute, daß die humorale Immunität durch eine große Zahl von bekannten und unbekannten Antikörpern repräsentiert wird. Bei der Poliomyelitis sind vor allem die virusneutralisierenden und die komplementbindenden Antikörper studiert worden. Nach natürlicher Infektion sowie nach Immunisierung verlaufen die Antikörperkurven für beide Antikörperarten durchaus verschieden. Daraus wird deutlich, wie fragwürdig es ist, den Titer der einen oder der anderen Antikörper als Ausdruck des Immunitätsgrades zu werten; die Aussage über die Qualität der Immunisierung wird anders ausfallen, je nachdem sie sich nach den neutralisierenden oder den komplementbindenden Antikörpern richtet. Die zukünftige Forschung wird sich besonders der Frage annehmen müssen, welche quantitativen und qualitativen Beziehungen zwischen den Antikörpern untereinander und zur wirklichen Immunität des Menschen bestehen. Experimentelle Untersuchungen zeigten, daß der neutralisierende Antikörper das einzelne Virusteilchen zu neutralisieren und seiner Vermehrungsfähigkeit zu berauben vermag. Dieser in vitro gesicherte Neutralisierungsmechanismus tritt auch in vivo ein, denn das als Antigen eingeführte Virus vermag für kurze Zeit die vorher vorhandenen, neutralisierenden Antikörper zu binden und damit den Titer meßbar zu senken. Der Anstieg der humoralen Immunität und die Milderung des Krankheitsverlaufes bei der Poliomyelitis kommen höchstwahrscheinlich so zustande, daß das Poliomyelitisvirus in der Blutbahn von den neutralisierenden Antikörpern abgefangen wird und damit die Komplikationen, die durch die Blutaussaat des Virus verursacht werden, teils verhindert, teils gemildert werden.

Die Tatsache, daß mit der Impfmethode nach Salk keine Senkung der Morbidität erzielt wird, bestätigt die gleichlautenden Erfahrungen, die mit parenteralen Impfungen bei anderen Infektionskrankheiten gemacht wurden. Diesem epidemiologischen Ergebnis scheint der tierexperimentelle Belastungsversuch zu widersprechen; denn es gelingt durch eine Impfung, das Angehen einer künstlichen Infektion der Tiere zu verhindern. Allerdings wurden die Tiere mit ungewöhnlich hohen Antigenmengen meist auf unnatürlichem Wege (intraperitoneal u. ä.) immunisiert und mit hohen Infektionsdosen ebenfalls auf unnatürlichem Wege (intrazerebral, intravenös, intraperitoneal) infiziert. Im Tierschutzversuch wird sowohl der natürliche Immunisierungs- als auch der natürliche Infektionsweg umgangen. Daher ist eine Übertragung der Ergebnisse auf den Menschen unzulässig. Diese Tierversuche sagen nicht mehr aus als die in vitro-Neutralisierungen in der Gewebekultur. Wenn überhaupt der Tierversuch eine Aussagekraft für den Menschen bekommen soll, dann muß die Immunisierung auf demselben Wege erfolgen wie beim Menschen, und die Tiere müssen mit entsprechend hohen Dosen auf natürlichem Wege infiziert werden. Diese Forderung ist nur am Affen als einem empfindlichen Tier zu realisieren. Da für die praktische Wertbestimmung einer Vakzine der Affenversuch zu kostspielig ist, können die heute üblichen Belastungsversuche an anderen Tieren nicht aufgegeben werden. Man sollte sich aber dabei immer bewußt sein, daß diese Tierversuche nichts anderes als modifizierte in-vitro-Versuche sind.

Wie auch bei anderen Infektionskrankheiten führt der bisherige Impferfolg zu Schwierigkeiten für die Seuchenstatistik. Die Todes- und Lähmungsfälle, die naturgemäß am vollständigsten diagnostiziert werden, nehmen ab, während die aparalytischen und subklinischen Fälle zunehmen. Überall dort, wo nicht jeder Verdachtsfall einer sorgfältigen serologischen und virologischen Diagnostik unterzogen werden kann, wird also bei den Geimpften die Zahl der klinisch diagnostizierten Fälle abnehmen und damit eine Morbiditätssenkung vorgetäuscht werden. In Zukunft wird diese Gefahr der Fehldeutung besonders beachtet werden müssen. Es ergibt sich daraus der unbequeme Schluß, daß ein wirklicher Erfolg im Sinne einer Morbiditätssenkung nur in einem Areal nachgewiesen werden kann, in dem die klinische, serologische und virologische Diagnostik quantitativ wie qualitativ auf hohem Niveau steht. Da diese Forderung heute in den meisten Gebieten, so auch in Deutschland, noch nicht erfüllt wird, ergibt sich hieraus die Notwendigkeit, in großzügiger Weise virusdiagnostische Institute einzurichten und personell und materiell so auszurüsten, daß sie Routineuntersuchungen in großem Umfange bewältigen können.

Es bleibt noch zu erörtern, ob die Zunahme der inapparenten Erkrankungen, die durch die Impfung verursacht wird, seuchenprophylaktisch positiv gewertet werden kann. Der Epidemiologe muß für jede Infektionskrankheit die optimale Bekämpfungsweise je nach Eigenart der Krankheit und ihrer Bekämpfungsmöglichkeiten festlegen. Bei den Pocken gelingt es, die Erkrankung durch die aktive Impfung zu verhindern und durch eine generelle Durchimpfung auszurotten. Bei der Pest wird man in den großen enzootischen Herden, die nur dünn mit Menschen besiedelt sind, nicht impfen, weil es einfacher und erfolgreicher ist, durch die Abschirmung der Wohnstätten gegen Wildnager das Überspringen der Pest auf die Hausnager und ihre Ektoparasiten zu verhindern. Durch die aktive Diphtherieschutzimpfung verhindert man erfolgreich die schweren, durch das Toxin verursachten Verlaufsformen, aber man kann die Diphtherie durch die Impfung nicht ausrotten, weil zahllose Ausscheider und Infektketten leichtester, als Diphtherie nicht erkannter Anginen ein unausrottbares Erregerreservoir darstellen. Für die Poliomyelitis sind schon ohne eine Impfung die nur schätzbaren, aber bisher nicht zahlenmäßig korrekt anzugebenden inapparenten Fälle charakteristisch. Daher kann es bei der Poliomyelitis offenbar besonders leicht zu einer Viruslatenz und Ausscheidung kommen. Es gibt bisher keinerlei Anhalt dafür, daß die Poliomyelitis auf immunisatorischem oder auf chemotherapeutischem Wege ausgerottet werden kann. Wenn die parenterale Impfung Lähmungen verhindern kann, aber wenn gleichzeitig die leichten Fälle zunehmen und für eine allgemeine, schon im frühen Lebensalter einsetzende Durchseuchung sorgen, so wäre hier künstlich erreicht, was natürlicherweise durch die höhere Grundimmunität bewirkt wurde. In diesem Sinne könnte der Erfolg der SALK-Impfung nicht nur individuell in der Vermeidung der Lähmungen für das Einzelwesen, sondern auch allgemein als epidemiologische Prophylaxe interpretiert werden. Die Zukunft wird lehren, ob die hier skizzierten Gedanken berechtigt sind.

Weiter wird die Zukunft klären, ob eine Vervollkommnung der parenteralen Impfung mit inaktivem Virus oder anderen Impfarten zum Ziel führen werden. Der bisherige Erfolg ist, wie schon dargetan, nicht zufriedenstellend. Nach den theoretischen Vorstellungen über die zelluläre und humorale Immunität, die eingangs entwickelt wurden, wird wahrscheinlich durch eine orale Impfung mit vermehrungsfähigem, aber für den Menschen nicht pathogenem Virus nicht nur eine humorale, sondern auch eine zelluläre Abwehr (im Darm) erzielt. Würde es auf diese Weise gelingen, eine Abwehr schon in der Darmschleimhaut aufzubauen und damit die Poliomyelitisinfektion überhaupt zu verhindern, so wäre theoretisch die Möglichkeit gegeben, die Poliomyelitis durch eine aktive Immunisierung auszurotten.

Zusammenfassung

1. Nach Impfung mit aktivem oder inaktivem, nicht vermehrungsfähigem Poliomyelitisvirus treten im Serum der Versuchstiere typenspezifische, neutralisierende und komplementbindende Antikörper auf. Ihre Menge kann als Maßstab für Güte und Menge des Antigens gelten.

2. Mit parenteralen Gaben von inaktivem Virus kann das Versuchstier gegen eine künstliche, parenterale Infektion mit Poliomyelitisvirus geschützt werden, das in geeigneter Weise an das Nervengewebe des betreffenden Tieres adaptiert ist.

3. Beim Menschen kann durch die parenterale Gabe von inaktivem, nicht vermehrungsfähigem Poliomyelitisvirus eine humorale Immunität erzielt werden, die durch den Titer der neutralisierenden oder komplementbindenden Antikörper quantitativ meßbar ist. Auch beim Menschen sind die Antikörper typenspezifisch.

4. Entsprechend den theoretischen Erwartungen führt die Erhöhung der humoralen Immunität durch die Impfung zu einem durchschnittlich leichteren Verlauf der Poliomyelitis. Die Lähmungsrate und damit auch die Letalität liegen bei den Geimpften niedriger als bei den Nichtgeimpften. Der eigentliche Impferfolg liegt darin, daß die Lähmungen nach der Impfung seltener werden.

5. Wie lange dieser Impfschutz anhält, ist bisher weder experimentell noch epidemiologisch sicher festgestellt worden.

6. Da bisher außer dem Affen kein Versuchstier zur Verfügung steht, das auf natürlichem Wege mit Poliomyelitisvirus infiziert werden kann und damit für einen echten Schutzversuch geeignet wäre, sind die Impfstoff-Wertigkeitsprüfung und die dazu notwendigen Standards noch nicht befriedigend.

7. Nach den bisherigen praktischen Erfahrungen (Vergleich der Morbidität im Placeboverfahren, Verhalten der Morbidität in besonderen, vorwiegend geimpften

Altersklassen, allgemeiner Morbiditätsablauf in durchgeimpften Ländern) wurde die Morbidität der Poliomyelitis durch die parenterale Impfung mit nicht vermehrungsfähigem Virus nicht beeinflußt; nach den durch Experimente noch ungenügend fundierten Vorstellungen über die zelluläre Immunität *konnte* sie auch nicht beeinflußt werden.

8. Der bisherige Teilerfolg, der zwar eine Milderung des Krankheitsverlaufes bringt, aber die Infektion des Impflings mit Poliomyelitisvirus nicht verhindert, schließt die Gefahr in sich, daß durch die Zunahme der leichten und subklinisch verlaufenden Formen die Epidemiologie der Poliomyelitis verschleiert wird und die wirkliche Morbidität zunimmt.

9. Deshalb sollte die Impfstoff-Forschung in der Zukunft besonders solche Verfahren entwickeln, die das Angehen der natürlichen Infektion bei Mensch und Tier verhindern können und geeignet wären, die Morbidität der Poliomyelitis zu senken. Damit erst wäre eine echte Seuchenprophylaxe durchführbar.

Literatur

[1] BOYD, T. E.: Bact. Rev. 17, 339 (1953).

[2] RÖMER, P. H., und K. JOSEPH: Münch. med. Wschr. 1910, 2685.

[3] RHOADS, C. P.: J. exp. Med. 53, 399 (1931).

[4] BRODIE, M.: J. Immunol. 28, 1 (1935).

[5] MORGAN, J. M.: Amer. J. Hyg. 48, 394 (1948).

[6] KAUFFMANN, F., und A. FRANTZEN: Acta path. microbiol. scand. 25, 356 (1948).

[7] MORGAN, J. M.: Amer. J. Hyg. 49, 225 (1949).

[8] KRECH, U.: J. Immunol. 74, 117 (1955).

[9] POWELL, H. M., und C. G. CULBERTSON: Proc. Soc. exp. Biol. (N.Y.) 88, 563 (1955).

[10] HOWE, H. A.: Amer. J. Hyg. 56, 265 (1952).

[11] YOUNGNER, J. S., und J. E. SALK: Amer. J. Hyg. 63, 198 (1956).

[12] BROWN, G. C., und D. C. SMITH: J. Amer. med. Ass. 1956, 399.

[13] KELLER, W., und R. SAUTHOFF: Klin. Wschr. 1955, 732.

[14] HENNESSEN, W.: Mschr. Kinderheilk. 104, 128 (1956).

[15] BOMMER, W., und J. STRÖDER: Med. Klin. 1956, 417.

[16] FOX, M. J.: 4. Intern. Poliomyelitis-Konf. Genf 1957.

[17] FRANCIS JR., TH.: Evaluation of the Field Trial on Poliomyelitis Vaccine 1955.

[18] KOLLER, S.: Münch. med. Wschr. 1957, 66.

[19] HALDEMAN, J. C.: Publ. Hlth. Rep. (Wash.) 72, 9 (1957).

[20] POOS, R. S., und E. NATHANSON: J. Amer. med. Ass. 1956, 85.

[21] LOSSING, E. H.: Canad. J. publ. Hlth. 47, 104 (1956).

[22] TAYLOR, J. A., und Mitarb.: Canad. J. publ. Hlth. 47, 49 (1956).

[23] NORTON, J. W. R., und Mitarb.: N. C. med. J. 18, 74 (1957).

[24] LANGMUIR, A. D., und Mitarb.: PSU-Bericht Nr. 104 v. 18. 1. 1957 (Suppl.).

[25] FRANCIS, TH., und Mitarb.: Münch. med. Wschr. 1956, 1349.

[26] ØRSKOV, F.: IV. Symposion der Assoc. europ. contre la poliomyélite, Bologna 1956.

[27] WOOD: Vgl. [26].

[28] PETTE, H.: Vgl. [26].

[29] LÉPINE, P.: Vgl. [26].

[30] LANGMUIR, A. D.: Ann. N.Y. Acad. Sci. 61, 1011 (1955).

[31] MORGAN, J. M.: Proc. Soc. exp. Biol. (N.Y.) 75, 305 (1950).

[32] SALK, J. E.: a) J. Amer. med. Ass. 1956, 1451; b) Amer. J. publ. Hlth. 47, 1 (1957).

[33] SALK, J. E., und Mitarb.: Amer. J. publ. Hlth. 45, 151 (1955).

[34] GARD, SV., und Mitarb.: Arch. ges. Virusforsch. 6, 401 (1956).

[35] KELLY, S., und G. DALLDORF: Amer. J. Hyg. 64, 243 (1956).

[36] GEAR, J.: S. Afr. med. J. 1956, 587.

[37] TOBIN, J. O. H.: Brit. J. exp. Path. 37, 161 (1956).

2. Die Unschädlichkeitsprüfung inaktivierter Poliomyelitis-Impfstoffe an Gewebekulturen und Affen

Von H. Brandenburg und G. Godglück

Die Sicherheit der Erfassung von überlebendem Virus in inaktivierten Impfstoffen kann durch Anreicherung der Virusteilchen (z. B. mit Ultrazentrifugen), durch Auswahl geeigneter Gewebekulturen und Züchtungsmedien, längere Beobachtung und geeignete Subkulturen erhöht werden (vgl. auch Teil A, Abschn. 2). Bei Sicherheitsprüfungen an Gewebekulturen soll man alle Einflüsse vermeiden, die die Empfindlichkeit der Gewebekultur herabsetzen. Dies ist der Fall, wenn das der Kulturflüssigkeit zugesetzte tierische Serum Antikörper gegen Poliomyelitisviren enthält, oder wenn die Affennierenzellen Träger einer latenten Virusinfektion z. B. durch das sogen. „foamy agent" sind.

Auf Grund der Erfahrung, daß Virus, das einmal unter Formalineinwirkung gestanden hat, in der Gewebekultur noch nach erheblich verlängerter Inkubationszeit zum Durchbruch kommen kann, ist die Beobachtungszeit der Gewebekulturprüfung in Affennierengeweben in den deutschen Prüfungsvorschriften vom 15. August 1956 von 14 Tagen auf 4 Wochen mit viermaliger statt zweimaliger Blindpassage verlängert worden. Hierbei ergeben nur *negative* Prüfungen einen Aussagewert für die Sicherheit des Impfstoffes. Beim Vorliegen positiver Untersuchungsergebnisse treten insofern Schwierigkeiten auf, als nicht jeder zytopathogene Effekt unbedingt auf das Vorhandensein von noch lebenden, aktiven Poliomyelitisviruspartikelchen in der Impfstoffcharge zurückzuführen ist. Bei der Gewebekulturzüchtung können Nierenepithelzellen scheinbar gesunder Affen Viren beherbergen, die spontan zytopathogene Effekte hervorrufen. Nach den bisherigen Erkenntnissen sind differentialdiagnostisch folgende Viren in Betracht zu ziehen:

1. Das Sabinsche B-Virus wurde von Sabin und Wright 1934 isoliert [1]. Melnick und Banker isolierten es aus dem Zentralnervensystem eines Rhesusaffen [2], Krech und Lewis [3] konnten es in Affennierengewebekulturen von normalen Affen nachweisen und über mehrere Passagen halten. Bei einem hohen Prozentsatz (bis 27%) der Affen konnten neutralisierende Antikörper gegen das B-Virus festgestellt werden. In der Gewebekultur (Affennierenepithel und HeLa-Zellen) verursacht das B-Virus die Bildung von intranukleären Einschlüssen, mehrkernigen Riesenzellen und „plaques" (Reissig und Melnick [4]).

2. Weiterhin wurde eine Zelldegeneration besonderen Typs in Gewebekulturen aus Nieren normaler gesunder Rhesus- oder Cynomolgusaffen beobachtet, die durch die Bildung von „blisters" oder „foamy" (Blasen- oder Schaumgebilden) und von mehrkernigen Riesenzellen gekennzeichnet sind. Der Erreger ist als „Foamy-Agent-Virus" bezeichnet worden. Brown [5] gelang es, 10 verschiedene Stämme dieses Virus aus Affennierensuspensionen in erster Passage in Kulturen trypsinisierter Kaninchennieren zu isolieren. In Nierenzellkulturen von Pavianen konnten Lépine und Paccaud [6] spontan zytopathogene Effekte, hervorgerufen durch die Stämme FV I, FV II, FV III des Foamyvirus, nachweisen. Die Veränderungen gleichen Degenerationen von Plasmodientypen und lassen sich von masernvirusbedingten Gewebekulturveränderungen unterscheiden, nicht aber von durch Mumpsvirus induzierten. Nach mündlicher Mit-

teilung von G. Ruckle, die sich eingehend mit der Differentialdiagnose Masern-
virus/Foamyvirus befaßte, wiesen 67% der Affen in der Institutskolonie von
J. F. Enders in Pittsburg, USA, neutralisierende Antikörper gegen das Foamy-
Agent-Virus auf.

3. Virusinfektionen der Affennieren können auch durch das „Affenmasernvirus"
hervorgerufen werden. Peebles und Mitarb. [7] isolierten von Rhesus- und Cynomolgusaffen ein Agens, das in seinen antigenen und zytopathogenen Eigenschaften
Ähnlichkeiten mit dem typischen Masernvirus des Menschen aufwies.

4. Von den bisher genannten Virusgruppen sind die „Orphan"-Viren und die
„APC"-Viren eindeutig zu trennen. Die letztgenannten Virusgruppen können wohl
bei experimenteller Beimpfung zytopathogene Effekte in Affennierengeweben hervorrufen, sie sind aber bisher niemals spontan im Affennierengewebe nachgewiesen
worden.

Auf Grund dieser Erkenntnisse ist es unbedingt erforderlich, beim Vorliegen
eines zytopathogenen Effektes in der Gewebekulturprüfung die Identität des ver-
ursachenden Agens durch den Neutralisationstest festzustellen, um eine falsche
Beurteilung der zu prüfenden Impfstoffcharge zu vermeiden.

Die Zuverlässigkeit eines negativen Ergebnisses der Sicherheitsprüfungen an
Gewebekulturen ist außer den obengenannten Faktoren von der Größe der
entnommenen Stichproben abhängig.

So verringert nach Prigge und Mitarb. [8] die Doppelprüfung im Werk und
im Kontrollinstitut, wodurch insgesamt 3 statt 1,5 Ltr. jeder Impfstoffcharge
in Gewebekulturen angesetzt werden, die Wahrscheinlichkeit, daß eine Charge mit
5 infektiösen Virusteilchen pro Liter als unbeanstandet zur Anwendung an
Menschen freigegeben wird, von 0,000553 auf 0,000000306. Diese Berechnungen
setzen eine zufällige Verteilung der überlebenden Virusteilchen voraus. Das bedeutet, daß die Impfstoffansätze vor jeder Entnahme von Proben gut durchge-
mischt werden müssen; sonst entgehen die in Niederschlägen abgesetzten Virusteilchen dem Nachweis und werden bei der Abfüllung in den letzten Portionen
angereichert. Bei den in den amerikanischen Minimum Requirements geforderten
Mengen (zweimal 500 cm³ jeder monovalenten Teilcharge und 1500 cm³ von jedem
trivalenten Impfstoff) soll nach Schätzung amerikanischer Statistiker mit einer
Sicherheit von 0,99999 garantiert sein, daß nicht mehr als 5 infektiöse Einheiten
in 1 Ltr. Impfstoff enthalten sind. Das würde heißen, daß von 100000 Impfstoffen, die bei diesen Prüfungen als einwandfrei befunden werden, einer mehr
als das Fünffache der mittleren für Gewebekulturen infektiösen Dosis an vermehrungsfähigem Virus enthält. Die anderen 99999 Impfstoffe liegen unter dieser Grenze, d. h. sie enthalten 0 — 5 infektiöse Einheiten im Liter. Wenn man
diese für 50% der Gewebekulturen infektiösen Einheiten mit Virusteilchen gleich-
setzt, ergeben 100 Ltr. Impfstoff, die gerade eben 5 solcher infektionstüchtigen
Virusteilchen im Liter enthalten, 99501 Impfdosen ohne lebendes Virus, bis zu
497 Impfportionen mit je einem infektiösen Virusteilchen und eine Impfportion
zu 1 cm³ mit 2 vermehrungsfähigen Virusteilchen. Von 100000 Impflingen werden dann also bis zu 498 mit aktivem Virus infiziert. Da in Mitteleuropa etwa
1 von 1000 Menschen dazu veranlagt ist, nach Infektion mit Poliomyelitisviren
mit Lähmungen zu erkranken, wird von 200000 Impflingen, die vor der Impfung
noch keine Immunität hatten, einer infolge der Impfung erkranken, falls ein

vermehrungsfähiges Virusteilchen zur Infektion ausreicht. Nun wissen wir nicht genau, wieviel lebende Virusteilchen in der Beimpfungsdosis sein müssen, um bei 50% der beimpften Gewebekulturen den zytopathogenen Effekt auszulösen; wir haben auch keinerlei Anhaltspunkte dafür, wieviel vermehrungsfähige Virusteilchen nötig sind, um nach parenteraler Einverleibung bei einem noch empfänglichen und für die paralytische Erkrankung disponierten Menschen die Erkrankung zu verursachen. Obige Überschlagsrechnung, nach der die Impfung mit einem als einwandfrei befundenen Impfstoff bei einem von 200 000 Geimpften eine paralytische Erkrankung auslösen und bis zu 0,5% der Impflinge vorübergehend zu Virusträgern machen könnte, kann daher nur als grobe Schätzung gelten.

GARD [10] wendet sich entschieden dagegen, die Sicherheit von Impfstoffen allein auf solchen Stichprobenuntersuchungen aufzubauen. Er schreibt: „Die Unschädlichkeit oder Sicherheit der Methode stützt sich also auf die Fähigkeit oder Unfähigkeit des Laboratoriums, Virus in dem fertigen Erzeugnis nachzuweisen..." Nach GARD soll man mehr Gewicht auf die Kontrolle des Inaktivierungsverlaufes legen und besonders den Bereich unterhalb 1 ID_{50} cm³ verfolgen. „Die positiven Proben im Beginn der Inaktivierung sind wichtiger als die negativen nach ihrem Ende." GARD kommt bei seiner Inaktivierungsmethode (25° C, Formaldehyd 1 : 2000) nach 30 bis 35 Tagen auf eine Restaktivität von $1 \cdot 10^{-6}$ ID_{50} pro cm³, also eine infektiöse Einheit auf 1000 Liter. Bei dem Salkschen Vorgehen soll nach GARDS Schätzung dieser Zustand nach 20 Tagen erreicht sein.

LÉPINE [9] versuchte, die Gefahr einer Impfinfektion dadurch herabzusetzen, daß er statt des Mahoney-Stammes den Stamm 1342 zur Impfstoffherstellung verwendete, der nach subkutaner Injektion bei Pavianen (Cynocephalus babuin) keine Krankheit hervorrief. Man muß diesen Affen 100 000mal soviel aktive Viruspartikel vom Stamm 1342 intrazerebral injizieren, um eine Lähmung auszulösen, als vom Mahoney-Stamm. Ob die Gefährlichkeit der beiden Stämme für empfängliche Menschen das gleiche Größenverhältnis zeigt, ist unbekannt.

Unschädlichkeitsprüfung an lebenden Affen

In bestimmten Fällen kann der Affenversuch einen höheren Wert für die Beurteilung der Unschädlichkeit haben, da beim Vorliegen von maskiertem Virus in Form von Virusklümpchen körpereigene Fermente der lebenden Affen diese Klümpchen verdauen und somit das bisher blockierte Virus freisetzen können. So wird auch eine gleichmäßige, klümpchenfreie Vakzineproduktion eines Herstellers durch den Affenversuch schneller und treffsicherer angezeigt als durch die Gewebekultur (BONIN [11], BODIAN [13]).

Für die Beurteilung des Affenversuches sind der klinische Verlauf und der histopathologische Gehirn-Rückenmarksbefund maßgebend. Verschiedene Umstände können aber die Diagnose erschweren, und es wird sich nicht immer mit Sicherheit sagen lassen, wann verdächtige oder zweifelhafte Befunde als positiv oder negativ zu bewerten sind. Daher wird von dem National Institute of Health (NIH) vorgeschlagen, daß sich die Abschlußdiagnose aller zweifelhaften Fälle auf den Virusnachweis durch Isolierung, serologische *und* histopathologische Befunde gründen soll (Techn. Comm. on Polio-Vaccine [12]).

Die Beobachtungszeit der Testaffen ist in den deutschen und amerikanischen Prüfungsbestimmungen auf 18 Tage festgelegt worden. Die Begrenzung auf diesen

Zeitraum ermöglicht es, bei zweifelhaften histopathologischen Befunden durch Virusisolierung aus dem Zentralnervensystem die Diagnose zu sichern. Auch liegen die Inkubationszeiten von Infektionen mit hoch- oder wenig virulenten Viren innerhalb dieser Zeitspanne. Wesentliche Unterschiede der Inkubationszeit zwischen „behandelten" infektiösen Viren, d. h. Virussuspensionen, die mit Formaldehyd „teilinaktiviert" wurden, so daß „geschädigte" Viren darin vorhanden waren, und unbehandelten lebenden Viren konnten experimentell nicht nachgewiesen werden (BODIAN [13]).

Differentialdiagnostische Kriterien

Beispiele von aparalytischer Poliomyelitis bei asymptomatisch erkrankten Affen sind von SABIN und WARD [14] sowie BODIAN und HOWE [15] beschrieben worden. Derartige Fälle werden um so häufiger sein, je mehr Virusstämme geringer Virulenz für die Herstellung der Vakzine verwendet werden. Außerdem kann ggf. noch vorhandenes lebendes Virus in den vorbehandelten Impfstoffen nur in geringer Menge vorhanden sein und somit unter der minimalen Infektionsdosis bleiben, die zum Hervorrufen einer eindeutigen Poliomyelitis notwendig ist. Bei derartigen asymptomatisch erkrankten Tieren ist allein der histologische Befund für die Beurteilung verwendbar.

Das erste Augenmerk muß hierbei auf die Unterscheidung von frischen pathomorphologischen Substraten gegenüber abgeheilten Läsionen gerichtet werden. Der Affe ist bisher das einzige Tier, bei dem Fälle spontaner klassischer Poliomyelitis beobachtet worden sind (ECKSTEIN [16], MÜLLER [17]). Weiterhin können beim Affenversuch durch die intrazerebrale oder intraspinale Injektion von Impfstoffflüssigkeit spontane, bisher latente Virusinfektionen mit Gehirn- und Rückenmarksymptomen aktiviert werden. Diese Erscheinung ist einer Provokationsfolge gleichzustellen. In diesem Zusammenhang sind zunächst die nichteitrigen Meningitiden zu nennen, die nach den Untersuchungen von SCHERER [18] als eine der häufigsten Veränderungen bei Affen aller Arten angesehen werden müssen. In einem Teil der Fälle muß an die Möglichkeit der virusbedingten Choriomeningitis gedacht werden, deren spontanes Vorkommen beim Affen nicht ausgeschlossen werden kann (SCHERER). Auch eine Virus B-Infektion kann beim Affen zu Meningeal- und Plexusinfiltraten führen, wie es von SABIN und HURST [19] bei Macacus rhesus beschrieben worden ist. Nichteitrige Meningealinfiltrate findet man auch bei Primaten aller Arten im Zusammenhang mit der ulzerösen Kolitis. Als Erreger wird ein Virus vermutet, das erst durch resistenzmindernde Einflüsse bei den Affen durch Haltung in engen Käfigen eine solche Virulenz erlangt, daß es zum Seuchenausbruch kommt (HOLZ [20]). Die Sterblichkeit kann bis zu 90% betragen. Wenn es sich um ein sporadisches Auftreten handelt, wird sie geringer; dann können Darmerscheinungen in den Hintergrund treten.

Zu den virusbedingten Spontanerkrankungen gehört auch die von VAN BOGAERT und SCHERER [21] unter der Bezeichnung „akute amaurotische Epilepsie" beobachtete Erkrankung von Rhesusaffen, die durch Erblindung und epileptische Anfälle gekennzeichnet ist. Die Erkrankung ist bisher ausschließlich bei in Gefangenschaft gehaltenen Rhesusaffen beobachtet worden. Die Krankheit verläuft in den meisten Fällen innerhalb weniger Tage tödlich, kann aber auch ohne Hinterlassung von Schädigungen ausheilen. Im Zentralnervensystem finden sich pseudolaminäre unvollständige Erweichungen der Großhirnrinde mit vorwiegender Lokalisation im okzipitalen Cortex und Übergreifen auf das subkortikale Marklager sowie starke Astroglia- und Gefäßproliferationen in den geschädigten Rindenabschnitten. Daneben treten entzündliche Alterationen in Form leukozytärer Infiltrationen in den Meningen, gefäßgebundene Proliferationsknötchen, teils mikrogliöser Natur, teils von den Gefäßwandzellen ausgehend, in der Molekularschicht des Kleinhirns auf. KERSTING und PETTE [22] vermuten, daß es sich bei der akuten amaurotischen Epilepsie um das spontan auftretende Pendant zur experimentellen IHM-Virusenzephalomyelitis (I. Howard MUELLER-Virus) beim Affen handelt.

Das Krankheitsbild der amaurotischen Epilepsie ist von den bei Affen noch öfter anzutreffenden Enzephalosen und Myelosen zu unterscheiden. Diese als „konfluierende Leuko-Enzephalosen und Myelosen" bezeichnete Entmarkungserkrankung gehört bei gefangengehaltenen verschiedenen Affenarten zu den häufigsten Erkrankungen, so daß immer, wenn mit diesen Tieren experimentiert wird, mit ihrem Vorkommen zu rechnen ist. Die histo-pathologischen Veränderungen bestehen in degenerativen Vorgängen, die nicht nur den Nerv. opticus betreffen, sondern sich auch auf die langen Bahnen der Hinter- und Seitenstränge erstrecken. Die entzündlichen Erscheinungen haben demgegenüber sekundäre Bedeutung.

In der Kasuistik sind neben diesen morphologisch und zum Teil auch ätiologisch gut bekannten Meningoenzephalomyelitiden noch weitere Fälle echter primärer Spontanenzephalitiden beschrieben worden. Diese sporadischen Fälle unbekannter Ätiologie gehören entweder dem Hirnstammtypus oder aber dem Striatum-Rindentypus an (SCHERER [18]). Bei Schimpansen wurde ein als Virus der Enzephalo-Myokarditis bezeichneter Erreger festgestellt. Er hat serologische Beziehungen oder ist gar identisch mit dem Virus MM, das beim Menschen poliomyelitisartige Erscheinungen hervorrufen kann (SCHMIDT [23]). Nach diesem aus der Literatur gewonnenen Bild besteht wohl die Möglichkeit, daß derartige spontane Meningoenzephalitiden auch bei Testaffen während einer Impfstoffprüfung auftreten können.

Obwohl alle diese Gehirn-Rückenmarkveränderungen im allgemeinen histopathologisch gut von der Poliomyelitis zu unterscheiden sind, können sie durch ihr zufälliges oder provoziertes Auftreten während der Impfstoffprüfung doch sowohl klinisch als auch histopathologisch das Bild einer echten Poliomyelitis überdecken. In derartigen Fällen ist es nicht leicht, am Einzeltier eine positive Entscheidung zu treffen, und vielfach ist dann die Anwendung mehrerer Teste erforderlich.

Im Gegensatz zu diesen spontan vorkommenden Gehirn-Rückenmarkerkrankungen stehen die durch Viren experimentell erzeugten Meningo-Enzephalomyelitiden. Zu dieser Gruppe gehören fast alle „Pseudo- und Parapoliomyelitisviren" und ein großer Teil der unter pathomechanisch-epidemiologischen Aspekten zusammengefaßten „arthropod-borne" Viren. Bei allen diesen Viren können zum Teil der echten Poliomyelitis sehr ähnliche histopathologische Befunde auftreten. Qualitative und quantitative Unterschiede der Entzündung und Ausbreitung lassen aber hier immer eine Unterscheidung zu (KALM [24], BODIAN [13]). Im allgemeinen ist mit diesen Befunden beim Affentest nicht zu rechnen, da hier meist eine Verunreinigung mit derartigen Viren zu vermeiden ist, und eine mechanische Übertragung der „arthropod-borne" Viren durch Insekten in unseren Gebieten nicht vorkommt.

In diesem Zusammenhang sind auch die poliomyelitisidentischen Erkrankungen bei einigen Haus- und Laboratoriumstieren zu nennen. FRAUCHIGER [26] hat 1938 bei einem unter den Erscheinungen der Landryschen Paralyse gestorbenen Rind histologische Veränderungen feststellen können, die das Vorliegen einer Poliomyelitis anterior acuta wahrscheinlich machten. Bei Übertragungsversuchen von menschlichem Material auf Rinder haben FRAUCHIGER und HOFMANN 1941 (Lit. s. FRAUCHIGER [26a]) außer Paresen und Liquorveränderungen keine charakteristischen histologischen Bilder erhalten. Versuche von HARMON [27], Kälber mit Poliomyelitisvirus zu infizieren, verliefen ergebnislos. Eine auf Grund des histopathologischen Bildes poliomyelitisidentische Erkrankung des Rindes wird als „enzootische Rinderenzephalitis" bezeichnet. Diese für das Rind artspezifische Erkrankung ist erstmalig von MOUSSU, MARCHAND und BONNETAT 1926 beschrieben worden [28]. Eingehendere experimentelle Untersuchungen über die Identität des Virus der enzootischen Rinderenzephalitis innerhalb der Gruppe der Poliomyelitisviren liegen bisher in der Literatur nicht vor.

Zu den poliomyelitisähnlichen Krankheitsbildern bei unseren Haus- und Laboratoriumstieren kann man nur diejenigen virusbedingten Erkrankungen des Zentralnervensystems rechnen, die sowohl pathologisch-anatomisch als auch epidemiologisch, ätiologisch und klinisch weitgehend mit der Poliomyelitis des Menschen übereinstimmen. Danach sind hier die „Seuchenhafte Gehirn-Rückenmarksentzündung des Schweines (Teschener Krankheit)" und die „Theilersche Mäusepoliomyelitis" als Poliomyelitiden der Tiere zu benennen. Auf Grund ihrer weitgehenden Ähnlichkeiten hat GARD [29] alle drei Erkrankungen als Poliomyelitis des Menschen, der Schweine und der Mäuse einer übergeordneten Einheit unterstellt. Das anatomisch-histologische Bild dieser nichteitrigen Meningo-Enzephalomyelitis beim Schwein und bei der Maus rechtfertigt wissenschaftlich eindeutig die Bezeichnung als Poliomyelitis. Diese Bezeichnung erscheint auch mit Rücksicht auf die vergleichende Pathologie geboten. Im klinischen Krankheitsverlauf unterscheidet man beim Schwein neben dem Inkubationsstadium ein präparalytisches oder meningeales Stadium, ein paralytisches Stadium, ein Reparationsstadium und ein Endstadium (DOBBERSTEIN [30]). Beide Erkrankungen zeigen auch hinsichtlich der Pathogenese und Epidemiologie ähnliche Verhältnisse wie die spinale Kinderlähmung (HECKE [31]). Das Virus der ansteckenden Schweinelähmung ist wirtsspezifisch und alle übrigen Versuchstiere (Schafe, Hunde, Hühner, Kaninchen, Meerschweinchen, Ratten, Mäuse und Affen) erwiesen sich als unempfindlich (HORSTMANN [32]).

Eigene (G.) am Institut für Veterinär-Pathologie der Humboldt-Universität Berlin durchgeführte Übertragungsversuche von Gehirn- und Rückenmarksuspensionen an Poliomyelitis gestorbener Menschen auf Läuferschweine während der Poliomyelitisepidemie in Berlin 1947 verliefen negativ. Die Tatsache, daß z. B. in den USA und in Schweden keine Schweinepoliomyelitis bekannt oder überhaupt jemals beobachtet worden ist, spricht gegen eine unmittelbare Übertragung der Erkrankung vom Menschen auf das Schwein. Umgekehrt ist bisher noch nicht beobachtet worden, daß menschliche Poliomyelitisepidemien ihren Ausgang von Schweineseuchenherden genommen haben oder daß beide Seuchengänge nebeneinander herliefen. Die bisherigen Angaben über das gleichzeitige Auftreten von Kinderlähmung und lähmungsartigen Erkrankungen bei Schweinen auf ein und demselben Gehöft (FRAUCHIGER [26b] beweisen noch nicht das Vorkommen einer Poliomyelitis beim Schwein. Ohne genaue histologische Untersuchung können derartige Fälle nicht als Poliomyelitis angesprochen werden, da Lähmungen beim Schwein, verursacht durch Meningitiden und Enzephalitiden, außer auf Poliomyelitis auch noch auf zahlreiche andere Erkrankungen zurückgehen können (GODGLÜCK [33]).

Gegen das Virus der Mäusepoliomyelitis sind Meerschweinchen, Kaninchen und Affen refraktär. Auch Infektionen des Menschen sind bisher durch einen der drei bekannten Typen TO, FA und GD VII des Theiler-Virus nicht beobachtet worden. HORSTMANN [32] wies eindeutig nach, daß keine antigenen Beziehungen zwischen den Viren der Teschener Schweinelähmung und der Mäusepoliomyelitis bestehen und auch keine serologische Identität mit folgenden Viren vorhanden ist: Lansing- und Y-SK-Stämme der Poliomyelitis, West- und Ost-Pferdeenzephalitis, Japanische B-Enzephalitis, Louping ill-Schafenzephalitis und russische Frühling-Sommer- Enzephalitis. Auch wenn man die bisher ermittelte Übereinstimmung im biologischen Verhalten der Viren zum menschlichen Poliomyelitisvirus berücksichtigt, wird man auf Grund der serologischen und immunbiologischen Erkenntnisse nur sagen können, daß es sich um drei verschiedene, wenn auch nahe verwandte, Virustypen handelt, die vielleicht zu einer noch größeren Gruppe von Poliomyelitisviren gehören. Hierin findet dann auch die anfangs erwähnte Feststellung von GARD ihre Erklärung.

Die weitere große Zahl der bisher bekannten virusbedingten, nichteitrigen, echten Meningo-Enzephalomyelitiden bei unseren Haus- und Laboratoriumstieren läßt sich durch pathologisch-anatomische und histologische Verschiedenheiten verhältnismäßig gut von der Poliomyelitisgruppe unterscheiden. Bei mehreren dieser Erkrankungen sind in bezug auf die Poliomyelitis genaue histologische Untersuchungen angestellt worden; so berichtete FRAUCHIGER [26b] von der histologischen Untersuchung von über 500 Fällen bei der Geflügellähmung. Doch war kein Befund zu erheben, der in Richtung Poliomyelitis gewiesen hätte.

Durchführung des Affentests

Die histopathologische Diagnose

Nach den deutschen und amerikanischen Prüfungsvorschriften werden die Affen nach einer Beobachtungsdauer von 18 Tagen getötet und seziert. Vom Rückenmark und dem Großhirn einer Seite werden Teile eingefroren, aus denen bei Fragwürdigkeit der histologischen Befunde der Virusnachweis versucht wird. Mit dem übrigen Teil des Zentralnervengewebes wird die feingewebliche Untersuchung durchgeführt. Der Wert einer solchen Untersuchung muß aber richtig beurteilt werden. Man sieht im histologischen Schnitt nur einen zufälligen Ausschnitt aus dem Krankheitsprozeß im Augenblick des Todes. Unter Berücksichtigung der zuvor beschriebenen differentialdiagnostischen Kriterien erscheint es nicht vorstellbar, daß es nur einiger weniger mikroskopischer Präparate bedarf, um die Diagnose zu stellen. Die deutschen Prüfungsvorschriften vom 15. August 1956 schreiben eine feingewebliche Untersuchung von Gehirn- und Rückenmark ohne Angabe über Zahl und Teilabschnitte vor. Die amerikanischen Vorschriften beschränken sich auf eine Untersuchung von Ausschnitten der Hals- und Lendenanschwellungen des Affenrückenmarks. Lediglich bei zweifelhaften Befunden ist die Untersuchung auf Teile des Gehirns auszudehnen. Nach den bisherigen Erfahrungen ist es aber von Vorteil, in Vorschriften ein Mindestmaß der zu untersuchenden Proben festzulegen. Außerdem erscheint eine gleichzeitige Untersuchung von Gehirn und Rückenmark notwendig. Dabei wird die routinemäßige Untersuchung folgender Schnitte für dringend geboten gehalten:

5.—7. Zervikalsegment,
1.—5. Lumbalsegment,
1. Sakralsegment,
1 Schnitt vom kaudalen Ende des 4. Ventrikels,
1 Schnitt vom Mittelteil des 4. Ventrikels,
1 Schnitt aus dem Thalamus- und Caudatumgebiet.

Die Gesamtzahl der Schnitte würde dabei mindestens 12 Stufen betragen.

Inokulationsmodus

Die deutschen Prüfungsvorschriften schreiben eine intrazerebrale Injektion von 1 cm³ des trivalenten Impfstoffes nach Entfernung oder Neutralisation zellschädigender chemischer Bestandteile vor, und zwar je 0,5 cm³ in die Thalamusgegend beider Gehirnhälften. Gleichzeitig wird diesen Tieren 0,1 cm³ des trivalenten Gemisches in die Lendenanschwellung des Rückenmarks eingespritzt. Aluminiumhydroxyd behindert bei intrazerebraler und intraspinaler Inokulation infolge direkter Schädigung des Nervengewebes durch Al (OH)₃ den Affentest und macht es daher unmöglich, den abgabefertigen Impfstoff im vollständigen Unschädlichkeitstest zu prüfen. Unter diesen Bedingungen beschränken sich die Prüfungen auf ein Prüfungsgemisch, welches ad hoc aus den monovalenten Chargenteilen zusammengestellt ist. Infolgedessen besteht keine absolute Sicherheit der Identität zwischen der geprüften Probe und dem handelsfertigen Impfstoff.

Die in den USA außer der intrazerebralen oder -spinalen vorgeschriebene gleichzeitige intramuskuläre Impfstoffinjektion wird in Deutschland bisher abgelehnt. Man nimmt an, daß zumindest größere Mengen intramuskulär gegebenen Impfstoffes eine interferierende Wirkung haben und dadurch das Haften einer evtl. intraneuralen Infektion vermindern können (BONIN [11]). Untersuchungen von BODIAN [13] haben dagegen den Nachweis erbracht, daß sich durch kombinierte intraneurale (zerebral, spinal oder beides) und intramuskuläre Verimpfung die Rate der paralytischen Fälle im Vergleich zu der Verimpfung auf einem einzigen Wege um etwa 57% erhöht. Diese Versuche bestätigen auch die Annahme, daß bei Verimpfung großer Volumina der handelsüblichen Vakzine Hemmeffekte auftreten können. Dieser Hemmeffekt wird meistens durch eine sehr frühe Antikörperbildung bewirkt. Bei intramuskulärer, intrazerebraler oder intraspinaler Verimpfung von geringen Vakzinemengen tritt das Hemmphänomen nicht auf; vielmehr ist bei der kombinierten Impfung die Rate der paralytischen Fälle erhöht. Diesen Verstärkungseffekt führt BODIAN [13] auf einen peripheren Provokationseffekt zurück. KERSTING, LENNARTZ und PETTE [34a] stellten bei ihren Poliomyelitis-Infektionsversuchen an Vervet-Affen eine dem klinischen Syndrom entsprechende Korrespondenz von peripherem Inokulationsort und Lokalisation der anatomischen Läsionen des Zentralnervensystems fest. Sie verweisen auf die segmentalpathologische Vorstellung, daß nach der Applikation eines peripheren Reizes im Bereich des zugehörigen Rückenmarksegmentes Veränderungen entstehen, die als eine Permeabilitätssteigerung der Bluthirnschranke anzusprechen sind. Lähmungen im Anschluß an Poliomyelitisimpfungen beim Menschen liefern hierfür ebenfalls einen Beweis.

Diese neuesten Forschungsergebnisse lassen einen weiteren Verzicht auf eine gleichzeitige intramuskuläre Impfstoffinjektion nicht mehr gerechtfertigt erscheinen, zumal bei einem derartigen Inokulationsmodus abgabefertiger Impfstoff verwendet werden kann. Eine Gewebeschädigung durch das Adjuvans tritt im extraneuralen Gewebe nicht auf; Bedenken hinsichtlich einer Interferenzwirkung erscheinen nicht mehr begründet, da das Interferenzphänomen durch die Anwendung kleiner Impfstoffdosen ausgeschaltet werden kann (BODIAN [13]).

KERSTING, LENNARTZ und PETTE [34b] gelang es, nach unterschiedlicher Virusinokulation bei verschiedenen Affenspezies regelmäßig Virus im Liquor festzustellen. In einem bestimmten Zeitraum unmittelbar nach der Infektion (intraneural, intramuskulär und oral) treten die Poliomyelitisviren im Liquor auf; sie verschwinden aber nach einiger Zeit wieder. Dieses vorübergehende Auftreten von Virus im Liquor steht in enger zeitlicher Abhängigkeit vom Virusgehalt des Blutes einerseits und dem Beginn des klinischen Lähmungssyndroms andererseits. Das Virus ist im Liquor 2—5 Tage nachweisbar. Eine Untersuchung des Liquors der Testaffen mit den modernen virologischen Nachweismethoden (Gewebekultur u. a.) in den ersten 5 Tagen nach der Impfstoffinokulation kann die Treffsicherheit des Affentests und damit die Zuverlässigkeit der Unschädlichkeitsprüfung erhöhen.

Cortisontest

Nach MORGAN [35] erkranken Affen bei intramuskulärer Applikation erst nach relativ hohen Virusdosen (mehrfach 4 cm³ einer 20%igen Rückenmarksuspension) mit Lähmungen. Für die orale Infektion gilt dies entsprechend. Daher vermag der Affentest extrem niedrige Virusmengen nicht anzuzeigen. Dies führte zu dem Versuch, die Empfindlichkeit der Affen durch Provokationsmethoden (Cortison, Röntgenbestrahlung) zu erhöhen. Nach MARTIN [36] verringert Cortison die Kapillar- und Zellpermeabilität, vielleicht infolge einer Hyaluronidase-Hemmung. Eine solche Änderung der Zelldurchlässigkeit kann das Zustandekommen einer Virusinfektion weitgehend beeinflussen. Nach Untersuchungen von ARONSON und Mitarb. [37a,b] ist eine experimentelle Infektion mit Poliomyelitisvirus nur beim cortisonbehandelten syrischen Hamster möglich. Sie kann hier auf Grund einer Lokalisation des Virus in der Gliedmaßenmuskulatur und im braunen Fett nachgewiesen werden, während sich der unbehandelte Hamster total refraktär verhält. SCHWARTZMAN und ARONSON [38] stellten sogar fest, daß sich das Poliomyelitisvirus bei cortisonbehandelten Cynomolgusaffen im braunen Fett vermehren kann, bevor es das Zentralnervensystem befällt.

Die Versuche über die Wirkung des Cortisons beim Affentest führten zur Aufnahme des Cortisontests in die Minimum Requirements. EKLUND, BELL und HADLOW [39] wiesen das Poliomyelitisvirus in gewissen Impfstoffproben durch Beimpfen cortisonbehandelter Affen nach. Die Prüfung derselben Proben in der Gewebekultur hatte in den meisten Fällen keine positiven Befunde geliefert. SYVERTON, BRUNNER, TOBIN und COHEN [40] konnten durch Kombination von

Cortisonbehandlung und Röntgenbestrahlung die Empfindlichkeit der Affen gegenüber Poliomyelitisviren erheblich verändern. In Versuchen von BODIAN [13] erhöhte die Cortisoninjektion bei der Verimpfung des Mahoney-Stammes die Rate der paralytischen Fälle im Vergleich zu Kontrollgruppen, die Penicillin oder Gelatine erhalten hatten, um etwa 60%. Die englischen Prüfungsvorschriften schreiben ebenfalls die Anwendung von Cortison beim Affensicherheitstest an Rhesus- und Cynomolgusaffen vor. Im Falle des in Großbritannien verwandten Brunender-Stammes konnte nachgewiesen werden, daß die Anwendung von Cortison für eine Infektion der Affen mit kleinen Virusdosen notwendig ist [41].

Im Gegensatz zu diesen positiven Befunden stehen die Ergebnisse von LENNARTZ, PETTE, KERSTING und MANNWEILER [42]. Bei mit Cortison behandelten und intramuskulär oder oral mit Poliomyelitisviren vom Typ I infizierten Affen ließen sich weder eine Erhöhung der Empfänglichkeit noch Abweichungen des Infektionsverlaufes oder des histopathologischen Bildes feststellen. Allerdings kommt nach den heutigen Kenntnissen das Cortison in zwei verschiedenen Kristallformen vor, von denen die eine biologisch wirkungslos ist. In den USA soll in einem der handelsüblichen Cortisonpräparate diese wirkungslose oder zumindest sehr wirkungsschwache Cortisonform enthalten sein. Die wissenschaftlichen Erkenntnisse der amerikanischen Autoren lassen wohl doch die Anwendung des Cortisontests gerechtfertigt erscheinen, zumal bei den Versuchen von PETTE und Mitarb. andere Infektionswege gewählt wurden als bei der Impfstoffprüfung.

Literatur

[1] SABIN, A. B., und A. M. WRIGHT: J. exp. Med. **59**, 115 (1934).
[2] MELNICK, J. L., und D. D. BANKER: J. exp. Med. **100**, 181 (1954).
[3] KRECH, U., und L. J. LEWIS: Proc. Soc. exp. Biol. (N.Y.) **87**, 174 (1954).
[4] REISSIG, M., und J. L. MELNICK: J. exp. Med. **101**, 341 (1955).
[5] BROWN, L. V.: Amer. J. Hyg. **65**, 189 (1957).
[6] LÉPINE, P., und M. PACCAUD: Ann. Inst. Pasteur **92**, 289 u. 481 (1957).
[7] PEEBLES, TH. C., und Mitarb.: J. Immunol. **78**, 63 (1957).
[8] PRIGGE und Mitarb.: Dtsch. med. Wschr. **1956**, 325.
[9] LÉPINE, P.: Triangel (Sandoz) II, **7**, 259 (1957).
[10] GARD, SV.: III. Europ. Poliomyelitis-Symposion, Zürich 1955.
[11] BONIN, O.: Münch. med. Wschr. **1956**, 1694.
[12] Technical Committee on Poliomyelitis Vaccine: Amer. J. Hyg. **64**, 104 (1956).
[13] BODIAN, D.: Amer. J. Hyg. **64**, 92 (1956).
[14] SABIN, A. B., und R. WARD: J. exp. Med. **73**, 757 (1941).
[15] BODIAN, D., und H. A. HOWE: Bull. Johns Hopk. Hosp. **76**, 1 (1945).
[16] ECKSTEIN, A.: Z. ges. exp. Med. **97**, 492 (1935).
[17] MÜLLER, W.: Mschr. Kinderheilk. **63**, 134 (1935).
[18] SCHERER, H. J.: Vergleichende Pathologie des Nervensystems der Säugetiere. Leipzig: G. Thieme 1944.
[19] SABIN, A. B., und E. W. HURST: Brit. J. exp. Path. **16**, 133 (1935).
[20] HOLZ, K.: Tierärztl. Rdsch. **1930**, 318.
[21] VAN BOGAERT, L., und H. J. SCHERER: Z. Neur. **152**, 757 (1935).
[22] KERSTING, G., und E. PETTE: Dtsch. Z. Nervenheilk. **174**, 283 (1956).
[23] SCHMIDT, E. C.: Amer. J. Path. **24**, 97 (1948).
[24] KALM, H.: Arch. ges. Virusforsch. **6**, 183 (1956).
[25] BODIAN, A. B.: Amer. J. Hyg. **64**, 110 (1956).
[26] FRAUCHIGER, E.: a) Schweiz. Z. Path. **6**, 384 (1943); b) IV. Europ. Poliomyelitis-Symposion, Bologna 1956.

[27] HARMON, zit. nach PETTE, H.: Die akut entzündlichen Erkrankungen des Nervensystems. Leipzig: G. Thieme 1942.

[28] MOUSSU, R., und Mitarb.: a) Recherches sur certaines affections enzootiques du système nerveux. Thèse Alfort 1926; b) J. Comp. Path. 40, 241 (1927).

[29] GARD, S.: Purification of Poliomyelitis Viruses. Uppsala 1943.

[30] DOBBERSTEIN, J.: Z. Infekt.-Krk. Haustiere 59, 54 (1943).

[31] HECKE, F.: Arch. exp. Vet.-Med. 10, 720 (1956).

[32] HORSTMANN, D. M.: J. Immunol. 69, 379 (1952).

[33] GODGLÜCK, G.: Mh. Vet.-Med. 4, 348 (1952).

[34] KERSTING, G., H. LENNARTZ und H. PETTE: a) Dtsch. Z. Nervenheilk. 175, 72 (1956); b) Münch. med. Wschr. 1956, 1684.

[35] MORGAN, J. M.: J. Immunol. 62, 301 (1949).

[36] MARTIN, G.: Vortrag Wissensch. Tagg. Frankfurt/M. 16. 3. 1954, Paul Ehrlich- und Behring-100-Jahr-Feier.

[37] ARONSON, S. M., und Mitarb.: a) Proc. Soc. exp. Biol. (N.Y.) 85, 214 (1954); b) Ann. N.Y. Acad. Sci. 61, 869 (1955).

[38] SCHWARTZMAN, G., und S. M. ARONSON: Proc. Soc. exp. Biol. (N.Y.) 86, 767 (1954).

[39] EKLUND, G. M., E. J. BELL und W. J. HADLOW: Amer. J. Hyg. 64, 85 (1956).

[40] SYVERTON, J. T., und Mitarb.: Amer. J. Hyg. 64, 74 (1956).

[41] REPORT MRC London: Brit. med. J. 1957, 124.

[42] LENNARTZ, H., und Mitarb.: Zbl. Bakt., I. Abt. Orig. 167, 9 (1956) und 419 (1957).

3. Die Haltbarkeit der Poliomyelitis-Impfstoffe

Von K.-E. GILLERT

Unter Haltbarkeit soll hier die Verwendbarkeit der Poliomyelitisimpfstoffe zur Immunisierung von Menschen nach bestimmter Dauer der Lagerung unter verschiedenen Bedingungen verstanden werden. Die Prüfung auf Haltbarkeit besteht infolgedessen im wesentlichen in einer Wirksamkeitsprüfung. Dabei sind zu unterscheiden:

Prüfungen auf

a) Vorhandensein der einzelnen Antigenbestandteile (Identitätsprüfung);

b) die Höhe des Antikörperspiegels, den die einzelnen Typen als Antigenanteile hervorzurufen vermögen und

c) Feststellung des Schutzes, der durch die Immunisierung erreicht werden kann.

Darüber hinaus besteht ein wissenschaftliches Interesse daran, festzustellen, ob einmal als unschädlich deklarierte Chargen nach Lagerung unter bestimmten Bedingungen „schädliche" oder unerwünschte Eigenschaften annehmen können, insbesondere an der Frage, ob die Formalininaktivierung irreversibel ist, ob also nach der Kontrolle durch das Prüfungsinstitut eine Rekombination oder Reaktivierung von Viren nach längerer Lagerung unter verschiedenen Bedingungen auszuschließen ist. Es bleibt auch zu untersuchen, welche Veränderungen der Vakzine bei längerer Lagerung durch Formalinreste hervorgerufen werden könnten.

Aus der letzten Zeit liegen Veröffentlichungen von HART [1], BAWDEN und Mitarb. [2] und FRAENKEL-CONRAT [3] über die Rekombination von Virusbausteinen vor. HEICKEN und SPICHER [4] haben am Modell der Coli- und Staphylokokkenphagen die Reaktivierbarkeit formaldehydinaktivierter Phagen im Prinzip nachgewiesen. PRIGGE und Mitarb. [5] lehnen eine zu pessimistische Beurteilung der theoretisch möglichen Gefahren ab.

Weiterhin kann die Haltbarkeit von ggf. während der Lagerung entstehenden pyrogenen oder anderen schädlichen Substanzen beeinflußt werden. Es ist nicht bekannt, welche Faktoren außer der Lagerung bei niedriger Temperatur die Haltbarkeit zu bessern vermögen. Zu den Faktoren, welche die Haltbarkeit des Impfstoffes herabsetzen, gehören chemisch-physikalische Einflüsse wie Abgabe von Alkali aus dem Ampullenglas oder Zusatz von ungeeigneten Konservierungsmitteln. Systematische Versuche darüber, ob durch längere Lagerung unter verschiedenen Bedingungen, abgesehen von einer Wirkungsabnahme, allmählich toxische Substanzen entstehen können, sind uns nicht bekannt.

Unter den die Haltbarkeit beeinflussenden Faktoren sind besonders die Konservierungsmittel (Cialit, Merthiolat) zu erwähnen, weil sie die antigene Qualität herabsetzen; wieweit dies auch durch Benzaethoniumchlorid geschieht, das von der Fa. Parke, Davis and Comp. als Konservierungsmittel verwendet wird, ist noch unbekannt. Die unerwünschten Nebenwirkungen des Merthiolats hat man in den amerikanischen Impfstoffen durch Zusatz von Versen (Äthylendiamintetraazetat), dessen Schutzeffekt auf der Bildung von Komplexverbindungen mit Schwermetallsalzen beruhen soll, zu kompensieren versucht. Über die Veränderungen, die bei längerer Lagerung bei derartigen Komplexverbindungen auftreten, wird nichts berichtet. Es steht jedoch fest (WHO/Polio/34 [S. 16] 1957), daß Merthiolat auch in Anwesenheit von Versen bei 37° C eine schnellere Herabsetzung der Antigenität bewirkt als andere Konservierungsmittel. Von französischer Seite wird, wahrscheinlich um die im einzelnen unbekannten Schwermetallsalzwirkungen auszuschließen, als keim- oder pilztötendes Mittel n-Butylparahydrobenzoat vorgeschlagen; wieweit dieses Präparat die Antigenität beeinflußt, ist noch nicht bekannt.

Auch die Größe der Behältnisse kann sich auf die Haltbarkeit des Impfstoffes auswirken. Daher ist besonders auf das Volumen des überstehenden Luftraumes zu achten. Zur Zeit befinden sich Impfstoffchargen im Handel, deren pH bei längerer Lagerung — erkennbar am Umschlag des Phenolrotindikators nach Gelb — schwankt. Nach Angabe der Firma Lilly soll dieser Farbumschlag für die Brauchbarkeit des Impfstoffes ohne Belang sein. Impfstoff der Firma R. I. T.*, Genval, Belgien, zeigte bereits beim Liegenlassen in Rekordspritzen einen Farbumschlag nach Rot. Die Firma weist in einer Drucksache über ihren Impfstoff ausdrücklich auf die Möglichkeit von Verfärbungen hin. Sie sollen die Wirksamkeit des Impfstoffes nicht beeinträchtigen. Für ungeöffnete Ampullen mit Farbumschlag nach Gelb oder nach Lila (hierfür befinden sich Farbmuster auf der Rückseite der den Impfstoffpackungen beigefügten Druckschrift) wird ein Umtausch zugesichert.

Bei geschlossener Ampulle können die Menge der überstehenden Luft und deren CO_2-Gehalt Ursachen des Farbumschlages sein; möglicherweise kann ein solcher Farbumschlag in der Ampulle aber auch durch schädigende Substanzen anderer Art hervorgerufen werden. Versuche über die Antigeneigenschaft des Impfstoffes bei niederen pH-Werten sind bisher nicht publiziert worden.

Solange nichts Gegenteiliges bekannt wird, muß angenommen werden, daß die Haltbarkeit des Impfstoffes wesentlich von der Lagerungstemperatur abhängig ist. Die Lagerung der Impfstoffe bei 32° und 37° C verursacht eine Qualitätsminderung, während die Aufbewahrung bei +4° C für günstig gehalten wird. Zur Haltbarkeitsprüfung können Proben des Impfstoffes eine Woche lang auf 37° C erwärmt und dann 8 Wochen bei +4° C gelagert werden. Impfstoffe, die diese

---

* R. I. T. Recherche et Industrie Thérapeutiques.

Prozedur ohne Wirkungsabfall überstehen, können als „6 Monate haltbar" bezeichnet werden. Schwierigkeiten bei der Lagerung haben bisher die Herstellung von
Impfstoffkonserven (wie bei anderen Vakzinen) oder eines lyophilisierten Trocken-
präparates verhindert. Die Kosten der Lyophilisierung würden allerdings außerdem den Preis des Impfstoffes beträchtlich erhöhen.

Die Haltbarkeit dürfte auch von Einzelheiten der Herstellung, z. B. aus MAIT-
LAND-Kulturen oder trypsinisierten Zellen, abhängig sein. Inwieweit hier z. B.
Eiweiß als Schutzkolloid wirken kann, ist nicht bekannt. Während der Lagerung
könnten auch Ausfällungen und Ausflockungen entstehen, die den Impfstoff sichtbar verändern und entmischen. Inwiefern die Kombination der 3 Poliomyelitis-
typen die Haltbarkeit des Impfstoffes beeinflussen könnte, bleibt noch zu prüfen.

Bei Poliomyelitisimpfstoffen ist ebenso wie bei anderen Vakzinen zu fordern,
daß sie noch am letzten Tag der angegebenen Verwendbarkeitsdauer die Eigenschaften zeigen, die Voraussetzung für ihre Freigabe waren. Von dem Unterausschuß für Sera und Impfstoffe der ständigen Arzneibuchkommission und dem
Unterausschuß für pharmazeutische Erzeugnisse der Westeuropäischen Union
(2. Sitzung, Rom 5.—7. Juni 1956) sind folgende Richtlinien angenommen worden:
Das Verfallsdatum von Poliomyelitisimpfstoff muß auf dem Etikett angegeben
werden und darf 6 Monate, vom Fabrikationsdatum an gerechnet, nicht unter-
schreiten. Die Impfstoffe müssen bei $+4$ bis $+5°$ C aufbewahrt und vor Frost geschützt werden. Nach der Auffassung von HENNEBERG (persönliche Mitteilung)
ist die Spanne von $+4$ bis $+5°$ C zu eng. Sie könnte auf $+4$ bis $+8°$ C erweitert
werden. Impfstoffe, die Aluminiumhydroxyd enthalten, dürfen nicht unter $0°$ C
gelagert werden. Von der WHO (WHO/Polio/34 S. 16, 1957) wird vorgeschlagen,
die Vakzine in flüssigem Zustand und bei einer Temperatur zwischen $0°$ und $10°$ C
zu lagern. Besonders bei Lufttransporten ist darauf zu achten, daß ein Einfrieren
vermieden wird.

Bisher sind die Haltbarkeitsfristen aus Sicherheitsgründen auf 6 Monate beschränkt. Eine staatliche Wirksamkeitsprüfung an Stichproben nach Ablauf dieser
Zeit erscheint empfehlenswert. Bei günstigem Ergebnis wäre für die nachgeprüfte
Charge eine Verlängerung der Gewährsdauer auf 12 Monate unter der Voraussetzung geeigneter Lagerung (PERKINS und YETTS [6]) zu verantworten. Angesichts
der hohen Herstellungskosten würden sich eingehendere Untersuchungen über
längere Haltbarkeitsfristen durchaus lohnen. Ist beabsichtigt oder steht zu erwarten, daß eine Charge noch nach Ablauf ihrer Laufzeit verwendet wird, so
müssen die Haltbarkeitsprüfungen auf Wirksamkeit rechtzeitig, d. h. etwa
8 Wochen vor dem Verfallsdatum, durchgeführt werden. SALK fand nach BONIN [7]
bei einzelnen seiner Versuchsimpfstoffe (z. B. Referenz-Impfstoff A II) nach einem
Zeitraum von 2 Jahren keinen Wirksamkeitsverlust.

Die Gewährsdauer ist vom Prüfinstitut festzulegen. Da auf diesem Gebiet
jedoch spezielle Erfahrungen fehlen, müssen entsprechende experimentelle Untersuchungen durchgeführt werden. Außer der Haltbarkeit von Impfstoff aus unge-
öffneten Fläschchen wird in der Praxis die Frage nach der Verwendungsmöglich-
keit von angebrauchten Impfstoffampullen gelegentlich eine Rolle spielen. Die
Diskussion, ob aus einer Flasche mehrmals — verstreut über einen Zeitraum bis
zu 9 Monaten — Impfstoff entnommen werden darf, geht offenbar darauf zurück,
daß in den Gebrauchsanweisungen, die noch 1957 dem amerikanischen Impfstoff

beilagen, neben dem neuen, von Salk angegebenen Impfschema auch dessen altes Schema aufgeführt worden war. Danach soll der Abstand zwischen der 1. und 2. Impfung eine Woche und der Abstand zwischen der 2. und 3. Impfung vier Wochen betragen.

Wenn man bei sachgemäßer Handhabung Impfstoff über einen Zeitraum von höchstens 6 Wochen aus der gleichen Flasche entnahm, war dies wegen der den Impfstoffen zugesetzten Konservierungsmittel wohl unbedenklich. Inzwischen ist das nur etwa 5 Wochen umfassende Impfschema verlassen worden; die Industrie ist aber noch längere Zeit bei der Verwendung der einmal eingeführten 9 cm³-Fläschchen geblieben. Es wäre am einfachsten, für Reihenimpfungen die alten Fläschchen beizubehalten und für Einzelimpfungen Ampullen mit Einzeldosen in den Handel zu bringen. Dies haben einige Hersteller in den USA bereits getan. Allerdings steigen dann die allgemeinen Kosten und damit der Kleinverkaufspreis nicht unerheblich.

Bei der Beurteilung der Haltbarkeit angebrochener Ampullen sind folgende Punkte zu berücksichtigen:

1. Unterschiede der Impfstoff-Flaschenverschlüsse;
2. Unterschiede der Konservierungsmittel;
3. Unterschiede der Handhabung;
4. die Anzahl der Durchstiche durch den Stopfen;
5. die Tatsache, daß zur Impfstoffentnahme Luft in das Fläschchen eingebracht werden muß.

Zu 1: Die Verschlüsse sind weder nach Form und Größe noch hinsichtlich des Materials einheitlich. Etwaige Maßnahmen müßten sich also nach dem qualitätsmäßig schlechtesten Stopfen richten.

Zu 2: Die verwendeten Konservierungsmittel, z. B. Thimerosal (bei Fa. Pitman-Moore und Parke-Davis) töten zwar Bakterien ab, über die keimtötende Kraft gegenüber Viren und Pilzen fehlen jedoch oft entsprechende Angaben.

Ein orientierender Versuch, bei dem eine angebrochene Impfstoff-Flasche mit verhältnismäßig weitem Hals ohne Stopfen wochenlang bis zur völligen Austrocknung an ein Laboratoriumsfenster gestellt worden war, hat gezeigt, daß der Impfstoffrest während der Beobachtungszeit klar blieb. Bei weiteren Versuchen wurden ein anderer Impfstoff nordamerikanischer und ein Impfstoff europäischer Herkunft geprüft. Zu Mengen von je 2 cm³ Impfstoff wurden je eine Öse einer 24stündigen Kultur von Staphylococcus aureus haemolyticus, Streptococcus haemolyticus Gruppe A, Pseudomonas aeruginosa sowie einer Stuhl- und einer Sputumprobe mit physiologischem Keimgehalt gegeben und sechs Tage bei 37° C bebrütet. Aus allen zehn Röhrchen wurden Ausimpfungen auf Blutagar und Bouillon vorgenommen. Es zeigte sich, daß die dem amerikanischen Impfstoff zugesetzten Konservierungsmittel auch massenhaft eingesäte Keime unschädlich zu machen vermögen. Aus den Ansätzen mit dem europäischen Impfstoff wurde in einem Fall Pseudomonas aeruginosa gezüchtet.

Zu 3: Eine fachmännische Handhabung beim Durchstechen des Stopfens muß vorausgesetzt werden können. Nur ad hoc angelerntes Personal sollte nicht zur Hilfeleistung herangezogen werden. Auch Fachpersonal verwendet aber erfahrungsgemäß gelegentlich zu dicke Entnahmekanülen oder läßt sie zu lange in dem durchstochenen Stopfen stecken, wenn der Flascheninhalt nicht laufend verbraucht wird.

Zu 4: Je nach Form und Material des Stopfens ist die Anzahl der Durchstiche, die den Stopfen für Bakterien und andere Erreger durchlässig machen, verschieden.

Da im allgemeinen mehr oder weniger zufällig mehrmals derselbe Durchstich benutzt werden wird, muß man damit rechnen, daß sich im Gummi eine kleine klaffende Öffnung bildet. Bei Fläschchen, die länger als einen Tag aufgehoben werden sollen, würden Keime bereits durch die Überkappung mit sterilisierten Glas- oder Papierhütchen ferngehalten werden.

Zu 5: Die ersten cm³ Flüssigkeit bzw. Impfstoff kann man aus einer 9 cm³-Flasche entnehmen, ohne daß vorher Luft in das Fläschchen gebracht wird. Namentlich vor der Entnahme der letzten cm³ muß aber Luft, die natürlich den Keimgehalt der Umgebung und von mitgenommenen Gummipartikeln besitzt, eingedrückt werden, weil sich die Spritzen sonst nicht füllen lassen. Vor allem hierbei könnten Keime in das Fläschchen eingebracht werden. Bei feuchter Luft im Kühlschrank ist ein Benetzen des Gummiverschlusses und ein Eindringen von bakteriellen Keimen und Pilzen ebenfalls zu befürchten. Ohne Konservierungsmittel kann ein Impfstoff unter sonst für ein bakterielles Wachstum günstigen Umständen durch aus der Luft stammende Keime schon nach 1-tägiger Lagerung unbrauchbar werden. Die Dauer der Lagerung zwischen den einzelnen Entnahmen ist möglicherweise für das Zustandekommen von Pilzwachstum von Bedeutung. Angebrochene Impfstoffampullen sollen trotz des Zusatzes von Konservierungsmitteln nicht später als 6 Wochen nach der ersten Impfstoffentnahme verwendet werden.

Das Problem der Haltbarkeit von Impfstoffen aller Art hat große wirtschaftliche Bedeutung und ist wissenschaftlich interessant. Wenn dennoch festgestellt werden muß, daß beim Poliomyelitis-Impfstoff die Kenntnisse auf diesem Gebiet noch relativ gering sind, so findet diese Tatsache wohl in der verhältnismäßig kurzen Entwicklungszeit dieses Impfstoffes und in dem raschen Verbrauch der ersten gelieferten Chargen ihre Erklärung.

Literatur

[1] HART, R. G.: Nature (London.) **177**, 130 (1956).
[2] BAWDEN, F. C., und Mitarb.: J. gen. Microbiol. **17**, 80 (1957).
[3] FRAENKEL-CONRAT, V., und R. C. WILLIAMS: Proc. Nat. Acad. Sci. (Wash.) **41**, 690 (1955).
[4] HEICKEN, K. und G. SPICHER: Zbl. Bakt. I Orig. **167**, 97 (1956/57).
[5] PRIGGE, R. und Mitarb.: Dtsch. med. Wschr. **81**, 325 (1956).
[6] PERKINS, F. T. und R. YETTS: Brit. med. J. Nr. 5113, 31 (1959).
[7] BONIN, O.: Dienstreisebericht (1956), unveröffentlicht.

4. Die Wirksamkeit der Schutzimpfung gegen die Poliomyelitis in den USA 1954

Kritische Würdigung der statistischen Unterlagen (Francis-Bericht)

Von ERNST MEIER

1. Aparalytische Poliomyelitis ohne Impferfolg

Zu den Auffälligkeiten des statistischen Ergebnisses, das von FRANCIS und seiner Arbeitsgruppe dargestellt wurde, gehört die Beschränkung des Impfeffektes (beim Vergleich zu den Scheingeimpften bzw. zu den Ungeimpften) auf die paralytische Verlaufsform der Poliomyelitis. Im ersten Gutachten des Bundesgesundheitsamtes war bemerkt worden, daß möglicherweise die Zahl der Fälle, die ohne

Impfung aparalytisch verlaufen wären, aber infolge der Impfung inapparent oder gesund geblieben sind, ausgeglichen wurde durch eine zufällig ähnlich hohe Zahl von Fällen, die infolge der Impfung aparalytisch anstatt paralytisch verlaufen sind. Die Wirkung des Impfstoffes würde dann mehr in der Abschwächung des Krankheitsverlaufs als in einer Verhinderung des Krankheitseintritts liegen. KOLLER [7] wendet diese Annahme nur auf die entsprechenden Verhältnisse zwischen Geimpften und *Un*geimpften an und fügt hinzu, daß die stärkere Erfassung gerade leichter Erkrankungen bei den Geimpften eine Rolle in dem Zahlenergebnis spielen kann. Dadurch bringt er die Erscheinung in Zusammenhang mit seinen Betrachtungen über besondere Eigenschaften des impfwilligen Bevölkerungsteils. Wären diese Eigenschaften hier maßgebend, so könnte der Unterschied der *Schein*geimpften zu den Geimpften, bei dem solche Auslesebedingungen ausgeschaltet sind, nicht auf die paralytischen Fälle beschränkt geblieben sein. FRANCIS [3] spricht von einer reduzierten Beteiligung des Nervensystems, jedoch ist die Festigkeit der Frequenz aparalytischer Fälle kaum hierdurch zu erklären, ebensowenig durch seinen Hinweis auf Infektionen, die nicht Poliomyelitis sind. Man müßte sonst annehmen, daß es neben diesen kaum echte aparalytische Poliomyelitis gegeben hat. Zusammenfassend muß man wohl sagen, daß die Auffassungen über diesen Punkt an Sicherheit nicht gewonnen haben.

2. Einseitige Blickrichtung im Versuchsplan

Im ersten Gutachten des Bundesgesundheitsamtes wurde ausgeführt, daß sich im FRANCIS-Bericht eine einseitige Blickrichtung auf den erwarteten Impferfolg bekunde. Die Unterlagen seien nicht ausreichend auf die Frage, ob Impfinfektionen auftraten, eingestellt worden. BROWNLEE [1] war der Meinung, im Francis-Bericht sei ausgesagt, daß der Impfstoff unschädlich gewesen sei. Die betreffende Stelle bei FRANCIS — „any tendency for vaccine to give rise to cases of poliomyelitis" — bezieht sich aber vermutlich trotz der allgemeinen Formulierung („eine Zunahme hervorrufen") auf die Frage, ob Poliomyelitisfälle durch die Impfung „ausgelöst" — also nicht auf dem Infektionsweg hervorgerufen — worden sind. Sie kann damit nicht gleichzeitig ein vollständiges Ergebnis zur Frage der Impfinfektionen mit Poliomyelitisvirus bringen, insbesondere weil die Manifestationsmöglichkeit der letzteren über die Personen der Geimpften hinausgeht. BROWNLEE, dem die nach Freigabe des Impfstoffes beobachteten Impfinfektionen schon bekannt waren, setzt den Bemerkungen des FRANCIS-Berichtes über Unschädlichkeit der Vakzine andere Angaben über Unsicherheiten bezüglich der Inaktivität des Impfstoffes entgegen. Eine dieser Angaben stammt sogar schon vom März 1954, „bald nach Beginn der Herstellung des Impfstoffes für den Großversuch". Er vermißt im Bericht eine Erwähnung dieser Probleme und überhaupt Angaben von medizinischer, immunologischer oder virologischer Literatur.

Wenn für die Forscher, die den Versuchsplan ausarbeiteten, die Frage offen stand, ob der Impfstoff Poliomyelitisinfektionen hervorrufen kann, so hätte es eigentlich für diese Forscher nicht ferngelegen, den Plan überhaupt aufzugeben. Denn dies ist für Versuche am Menschen kein recht geeignetes Thema. Man darf daher wohl vermuten, daß in der Meinung der Bearbeiter des Versuchsplanes die Inaktivität des Impfstoffes schon eine durchaus gesicherte Tatsache gewesen ist. Nach VIVELLS [10] Ausführungen müßte allerdings der Versuch am Menschen ein Bestandteil dieser Sicherung gewesen sein. Er sagt, die Inaktivierung der Vakzine sei gesichert durch die negativen Sicherungsteste auf Gewebekulturen und auf Affen und die anschließende schadlose Impfung von Hunderttausenden von Kindern. Aber diese dritte Sicherung, nämlich die durch den Versuch am Menschen, hat während des Versuchs am Menschen noch nicht bestanden. Die Schöpfer des Versuchsplanes müssen daher die Sicherungen an Gewebekulturen und im Tierversuch für ausreichend erachtet haben, um den Impfstoff bei rund 400000 Menschen anzuwenden.

In der Tat ist die Einleitung zum FRANCIS-Bericht, in der die Fragestellung des Versuches angedeutet wird, nicht so vollständig und scharf gefaßt, daß sich erkennen ließe, was damals als sicher vorausgesetzt werden durfte und auf welches Thema die Untersuchung konzentriert werden sollte. Als sicher scheint angenommen worden zu sein, daß der Impfstoff nicht infiziert, daß er Antikörper produziert und eine Schutzwirkung hervorruft. Die Fragestellungen, die übrigbleiben, lassen sich summarisch unter 3 Punkten zusammenfassen:

    a) der Grad des Schutzes,

    b) die Dauer des Schutzes,

    c) etwaige Impfschäden.

Hiervon mußte die Frage b) wegen der zeitlichen Begrenzung des Versuches unbeantwortet bleiben. Die Fragen a) und c) mußten gewichtig genug sein, um den großen Versuch zu erzwingen. Sollte die Überlegung auftreten, ob man bei diesem Stand der Kenntnisse nicht auch gleich mit der allgemeinen Impfung hätte beginnen können, so kann man darauf hinweisen, daß der Großversuch sich auch als ein fraktionierter und kontrollierter Beginn einer allgemeinen Impfung ausdeuten ließe. In der öffentlichen Meinung, die über den erreichten Stand der Forschung kaum vollständig informiert war, wurde an diesen Versuch die Erwartung geknüpft, daß er Neues, Wichtiges bringen und dies mit wissenschaftlicher Schärfe sicherstellen würde. So konnte die Neigung entstehen, diesem Versuch auch Erkenntnisse zuzuschreiben, die schon vorher bestanden, oder solche, die erst nachher in der Impfpraxis sich herausstellten. In Wirklichkeit erfüllte der Großversuch seine Aufgabe als Brücke vom Experimentierstadium zur allgemeinen Impfung. Nachträglich kann man wohl sagen, daß diese Brücke keinen allzu sicheren Übergang geboten hat.

3. Der Placebo-Versuchsplan

Gerade derjenige Teil des Versuches, der auf einem „Placebo"-Plan beruhte, mußte dazu verlocken, daß ihm ein Anspruch der Eindeutigkeit zugebilligt würde. Es war zwischen den Geimpften und den Scheingeimpften zu vergleichen; die Unterschiede zwischen diesen beiden Gruppen konnten, soweit sie über Zufallsgrenzen hinausgingen, kaum anders als aus der Impfung erklärt werden. Trotzdem war nicht fein genug geplant, um im Ergebnis die Wirkung eines einzelnen Kausalfaktors sichtbar werden zu lassen.

Der Unterschied der Morbiditätsziffern bei Geimpften und Scheingeimpften konnte beeinflußt sein

    1. von der Schutzwirkung der Impfung

        a) im Sinne einer Verhütung des Krankheitseintritts oder

        b) im Sinne einer Abschwächung des Krankheitsvorgangs,

2. von Ansteckungen durch aktives Poliomyelitisvirus im Impfstoff
   a) mit Manifestierung am Geimpften oder
   b) mit stummer Infektion des Geimpften und weiterer Übertragung durch diesen.

Es kann dahingestellt bleiben, ob die möglichen Ursachen von Unterschieden der beiden verglichenen Morbiditätsziffern hiermit erschöpft sind, oder ob noch weitere in Betracht kommen, etwa dispositionelle Veränderungen durch die Affennierenaufschwemmung im Impfstoff oder durch unbekannte Komponenten im Scheinimpfstoff und schließlich ein möglicherweise eintretender Injektionseffekt, sofern dieser ungleiche Bedingungen bei Geimpften und Scheingeimpften schaffen würde. Eventuell werden bestehende Differenzen gesteigert durch einen größeren Anteil unerkannter Fälle in derjenigen Vergleichsgruppe, bei der die Krankheiten im Durchschnitt leichter verliefen.

Die von der Planung offengelassenen Möglichkeiten sind immerhin beschränkt; im allgemeinen ist zweierlei Morbidität eine Erscheinung mit vielen hundert Ursachen und daher ein unerschöpfliches Thema sozialhygienischer Erörterungen. Die durch Planung erreichte Reduktion der Probleme ist demgegenüber sogar außerordentlich; nur ist bei weitem nicht Eindeutigkeit gewonnen. Wenn ein Leser sein Augenmerk wirklich, wie im Versuchsplan gewünscht, nur auf den Vergleich zwischen Geimpften und Scheingeimpften richten wollte, so müßte er doch vergeblich nach einer Entscheidung zwischen den möglichen Faktoren suchen.

Daß die Versuchsplanung unzureichend war, ließ sich unter den gegebenen Voraussetzungen, insbesondere bei den Grenzen des Probierens, die einem Versuch an Menschen gesetzt sind, gewiß nur sehr schwer, wenn überhaupt, vermeiden.

4. Die Frage nach der Impfinfektion

Von den Problemen, die der Versuchsplan offenließ, wurde eines im ersten Gutachten des Bundesgesundheitsamtes einer eingehenden Betrachtung unterzogen, nämlich die Möglichkeit der Impfinfektion mit Poliomyelitisvirus. Dies war ja kein fernliegender Gedanke, weil die wissenschaftliche Welt in den Wochen, während deren sie den neuerschienenen FRANCIS-Bericht studierte (im Frühjahr 1955), auch schon von den Infektionen durch den freigegebenen Impfstoff erfuhr. Vom Bundesgesundheitsamt wurden bestimmte Indizien für das Vorliegen von Impfinfektionen beim Großversuch angeführt, insbesondere die ungünstige Morbiditätsziffer der Scheingeimpften im Vergleich zu derjenigen der Ungeimpften, hierzu auch ein Hinweis auf auffällige Placebomorbidität bei Versuchskindern in Wohngemeinschaften Poliomyelitiskranker, ferner die schlechte Übereinstimmung des Morbiditätsabstandes zwischen Geimpften und Scheingeimpften mit der im Laboratorium festgestellten antigenen Wirkung der einzelnen Chargen, dann die jahreszeitliche Verfrühung des Gipfels der Placebomorbidität und schließlich die Feststellung, daß die Morbidität der 6- bis 9jährigen Kinder im Impfjahr in den Impfgebieten erhöht war. Auch FREUDENBERG [4] kam in seiner Kritik des FRANCIS-Berichtes zu dem Ergebnis, daß wahrscheinlich Impfinfektionen vorliegen.

VIVELL [10] bezeichnet demgegenüber die Ansteckung der Scheingeimpften durch die Geimpften als unhaltbare Vermutung. Er bringt verschiedene Gesichtspunkte für die Unverdächtigkeit der Placebomorbidität, worin ihm zum Teil die

Expertengruppe HAAS u. a. [6] folgt: sozialhygienische Auslese, geringe Poliomyelitisziffer bei bestimmten Gruppen, die mit Geimpften Kontakt hatten, und bei den Geimpften selbst, Zweifel am Frühgipfel der Placebomorbidität. Diese Entgegnungen stellten Gegenindizien gegen die Indizien. Die Lücke im Versuchsplan hat sich auf solche Weise nicht schließen lassen.

5. *Der Blick von der untersuchten Bevölkerung auf die Gruppe der Unbeteiligten*

Die Morbiditätsziffern der Geimpften und der Scheingeimpften im Placeboversuch waren offensichtlich nicht aus einem repräsentativen Bevölkerungsausschnitt genommen. Daß die Scheingeimpften keine Durchschnittsmenschen hinsichtlich der Poliomyelitismorbidität waren, ergab sich aus ihrem Unterschied zu den Nichtgeimpften, also den am Versuch nicht beteiligten Bevölkerungskreisen. Die Morbidität der Scheingeimpften stand bedeutend über derjenigen der Ungeimpften. Dies war vielleicht das auffälligste Ergebnis des FRANCIS-Berichtes.

Der Vergleich dieser beiden Ziffern lag nun freilich außerhalb des Untersuchungsplanes. Nach den Gedankengängen einer exakten Versuchsplanung war nicht zu fordern, daß die verglichenen Gruppen (Geimpfte und Scheingeimpfte) repräsentative Ausschnitte aus der Bevölkerung sein sollten. Ob diese beiden Gruppen sich in bestimmten sozialhygienischen Eigenarten vom Bevölkerungsdurchschnitt unterschieden, mußte eigentlich unerheblich sein, wenn nur die wesentliche Voraussetzung erfüllt war: Die Gruppen mußten einander, vom Zufälligen abgesehen, gleich sein mit Ausnahme der durch Impfung gegenüber der Scheinimpfung bewirkten Unterschiede. Letztere Unterschiede sollten an den Erfahrungen mit einer gemeinsam durchlebten Poliomyeliswelle zu messen sein. Daß das Ergebnis auf jede andere, also auch auf eine etwa sozialhygienisch und sozialserologisch anders zusammengesetzte Bevölkerung zu übertragen sei, — hieran sind wohl bis heute keine ernstlichen Zweifel angemeldet worden, weil bei Impfungswirkungen im allgemeinen keine besonderen nationalen Unterschiede bestehen.

Aber dieser Gedankengang reichte nicht aus, um zu überzeugen. Selbst wenn es zur Erklärung des Morbiditätsunterschiedes zwischen den zwei verglichenen Gruppen wirklich nur eine kausale Möglichkeit gegeben hätte, so hätte doch der Seitenblick auf die andere Ziffernhöhe bei der ungeimpften Bevölkerung ein Unsicherheitsgefühl bewirkt. Eine noch so kunstgerechte Versuchsplanung und Fehlerkontrolle vermögen ja kein so absolutes Vertrauen hervorzurufen, wie es etwa eine rein mathematische oder rein logische Deduktion erzwingt.

In dem Vorgehen des Bundesgesundheitsamtes, die Morbiditätsdifferenz zwischen Schein- und Ungeimpften in den Mittelpunkt der statistischen Erörterungen zu rücken, hat FREUDENBERG [4] den wichtigsten Gesichtspunkt des Gutachtens gesehen. Demselben Gedankengang ist KOLLER [7] gefolgt, der diesen Ziffernunterschied mit der Bezeichnung „kritische Differenz" belegt. Auch GARD [5], der an „eine gewisse provokative Wirkung" der Impfung denkt, hat diesen Vergleich gezogen. Wenn man dieses Problem erörtert, so verläßt man die Systematik der Versuchsplanung. Man steht im Gebiet einfacher Erfahrungsäußerung. Hier läßt sich die mathematische Fehlertheorie gegenüber der Größe der möglichen nicht zufälligen Fehler nur in sehr bescheidenem Rahmen mitverwenden. Die Grundidee des Großversuchs wird durch eine solche Erörterung erschüttert, und es bleibt nur eine schwache Hoffnung, daß sich die kritische Differenz vollständig auf andere Ursachen zurückführen ließe und von dieser Betrachtung her eine Impfinfektion wirklich ausgeschlossen werden könnte.

Obwohl sich nun diese Diskussion außerhalb der Spielregeln der Versuchsplanung bewegte, hätte sie doch bestimmte strenge Formen einer statistischen Analyse, die es ja nicht nur unter den Voraussetzungen der Versuchsplanung gibt, wünschen lassen. Hierzu war aber das Material von vornherein nicht zugerichtet. Um den Morbiditätsunterschied zwischen Scheingeimpften und Ungeimpften zu interpretieren, mußte gemäß den Regeln eines solchen Untersuchungsganges zuerst gefragt werden, ob besondere Bevölkerungsverhältnisse hier eine unterschiedliche Belastung oder unterschiedliche Empfänglichkeit von vornherein erwarten lassen. Es ist denkbar, daß bestimmte Gegenden, deren Morbidität gering ist, (vielleicht bei verbreiteter ländlicher Kleinsiedlung) mit besonders vielen Ungeimpften in der Versuchsbevölkerung vertreten sind. KOLLER [7] berechnet diesen, wie er sagt, „regionalen Diskrepanzeffekt“ mit Hilfe der von FRANCIS veröffentlichten Bezirksgliederung. Er findet ihn gering, weist aber daraufhin, daß die Gliederung in kleinere Einheiten (Orte, Schulen), die einen tieferen Einblick vermitteln könnte, fehlt. Die Unterlagen reichen nicht aus, um solche Zusammenhänge aufzudecken oder auszuschließen. Es hätte einer weit ausführlicheren und klareren Darstellung der demographischen Epidemiologie der Poliomyelitis in den Untersuchungsgebieten und in den Vereinigten Staaten überhaupt bedurft, um von dieser Seite die erforderlichen Aufschlüsse zu gewinnen.

Angesichts der Unzulänglichkeit des Versuchsplans schlug KOLLER [7] Ergänzungen des Plans vor, durch die gesicherte Ergebnisse erlangt werden sollen. Unabhängig von der Frage, ob es nochmals einen Großversuch um einen Poliomyelitisimpfstoff geben wird, tragen seine Entwürfe zur Erhellung der Gesamtlage bei, denn aus ihnen ergibt sich, welche Schwierigkeiten die Versuchsplanung hat, die in sie gesetzten Erwartungen bei so enger Frage auf so weitem Beobachtungsfeld zu erfüllen.

6. Neuer Erhebungsplan

Zunächst hat KOLLER einen Plan zur Unschädlichkeits- und Erfolgsprüfung des Poliomyelitisimpfstoffs im Rahmen seiner Stellungsnahme zum FRANCIS-Bericht mitgeteilt. Später [9] legte er einen neuen Vorschlag vor, nach dem das Forschungsvorhaben überhaupt nicht mehr als „Versuch“, sondern als Ergebnisauswertung einer planvoll differenzierten Impfaktion ausgeführt werden soll. Die Grundidee ist dabei, den Kinderlähmungsimpfungen als Vergleichsgruppe Impfungen gegen andere Krankheiten gegenüberzustellen. Der Plan ist noch nicht so weit ausgearbeitet, daß die auftretenden Probleme bei der Vorbereitung der unterschiedlichen Impfstoffe, bei der Belehrungs- und Erfassungsarbeit der Gesundheitsämter, beim Impftermin, bei der Registerführung über Geimpfte und über Erkrankte, schließlich bei der statistischen Gegenüberstellung der verglichenen Gruppen, sich schon überschauen ließen. Auch sind die dabei vorausgesetzten Möglichkeiten, alle Impfungen unter eine einheitliche Vollzugsgewalt zu bringen, noch unerörtert. Die Untersuchung soll das ganze Impfgeschehen gegen Poliomyelitis, Tetanus, Diphtherie und Keuchhusten für mehrere Jahre einbeziehen. Das Programm bietet eine außerordentliche Vielfalt von Vergleichsgruppen, und somit die Möglichkeit, zu auftretenden Nebenfragen Aufschlüsse zu gewinnen. Trotzdem sind Unsicherheiten und mögliche Nebenwirkungen noch offen, da offenbar das *Thema*, nämlich die kleine und medizinisch nicht recht klar zu präzisierende Frage nach der Impfwirkung, und das *Objekt*, die Bevölkerung in ihren biologischen und psychologischen Gegebenheiten, nie völlig übereinkommen können.

So wäre beispielsweise möglich, daß die mit Mischvakzine gegen Diphtherie usw. geimpfte Gruppe allein durch den Injektionseffekt leichter an Poliomyelitis erkranken würde, als eine nichtgeimpfte Gruppe. Um diesen Injektionseffekt in Rechnung zu setzen, müßte die Gruppe mit der durch Zufallszuteilung gebildeten dritten Gruppe verglichen werden, die trotz Impfbereitschaft ganz ungeimpft geblieben ist. Der Vergleich ergibt aber kein eindeutiges Bild, weil neben dem körperlichen Injektionseffekt auch der psychische Effekt des Wissens, geimpft oder ungeimpft zu sein, einen Einfluß auf die Zahl der Anzeigen von Krankheitsfällen ausüben kann.

Für den Fall, daß ein Kontakteffekt festgestellt wird, ist der Impferfolg unter Ausschaltung dieses Effektes zu prüfen, und zwar durch den Morbiditätsvergleich der gegen Poliomyelitis Geimpften mit denjenigen Vergleichsgeimpften (gegen-Diphtherie usw.), die den Jahrgängen ohne Poliomyelitisimpfung im Bezirk angehören. Zur Ermöglichung dieses Vergleichs sollen in zwei Gebietsgruppen alternierend nur aus jedem zweiten Geburtsjahrgang eine Gruppe gegen Poliomyelitis, aber aus jedem Geburtsjahrgang eine Gruppe gegen die anderen Krankheiten geimpft werden. Der Kontakteffekt wird dann durch den genannten Vergleich insoweit ausgeschlossen, als er sich innerhalb des gleichen Jahrgangs abspielt, d. h. der Geimpfte ein Kind seines Geburtsjahrganges ansteckt. Diese Möglichkeit ist bei Schulkindern denkbar, hier wird daher, um sie noch eindeutiger zu erfassen, auch an eine Gliederung nach Schulklassen statt nach Geburtsjahren gedacht. Bei den Kleinkindern, auf die der Hauptteil der Poliomyelitiserkrankungen entfällt, müßte der Kontakteffekt nicht innerhalb gleicher Altersjahre, sondern in Geschwisterschaften oder in Kindergärten gesucht werden. Auszuschließen ist er nicht dadurch, daß man diejenigen Kinder wegläßt, in deren Jahrgang im Bezirk gegen Poliomyelitis geimpft wurde. Aber es ist nach dem früher Gesagten überhaupt nicht anzunehmen, daß die Poliomyelitis-Schutzimpfung bereits verwirklicht worden wäre, wenn der Kontakteffekt noch einer Untersuchung bedürfte.

Diese Vorbehalte sollen nur zeigen, welche Grenzen auch der sorgfältigsten Planung gesetzt sind. Eine Kritik an dem Aufbau des amerikanischen Großversuchs müßte demnach weniger bei den Einzelheiten ansetzen als bei der Grundfrage, ob das Verfahren überfordert worden ist.

7. Keine Impfpoliomyelitis bei Geimpften

Zu den vermuteten Impfinfektionen wurde von VIVELL [10] und von KOLLER [7] die Frage aufgeworfen, warum sie sich in soviel höherem Grad bei den Placebofällen zeigten, die diese Infektion erst durch den Kontakt mit einem Geimpften erwerben konnten, und nicht so sehr bei den Geimpften. Hierzu sagt der Beirat in seiner 2. Mitteilung, daß sehr viel mehr Ausscheider als Kranke entstehen. Es bleibt jedoch unsicher, mit welchem Personenkreis der Kontakt der Geimpften am engsten war. VIVELL meint, es hätten mehr Familienmitglieder der Geimpften erkranken müssen, auch mehr ungeimpfte Klassenkameraden; über letztere fehlen allerdings die Zahlen, und über erstere die Angabe, wie viele von ihnen in gefährdetem Alter standen.

8. Kontaktgefahren beim Kontrollbeobachtungsversuch

Über die Kontaktverhältnisse, die ja im FRANCIS-Bericht gemäß seiner Fragestellung nicht erläutert werden, bemerkt VIVELL schließlich, daß beim Kontrollbeobachtungsversuch anzunehmen sei, die Nichtgeimpften des 2. Schuljahres hätten engeren Kontakt mit den Geimpften gehabt als die Kontrollen, die dem 1. und 3. Schuljahr zugehören. Gleichwohl hätten die Nichtgeimpften des 2. Schuljahres eine geringere Morbidität als die Kontrollen. Er geht von der Vorstellung aus, daß Geimpfte und Ungeimpfte, wenn beide dem 2. Schuljahr angehören, auch in den gleichen Klassenräumen zusammensäßen. Aber wir wissen nicht, inwieweit ganze Klassen und insbesondere auch ganze Schulen ihre Teilnahme versagt haben. Von Schulen, deren Eltern geschlossen die Teilnahme ablehnten, ist in dem Abschnitt „3. Impfbericht" des FRANCIS-Berichts die Rede.

9. Antigene Wirkung und Impferfolg der Chargen

Die Beobachtung, daß der im Placeboversuch gemessene Impfschutz nicht gleichsinnig mit der antigenen Wirkung der Chargen abgestuft ist, wurde auch von BROWNLEE [1] als „ziemlich seltsam" verzeichnet. KOLLER [7] sagt hierzu, die Unterschiede der Erfolgsquotienten zwischen den Gütegruppen der Chargen lägen im Zufallsbereich; überdies müsse man an eine Überlagerung der Chargen mit regionalen Unterschieden denken. Solche Verschiedenheiten der regionalen Verteilung müßten allerdings durch den Mechanismus des Placeboversuchs unwirksam gemacht werden. Ob nämlich die Charge in einem Gebiet mit hoher oder mit niedriger Morbidität angewandt wird, müßte keinen Unterschied in der prozentualen Herabsetzung der Morbidität bei den Geimpften im Vergleich zu den Scheingeimpften ausmachen. Dies gilt aber nur, wenn man voraussetzen darf, daß sich der Impferfolg in der vom FRANCIS-Bericht gewählten prozentualen Berechnung eines Erfolgsquotienten, einheitlich für hohe wie für niedrige Ausgangsmorbidität, sachgerecht messen läßt.

10. Der verfrühte Saisongipfel der Placebomorbidität

Auch die verhältnismäßig frühe Lage des jahreszeitlichen Morbiditätsgipfels bei den Scheingeimpften wurde mehrfach erörtert. Nach VIVELLS Auffassung liegt dieser Gipfel immerhin ziemlich spät nach der Impfung und nur um ein Geringes vor dem Morbiditätsgipfel der Geimpften. Die Abweichung liegt nach FREUDENBERGS Schätzung außerhalb, dagegen nach KOLLERS Meinung innerhalb des Zufallsbereichs. FRANCIS bezeichnete auf der Wiesbadener Diskussion einen Kontakt seitens der geimpften Klassenkameraden deshalb als unwahrscheinlich, weil Ende Juni Schulschluß war, der Gipfel der Placebofälle aber erst im August erreicht wurde. Nach Angabe in der späteren Druckveröffentlichung von FRANCIS u. a. [3] hatten die meisten Schulen sogar von Anfang Juni bis Mitte September keinen Unterricht.

Man mag die Sicherheit der Indizien des Gutachtens und ihre Fähigkeit, sich gegenseitig zu bestärken, unterschiedlich bewerten; die in den Entgegnungen beigebrachten Gesichtspunkte dürften einer gleichen Beurteilung unterliegen.

11. Sozialhygiene der Immunitätslage

Die weitesten Exkursionen in die Problematik des Unsicheren wurden mit Hilfe sozialhygienischer Erwägungen unternommen. Im ersten Gutachten des Bundesgesundheitsamtes war gesagt worden, die hohe Erkrankungsziffer der Scheingeimpften lasse sich nicht etwa damit erklären, daß die Scheingeimpften, weil sie aus impfwilligen Kreisen stammen und somit zum sozialhygienisch bevorzugten Bevölkerungsteil gehören, stärker von der Kinderlähmung befallen werden als die übrige Bevölkerung. Die höhere Morbidität der sozialhygienisch begünstigten Kreise trete nur in Epidemiejahren auf; 1954 sei ein Zwischenwellenjahr gewesen, so daß keine erhöhte Morbidität dieses Personenkreises zu erwarten war.

Diese Aussage sollte darauf hinweisen, daß die Höhenlage der Placebomorbidität nicht ohne weiteres als eine schon bekannte und durchaus erwartungsgemäß wieder manifestierte Begleiterscheinung der hygienischen Kultur anzusprechen wäre. Mit dieser Prämisse hatte nämlich FRANCIS sich bereits im Juni 1955 in Atlantic City beholfen, als er die bessere sozialhygienische Lage der Scheingeimpften gegenüber den Ungeimpften als Ursache für den Morbiditätsunterschied verantwortlich machte (vgl. [2]). Für diese Meinung ist dann besonders VIVELL [10] unter Hinweis auf die serologischen Untersuchungen von PAUL eingetreten. Es handelt sich dabei natürlich um Befunde, deren Übertragung auf die Verhältnisse zwischen den Untersuchungsgruppen des von FRANCIS dargestellten Versuchs der methodischen Sicherheit durchaus entbehrt. Hierauf hat WEBER [11] hingewiesen. Einer solchen Sicherheit entbehrt auch die Übertragung der Berliner Ergebnisse aus einem Epidemiejahr und einigen Zwischenwellenjahren, die im ersten Gutachten des Bundesgesundheitsamtes dargestellt sind. Außerdem sind, wie KOLLER [7] und FREUDENBERG [4] angeben, die Berliner Zahlen nicht signifikant, sie sind nur auffällig. Hiervon abgesehen hat die Theorie von der verschiedenen Wirkung der Hochwellen und der Zwischenwellen, wenn man nur einfach die epidemiologischen Zusammenhänge überdenkt, die Wahrscheinlichkeit für sich. Diesen Eindruck hat auch FREUDENBERG geäußert. Aber es kann sich natürlich um keine Gesetzmäßigkeit handeln. Daß die namentlich von VIVELL unter Beziehung auf PAUL vorgebrachte Lehre von der frühen Immunisierung der unhygienisch lebenden Bevölkerungen von begrenzter Geltung ist, haben zudem andere sozialhygienische Untersuchungen gezeigt. In der 2. Mitteilung des Beirats [2] wurden solche Untersuchungen, in denen sich die sozialen Klassenunterschiede der Poliomyelitis-Morbidität nicht ergeben, zusammengestellt, nachdem WEBER schon früher darauf hingewiesen hatte.

Gegen die Theorie der Zwischenwellenjahre hat KOLLER ein Argument vorgebracht, dessen Voraussetzung allerdings nicht gegeben ist. Er sagt nämlich, bei den Epidemien in Massachusetts, Rhode Island und Wisconsin müßte nach der Zwischenwellentheorie eine erhöhte Krankheitserwartung der sozial Begünstigten bestanden haben. Trotzdem aber habe sich eine deutlich geringere Morbidität der Geimpften, unter denen ja die sozial Begünstigten eine erhebliche Rolle spielen, ergeben. Hier scheint KOLLER zu unterstellen, das Bundesgesundheitsamt habe in seinem ersten Gutachten den Impferfolg leugnen oder nur in sehr geringem Maße zugestehen wollen. Das ist aber nicht der Fall. Wenn die größere Gefährdung der sozial Begünstigten in den genannten Epidemiebezirken bestand, so ist sie durch den Impfschutz überkompensiert worden.

Über die Grundannahme, daß die Impfbereiten irgendeine Auslesegruppe in der Bevölkerung bilden, scheinen die Meinungen ungeteilt zu sein. KOLLER ist ebenso wie das erste Gutachten des Bundesgesundheitsamtes der Bemerkung von FRANCIS beigetreten, daß unter den Geimpften die kulturell Fortgeschritteneren stärker vertreten sind. FRANCIS hatte eine besondere Befragung von 1102 Familien über diesen Gesichtspunkt ausgewertet. Über die Auswirkung der Auslese herrscht aber keine Klarheit.

12. Sozialhygiene der unvollständigen Erfassung

Der soziale Unterschied zwischen Impfwilligen und nicht Impfwilligen kann sich auf die Morbidität nicht nur wegen der vielleicht unterschiedlichen Immunitätslage beider Gruppen auswirken. Es gibt noch andere Möglichkeiten; eine hiervon beruht auf Unterschieden in der Vollständigkeit der Krankheitserfassung. Der Gedanke, daß die Sammlung der Ergebnisse mit unterschiedlicher Gründlichkeit gehandhabt werden könnte, wird schon im FRANCIS-Bericht selbst mehrfach angedeutet, so im 1. Abschnitt, in dem gesagt wird, die Anwendbarkeit des Kontrollbeobachtungsversuchs hänge von der Sorgfalt ab, mit der die Angaben gesammelt würden. Zu diesem Versuch wird auch im zweiten Kapitel bemerkt, durch die Tatsache der Erhebung könnte der Umfang der Diagnosen und der Anzeigen von Poliomyelitis beeinflußt worden sein. Das damalige Gutachten des Bundesgesundheitsamtes enthält in anderem Zusammenhang Ausführungen über die Abhängigkeit vom guten Willen des behandelnden Arztes und anderen Voraussetzungen. Mit Deutlichkeit hat dann FRANSIC [3] in Wiesbaden die Erfassungsunterschiede dargestellt. Er bemerkte, es könne für Ärzte, die von der Impfung abgeraten hatten, nicht angenehm sein, eine danach aufgetretene Kinderlähmungserkrankung zu melden. Daß bei Impfverweigerern nachträgliche Erkrankungen oft nicht gemeldet worden sind, sei nachgewiesen worden.

Dieser Möglichkeit, die höhere Morbidität der Impfwilligen — der hygienisch Kultivierten — nicht serologisch, sondern psychologisch zu erklären, hat dann KOLLER [7] eine eingehende Betrachtung gewidmet. Sein Eindringen in das Zustandekommen der Krankheitsmeldungen hat die Erörterung in einem entscheidenden Punkt ergänzt. Er zeigt, daß in der Versuchsanordnung sich ein Überbau exakter Diagnostik über einem Fundament von ganz ungesicherter Vollständigkeit der Krankheitserfassung erhebt.

KOLLER nimmt an, daß mit der günstigeren sozialen Stufe eine genauere Beachtung von Krankheitszeichen einhergehe. Als Beleg nimmt er ein im FRANCIS-Bericht enthaltenes Zahlenmaterial über Schulversäumnisse nach der Impfung in Schenectady. Für FRANCIS war mit dieser Erhebung der Zweck verbunden, etwaige Reaktionen auf die Impfung zu ermitteln und die Vergleichbarkeit zwischen der Gruppe der Geimpften und der Gruppe der Scheingeimpften zu prüfen. Sein Ergebnis ist, daß Impfreaktionen nicht beobachtet wurden und daß die Krankheitsverteilung in beiden Gruppen ähnlich, somit ihre Vergleichbarkeit nicht beeinträchtigt ist. In der Tabelle werden daneben aber auch die Erkrankungen der Ungeimpften aufgeführt. Diese sind wesentlich seltener als die der Geimpften und der Scheingeimpften. Das hat zuerst BROWNLEE [*1*] in die Erörterung gebracht. Ihm ging es dabei um den Nachweis, daß den Kindern, die sich nicht gemeldet haben, eine andere Morbidität eigen ist als den beteiligten Kindern. Er will damit die Unbrauchbarkeit des Kontrollbeobachtungsversuches verdeutlichen und geht auf die Gründe des Morbiditätsunterschiedes nicht ein. Letzteres tut KOLLER, dem dieselbe Tabelle für eine dritte Fragestellung dient, nämlich für die Feststellung, daß Krankheitszeichen ungleich gründlich beobachtet werden.

Obwohl die Zahlenunterschiede eindrucksvoll sind, lassen sie sich zum Rückschluß auf die Beobachtungsgründlichkeit nur mit Hilfe von Erwägungen über das mehr oder weniger Wahrscheinliche verwenden. Die Gliederung nach Krankheitsarten gibt kaum Anhaltspunkte dafür, daß insbesondere leichte Erkrankungen, die als Schulversäumnisgründe am ehesten dem Ermessen der Eltern unterliegen, unterschiedlich erfaßt worden wären. Übrigens wies eine kleine Gruppe von Impfbereiten, die nicht zur Impfung kamen, niedrige Morbidität auf. Bei FRANCIS ist ferner eine ähnliche Untersuchung in Pittsburgh erwähnt, die keine besonderen Morbiditätsunterschiede zwischen Geimpften und Ungeimpften ergeben hat. Nach KOLLER kann das Pittsburgher Ergebnis nicht als Gegenargument verwendet werden, weil dort die statistische Zuordnung in der ersten Berichtswoche unrichtig vorgenommen worden ist. Immerhin haben die weiteren Berichtswochen keine höhere Morbidität bei den Impfwilligen als bei den nicht Impfwilligen ergeben.

Somit hat die große sozialhygienische Erörterung, wie es in der Natur der Sache lag, zwar einen lebensvollen Einblick in das Vielerlei der Merkmalsunterschiede zwischen den an der Impfung interessierten und uninteressierten Menschen gegeben; aber sie hat doch die Möglichkeit, daß die Scheingeimpften infiziert waren, nicht ausgeschlossen, ja wohl überhaupt nur wenig berührt.

13. Der Versuchsplan der Kontrollbeobachtungen

Neben dem nach den Placebogrundsätzen eingerichteten Versuchsteil hat die andere Region des Großversuchs, nämlich die „Kontrollbeobachtungen", keine Auseinandersetzung ähnlichen Umfangs und ähnlichen Ernstes ausgelöst. Sie war auch von den Berichtsautoren nicht mit ähnlich hohem Versprechen der Zuverlässigkeit vorgetragen worden. Die schärfste Kritik, von der Warte eines Fachvertreters mathematisch orientierter Versuchsplanung herab, hat der Kontrollbeobachtungsversuch durch BROWNLEE erfahren. Er spricht vom „völligen Unsinn" dieses Planes. Diese Haltung muß gerade bei BROWNLEE wundernehmen, da er doch aus dem Placeboversuch, der nach seiner Disziplin zubereitet war, durchaus nicht jene mathematische abgeklärte Erkenntnis zu ziehen vermochte, die eigentlich der einzige Vorzug seiner Disziplin sein könnte. Auch FREUDENBERG [4] hält die Beobachtungen in den Kontrollgebieten nicht für verwertbar. In Wirklichkeit liegt der Fehler beim Kontrollbeobachtungsversuch nicht in seiner Anordnung, sondern ebenso wie beim Placeboversuch in der unzulänglichen Bezugnahme auf die Gesamtbevölkerung, in der er sich abspielt. Die Ergebnisse der beiden Versuchsanordnungen, von denen der einen zuviel und der anderen vielleicht doch zuwenig Vertrauen entgegengebracht wurde, sind auch gar nicht so sehr unterschiedlich ausgefallen. Hätte sich darstellen lassen, welche Morbiditätsverhältnisse bei Bevölkerungen gleicher Herkunft und Struktur herrschten,

die nicht durch Einbeziehung oder durch Nichteinbeziehung in den Versuch aus-
gelesen waren, so wäre manches Rätsel gelöst. Beide Versuche sind laboratoriums-
mäßig ersonnen. Da sie aber mitten in der Bevölkerung zum Ablauf gebracht
wurden, entwickelten sich die Ergebnisse anders, als vorausgedacht. Auf der
Suche nach Erklärungen in der offenen Welt des Bevölkerungslebens werden aber
die kausalen Fäden nicht erkennbar, die von der Bevölkerung zu den Versuchsgruppen führen, denn sie liegen außer dem Gesichtsfeld des Forschungsplanes.
Fragen und Methoden der statistischen Bevölkerungsforschung, wie die Darstellung von Verteilungen der Versuchsbevölkerung auf Schulklassen, Schulen,
Schultypen, Gemeinden und Landschaften, und des Poliomyelitisbefalls in beteiligten und unbeteiligten Kreisen, waren in die Versuchsanordnung von vornherein
nicht eingesetzt, wie ja auch das Problem „Poliomyelitisziffer und soziale Lage‟
überhaupt nicht angefaßt, sondern nur aus Analogieschlüssen substituiert wurde.
Diese Lücke müßte bei ähnlichen Versuchen in Zukunft geschlossen werden.

Zweifellos trifft BROWNLEEs Feststellung zu, daß man mathematische Signifi-
kanzberechnungen bei der Statistik der Kontrollbeobachtungen hätte unterlassen
sollen. Ob sie beim Placeboversuch gerechtfertigt waren, ist angesichts der Un-
vollständigkeiten dieses Versuchsplans auch zur Diskussion zu stellen. Sie orien-
tieren hier darüber, mit welchem Grade von Sicherheit der statistisch gemessene
Impferfolg Geltung hat, vorausgesetzt, daß andere Möglichkeiten für die Erklärung der Morbiditätsdifferenz zwischen Geimpften und Scheingeimpften nicht
zutreffen sollten. Aber wie leicht können Mißdeutungen auftreten, wenn einer so
zweifelhaften Sache die Garantiemarke der Mathematik beigegeben wird! Wenn
es in der Statistik gälte, daß nur noch Angaben, die mit einer Signifikanzziffer
versehen sind, Erkenntnis bringen, und wenn man im FRANCIS-Bericht alle diejenigen Signifikanzziffern streichen wollte, die wegen systematischer Unsicherheiten nicht eindeutig sind, so wäre das Ergebnis der ganzen Arbeit recht schmal.
Aber ein solcher Standpunkt würde der Untersuchung keinesfalls gerecht. Man
muß nebenbei auch einsehen, daß die Verfasser des FRANCIS-Berichts ihre Signifikanzziffern nicht verschweigen können, da von so vielen Lesern gerade diese
Ziffern gefordert werden und der Rest des Berichtes ohne diese Ziffern sich öffentliche Geltung kaum erringen könnte.

14. Ein Mißverhältnis in der Placebogruppierung

Zu den logischen Einschränkungen, welche die Vergleichbarkeit der Geimpften
und Scheingeimpften im Placebogebiet erfährt und derenwegen die Signifikanz des
Ergebnisses relativ wird, kommt noch eine statistische Einschränkung, auf die
BROWNLEE [1] aufmerksam gemacht hat. Zwischen den beiden nur durch Zufalls-
auswahl voneinander geschiedenen Gruppen hat er ein Mißverhältnis bemerkt. Er
entnimmt aus der Tabelle XII des FRANCIS-Berichtes, daß Kinder, deren Antikörpertiter vor der Impfung weniger als $1:4$ betragen hatte, bei den Placebo-
kontrollen häufiger waren als bei den Geimpften. Darin erblickt er einen Hinweis,
daß im Material eine Verschiebung zugunsten der Geimpften eingetreten sein
kann. Nach KOLLER ist diese Feststellung noch nicht genügend zufallsgesichert;
auch läßt sie nach seiner Meinung große Abweichungen der Morbidität kaum erwarten.

15. Die Siebung

In anderer Hinsicht war die Qualität des Untersuchungsstoffes im ersten Gutachten des Bundesgesundheitsamtes durch den Hinweis auf die mehrfache „Siebung" der Krankheitsmeldungen angefochten worden. VIVELL und KOLLER bemerkten hierzu, daß die Siebung nur dann das Ergebnis beeinträchtigen könnte, wenn die gesiebten Ergebnisse des Berichtsjahres mit ungesiebten der Vorjahre verglichen würden, was in den FRANCIS-Untersuchungen aber nicht beabsichtigt war. Dies trifft im wesentlichen zu, und nur das Bestreben des Bundesgesundheitsamtes, diesen fehlenden Vergleich nachzuholen, ließ bemerklich werden, daß durch die Siebung eine der Brücken zur bevölkerungsstatistischen Betrachtung abgebrochen worden war. Es mag richtig sein, daß für die von FRANCIS durchgeführten Vergleiche die Siebung keine Beeinträchtigung, sondern eine Berichtigung bedeutete. Aber auch dies ist nicht mit der Sicherheit zu sagen, mit der VIVELL in diesem Zusammenhang von der Bemühung um exakte Auswertungsunterlagen spricht. Kasuistisch betrachtet, ist Siebung Berichtigung. Statistisch gesehen, ist sie nur halbe Arbeit. Sie scheidet aus, was irrtümlich in der Gruppe steht, aber sie fügt nicht hinzu, was irrtümlich außerhalb geblieben war. Voraussichtlich stehen aber die negativen Fehler mit den positiven in irgendeiner Korrelation; entweder mögen viele Fehldiagnosen Poliomyelitis zusammentreffen mit vielen Fällen, bei denen eine wirkliche Poliomyelitis unerkannt blieb (diagnostische Ungenauigkeit nach beiden Richtungen, Ausgleich zwischen positiven und negativen Fehlern), oder sie mögen mit einer ganz besonders geringen Zahl übersehener Poliomyelitisfälle verbunden sein (Diagnostik in Richtung auf „Poliomyelitis" verlagert). Der zahlenmäßige Fehler wird durch die Streichung der Fehldiagnosen im ersteren Fall vergrößert, im zweiten Fall verringert. Beim Placeboversuch müßte er allerdings in den beiden verglichenen Gruppen gleichen Umfang haben, sofern nicht ein größerer Anteil leichter Verlaufsformen in einer Gruppe einen größeren Anteil versäumter Anzeigen und dadurch ein verändertes Verhältnis zwischen positiven und negativen Fehlern nach sich zieht.

16. Die Beweiskraft des Francis-Berichts

Wenn man fragt, ob der FRANCIS-Bericht gesicherte Angaben über den Grad des Impfschutzes und die Gefahrlosigkeit der Impfung gebracht hat, so muß man bei der Beantwortung alles das außer Betracht lassen, was außerhalb dieses Berichts zur Kenntnis des Impferfolges beigetragen wurde. Demnach ist von der Vorstellung auszugehen, von einem unbekannten Forscher sei ein noch ungeprüfter Schutzstoff gegen die Poliomyelitis vorgelegt worden; der Großversuch sei seine erste Prüfung. Will man dann die Frage beantworten, ob das große Francis'sche Versuchsprotokoll diesen Schutzstoff als reif zur Freigabe für die Massenimpfung erwiesen hat, so wird man gewahr werden, daß Erfahrungen aus dem Ergebnis von Vorversuchen, aus der Autorität der Beteiligten, überhaupt aus dem Wissensstand zur Versuchszeit in die Überzeugungskraft dieses Berichts mit eingegangen waren. Allein hingestellt, und noch dazu im Lichte der Erörterungen, die ihm folgten, reicht er zur Rechtfertigung der Bevölkerungsimpfung nicht anders hin als eine andere zwar umfangreiche, aber nicht plangerechte Erfahrungssammlung. Daß man keine zuverlässigen Folgerungen aus dem FRANCIS-Bericht ziehen kann, ist auch FREUDENBERGS Ergebnis.

Trotzdem hat der FRANCIS-Bericht mit einem Wahrscheinlichkeitsgrad und Wahrscheinlichkeitseindruck, der weithin Gehör fand, für das Bestehen eines nennenswerten Impferfolges und gegen die Gefahr nennenswerter Impfschäden gesprochen. Sogar die ernsteste offenbleibende Gefahr, die Möglichkeit von Impfinfektionen, hat im Versuch sich höchstens in kleinen Gruppen oder sporadischen, epidemiologisch nicht direkt erkennbaren Ansteckungen geäußert; eine besondere Häufung von Poliomyelitisfällen ist dabei kaum aufgetreten. Auch im ersten Gutachten des Bundesgesundheitsamtes war hierzu gesagt worden, es dürften eindrucksvolle bezirkliche Häufungen von Erkrankungen im Anschluß an die Impfungen nicht vorgekommen sein.

Die Häufung von Fällen, d. h. eine von der Zufallsregel abweichende örtliche Verdichtung, läßt sich statistisch dadurch darstellen, daß die beobachtete Verteilung mit der berechneten Binominalverteilung einer gleichen Anzahl von Fällen auf eine entsprechende Anzahl von Bezirken verglichen wird. Die Binominalverteilung gilt für die Voraussetzung, daß die auftretenden Fälle voneinander unabhängig sind und demnach keine „Häufung" ergeben.

Für die paralytischen Poliomyelitisfälle bei Scheingeimpften in den 80 Placebobezirken wurde diese Berechnung ausgeführt. Da die Bezirke verschieden hohe Bevölkerungszahlen aufweisen, wurde das Material in 7 Bezirksgrößenklassen zerlegt; die für die 7 Größenklassen berechneten Reihen wurden zuletzt wieder zusammengezogen. Das Ergebnis lautet folgendermaßen:

Zahl der Fälle je Bezirk	Zahl der Bezirke, in denen die nebenstehende Zahl von Fällen beobachtet wurde	
	nach dem FRANCIS-Bericht-	errechnete Zufallsverteilung
0	34	33
1	25	22
2	8	10
3	6	6
4	1	3
5	—	2
6	1	1
7	2	1
8	—	} 1
9	—	
10	1	} 1
11	2	
12 und mehr	—	

Häufungen besonderen Umfangs und in besonderer Zahl liegen nicht vor. Der Impfstoff hat demnach keine Infektionen in statistisch faßbarer Ausdehnung hervorgerufen. Es ist aber auch bemerkenswert, daß die Poliomyelitis in diesem Versuchsgebiet keineswegs wie eine Infektionskrankheit verteilt war. Infektionskrankheiten geben je nach ihrer Kontagiosität verschieden dicht gedrängte Häufungsreihen. Hier dagegen hat sich das Bild eines ausgesprochen sporadischen Vorkommens ergeben, wie man es in Deutschland auch bei der Poliomyelitis während des Sommers und Herbstes nicht in diesem Maße erhält.

In dieser Frage verbleibt aber noch eine Unsicherheit. Sie besteht darin, daß bei epidemischen Krankheiten ein seltenes Ereignis, das auch in einer großen Stichprobe nicht eingetreten ist, einmal in der weiten Wirklichkeit eintreten und eine Massenerkrankung hervorrufen kann. Diese Massenerkrankung müßte wegen ihres Umfangs auch in der Stichprobe repräsentiert sein; hier fehlt aber die Vorbedingung, nämlich das seltene auslösende Ereignis. Es ist daher fraglich, ob zur Vor-

aussage epidemischer Erscheinungen überhaupt statthaft ist, die Beobachtungen an
einer repräsentativen Stichprobe heranzuziehen. Vielleicht läßt sich das gedank-
liche Modell, das der Signifikanzberechnung für eine solche Stichprobe zugrunde
liegt, auf Verteilungsverhältnisse von Epidemien überhaupt nicht anwenden.

Zusammenfassung

Der FRANCIS-Bericht ist von bedeutenden Kritikern als unvollkommen beurteilt worden. Die Fragestellung des Großversuchs 1954 war offenbar beschränkt
auf den Grad des Schutzes, den der Impfstoff bietet, und auf die Impfschäden,
wobei Impfinfektion durch Poliomyelitisvirus nicht Gegenstand eines solchen
Experimentes sein konnte. Der Untersuchungsplan nach dem Placeboverfahren
schränkte die zu prüfenden Kausalfaktoren zwar weitgehend, aber nicht bis zur
Eindeutigkeit ein. Die Frage nach der Impfinfektion blieb offen; sie führte zum
Vergleich mit der Morbidität bei unbeteiligten Bevölkerungsgruppen und damit
zum Verlassen des vorgezeichneten Planes. Die Vermutung, daß durch bessere
Planung diese Störung des Untersuchungsganges zu vermeiden gewesen wäre, ließ
sich nicht bestätigen. Es wurde versucht, den Morbiditätsunterschied zwischen
den am Versuch beteiligten und unbeteiligten Gruppen aus anderen, insbesondere
sozialhygienischen Gesichtspunkten zu erklären. Der impfbereiten Gruppe wurde
teils höhere Morbidität, teils gründlichere Krankheitserfassung zugeschrieben. Die
Möglichkeit der Impfinfektionen ließ sich aber auf diesem Wege nicht ausschließen.

Zur Auswertung des zweiten Versuchsteiles („Kontrollbeobachtungen") und
zur Klärung zahlreicher anderer Fragen wurde eine ausreichende statistische Darstellung der Bevölkerungsverhältnisse nach epidemiologischen und sozialhygienischen Gesichtspunkten vermißt. Zwar ließ sich zeigen, daß durch etwaige Impfinfektionen keine nennenswerten Gruppenerkrankungen entstanden sein können,
so daß das Erfolgsbild, das aus dem Bericht entnommen wird, im wesentlichen
zutreffen dürfte; jedoch hat die statistische Bearbeitung nicht in dem vermuteten
und wünschenswerten Maße dazu beigetragen, dieses Ergebnis zu sichern.

Literatur

[1] BROWNLEE, K. A.: J. Amer. Stat. Ass. 50, 1005 (1955).
[2] EYER, H., H. HERKEN, F. HÖRING, H. PETTE, G. SEIFFERT, E. TRAUB und G. WEBER:
1. Mitteilung Münch. med. Wschr. 1956, 492. — 2. Mitteilung Münch. med. Wschr. 1956,
1356.
[3] FRANCIS JR., TH., J. A. NAPIER und F. M. HEMPHILL: Münch. med. Wschr. 1956, 1349.
Hierzu auch in Umdruck mitgeteilte Ausführungen von FRANCIS auf dem Symposion
der Ventnor Foundation in Wiesbaden am 2. 6. 1956.
[4] FREUDENBERG, K.: Statistische Auswertung der Erfahrungen mit der Poliomyelitis-
Impfung, 12. 5. 1956 (Umdruck).
[5] GARD, S.: Svenska Läk.-Tidn. 1956, 121.
[6] HAAS, R., W. KELLER, W. KIKUTH, F. LINNEWEH, B. DE RUDDER, O. VIVELL und
A. WINDORFER: Dtsch. med. Wschr. 1956, 883.
[7] KOLLER, S.: Stellungnahme zu den statistischen Ausführungen im FRANCIS-Bericht über
den Großversuch mit Poliomyelitis-Impfstoff im Jahre 1954 (Umdruck).
[8] —: Dtsch. med. Wschr. 1957, 273 u. 307.
[9] —: Dtsch. med. Wschr. 1957, 1364.
[10] VIVELL, O.: Münch. med. Wschr. 1956, 867.
[11] WEBER, G.: Med. Klin. 1956, 1160.

5. Die Entwicklung anderer Impfstoffe gegen die Poliomyelitis

Von Hansjürgen Raettig

A. Historische Entwicklung und theoretische Voraussetzungen
B. Impfstoffe aus inaktiviertem Virus (außer der Salk-Vakzine)
C. Impfstoffe aus vermehrungsfähigem Virus abgeschwächter Virulenz
D. Schlußfolgerungen und praktische Möglichkeiten
E. Ausblick

A. Historische Entwicklung und theoretische Voraussetzungen

Der vernünftige Zweifel ist der Beginn aller Wissenschaft. Auch an der Zweckmäßigkeit der von Salk und seinen Mitarbeitern entwickelten Methode der Impfstoffherstellung mit formaldehydinaktiviertem Poliomyelitisvirus wurden schon frühzeitig Zweifel geäußert. Dabei zeichneten sich zwei verschiedene Arbeitsrichtungen ab. Die eine Forschergruppe will die chemische Inaktivierung mit Formaldehyd durch physikalische Inaktivierungsmethoden ersetzen. Der Grund für diese Bemühungen ist darin zu sehen, daß die Kinetik der Formaldehydinaktivierung des Poliomyelitisvirus noch wesentlich unübersichtlicher ist, als es die Arbeitsgruppe von Salk zunächst angenommen hatte (vgl. Teil A, Abschn. 4 und 6). Die zweite Forschergruppe zweifelt grundlegend an der Wirksamkeit der Impfung mit abgetötetem, nicht vermehrungsfähigem Virus und arbeitet an der Entwicklung von Impfstoffen mit lebendem Virus. Die verschiedenen Entwicklungslinien in der Poliomyelitis-Impfstoff-Forschung sind zeitlich parallel gelaufen, und die Erfahrungen sind heute so weit gediehen, daß auch die anderen Herstellungsmethoden, die nicht mit der Formaldehydinaktivierung arbeiten, in ihrem Wert für die Seuchenbekämpfung diskutiert werden müssen.

Schon hier muß darauf hingewiesen werden, daß der Wert der verschiedenen Impfstoffarten in vergleichenden Untersuchungen heute nur schwer experimentell erweisbar ist. Während die Wirksamkeit der formalininaktivierten Vakzine experimentell in erster Linie auf dem Antikörpernachweis bei Tier und Mensch basiert, ist bei einer oralen Infektion mit lebendem, aber in seiner Virulenz abgeschwächtem Impfstoffvirus der Antikörpertiteranstieg von durchaus zweitrangiger Bedeutung. Der Nachweis der Antikörper zeigt nur an, daß der Organismus mit dem Virus in irgendeiner Weise in Reaktion getreten ist. Heute weiß man aber aus experimentellen Untersuchungen, daß der Antikörpertiter weder qualitativ noch quantitativ etwas über die Immunität aussagt.

Die experimentellen Grundlagen für diese Aussage sind schon frühzeitig erarbeitet worden. Schultz und Gebhardt [1] waren wohl die ersten, die auf die Tatsache hinwiesen, daß zwischen Antikörpern und der durch Infektion belastbaren Immunität im Tierversuch keine Korrelation besteht. Sabin und Olitsky [2] veröffentlichten kurz darauf Versuche, die ausdrücklich dieser Frage gewidmet waren. Sie stellten fest, daß Antikörper nach der Infektion erst sehr langsam nachweisbar werden, während schon vor dem Auftreten der Antikörper eine Immunität gegenüber einer Reinfektion besteht. Sie fanden keine Parallelität zwischen Antikörpertiter und Immunität. Stimpert und Kessel [3] beobachteten bei ihren Versuchen, bei denen sie Affen mit Poliomyelitisvirus intrakutan infizierten und die folgende Immunität prüften, daß keine komplette Korrelation zwischen den Titern neutralisierender Antikörper und der aktuellen Immunität der Tiere gegenüber einer intranasalen oder intrazerebralen Infektion mit aktivem Virus besteht. Bachtold und Mitarb. [4] prüften bei 99 Affen, die eine experimentelle Poliomyelitisinfektion symptomlos überstanden hatten, den Titer des Serums an virusneutralisierenden Antikörpern und anschließend die Immunität gegenüber einer intrazerebralen Infektion mit 25 ID_{50}. Sie stellten keinen Zusammenhang zwischen Antikörpertiter und Immunität fest; 47 Affen hatten keine Antikörper, aber fast $^2/_3$ von ihnen waren gegenüber der Infektion immun, während von den Affen mit höheren Antikörpertitern etwa $^1/_3$ paralytisch erkrankten. Die Verff. diskutieren kurz die theoretischen Erklärungsmöglichkeiten der zellulären und humoralen Immunität.

Vor allem die letzte Arbeit von BACHTOLD und Mitarbeitern, die mit moderner Methodik durchgeführt wurde, zeigt deutlich, daß man mit dem Antikörpertiter die Immunität nicht erfaßt. Da die Immunität nach Impfung experimentell nur mit oraler Infektion des Affen als einzig natürlich empfänglichem Tier geprüft werden kann, stellen sich vergleichenden Untersuchungen große Schwierigkeiten entgegen. Für große Feldversuche am Menschen sind aber bisher noch entscheidende theoretische und praktische Voraussetzungen nicht erfüllt, wie im nachfolgenden nachgewiesen werden soll.

B. Impfstoffe aus inaktiviertem Virus

In dem Bemühen, eine antigen möglichst wirksame Vakzine zu gewinnen, sind andere Verfahren erprobt worden, die dem Poliomyelitisvirus, unter Schonung seiner Antigenität, seine Vermehrungsfähigkeit irreversibel zu nehmen versuchen. Dabei sind auch die Versuche zu nennen, die mit kombinierten Schädigungen vorwiegend mit zusätzlicher Wärmeinaktivierung arbeiten. Von diesen Untersuchungen sind allein die Arbeiten der Arbeitsgruppe um MILZER, OPPENHEIMER und LEVINSON so weit gediehen, daß ihre Impfstoffe heute zur praktischen Anwendung reif sind. Diese Autoren verwenden die UV-Inaktivierung. Es ist sicher kein Zufall, daß gerade diese Methode unter den physikalischen Verfahren bevorzugt wurde, weil die UV-Inaktivierung der Virusarten allgemein am intensivsten studiert wurde und weil hierfür die besten Vorstellungen über den Inaktivierungsmechanismus erarbeitet wurden. Weiter ist das Phänomen der Reaktivierung durch Licht und andere Energiequellen bei der UV-Inaktivierung eingehend studiert, so daß bei einem Impfstoff, der mit UV-Strahlen inaktiviert wurde, heute die Feststellung der irreversiblen Inaktivierung mit Reaktivierungsversuchen am sichersten möglich ist.

Zwischen der Inaktivierung mit Formaldehyd und der mit UV-Strahlen besteht ein wichtiger Unterschied im Wirkungsmechanismus, der auch bei der Impfstoffherstellung bedeutsam ist. Das Formaldehyd greift an der Proteinhülle des Virus an und verändert damit die spezifischen Oberflächenreaktionen bei der Vermehrung des Virus, der DNS-Kern des Virus bleibt dabei zunächst unbeeinflußt. Bei der UV-Inaktivierung wird zunächst und vorwiegend die DNS des Virus getroffen, wenn eine Wellenlänge von 2537 Å verwendet wird, die von der DNS optimal absorbiert wird. Da der Inaktivierungsvorgang komplexer Natur ist, ist auch eine sekundäre Schädigung des Proteins bei der UV-Bestrahlung als Resonanzvorgang nicht ausgeschlossen.

MILZER, OPPENHEIMER und LEVINSON [5] wiesen als erste nach, daß der Lansing-Stamm mit Ultraviolettstrahlen vollständig inaktiviert werden kann und daß eine genügende Antigenität zurückbleibt, um Mäuse zu immunisieren. LEVINSON und MILZER [6] bestätigten diese Versuche, indem sie Affen mit ultraviolettinaktiviertem Poliomyelitisvirus immunisierten. MILZER und Mitarb. [7] prüften dann eine UV-inaktivierte Vakzine, die alle drei Typen enthielt, an Freiwilligen, deren Antikörperreaktion gemessen wurde. Mit UV-Strahlen (2537 Å Wellenlänge und 4×10^{-6} Einstein per ml Absorption) wurden $25\,\mu$ dicke Zentrifugalfilme der virushaltigen Gewebekulturflüssigkeit bestrahlt. Die drei Poliomyelitisvirustypen (Typ I: Mahoney-Stamm, Typ II: MEF$_1$-Stamm, Typ III: Saukett-Stamm) zeigten keine Differenzen ihrer UV-Empfindlichkeit. Die komplette Inaktivierung wurde besonders sorgfältig mit wiederholter intrazerebraler und intraperitonealer Impfung von Affen, mit Kulturen und Subkulturen im Gewebe und mit Photoreaktivierungsversuchen geprüft. Die so inaktivierte Vakzine erwies sich bei menschlichen Freiwilligen als unschädlich; die lokalen und allgemeinen Reaktionen waren auch nach Zusatz von Mineralöladsorbentien minimal, und der Antikörpertiter stieg regelmäßig nach der Impfung an. WOLF und Mitarb. [8] wendeten eine UV-inaktivierte Vakzine bei 330 kleinen Kindern an, die zu einem hohen Prozentsatz vor der Impfung keinen nachweisbaren Antikörpertiter zeigten. Die sorgfältig geprüfte Vakzine wurde ohne Zwischenfall gut vertragen. Bei fast allen Kindern stiegen die neutralisierenden Antikörper nach Immunisierung an, wobei die Erfahrung aus anderen Impfungen bestätigt wurde, daß die Impfung bei Kindern mit vorher schon hohem Antikörpertiter nur geringe steigernde Wirkung hatte. Der Antikörper hielt sich über ein Jahr und konnte durch eine Auffrischungsinjektion gut stimuliert werden. SHAUGNESSY und Mitarb. [9] prüften die Antigenität einer kombiniert inaktivierten Vakzine mit den Methoden der Minimum Requirements (1. Revision vom 12. 4. 1955) im Mäuse- und Affentest. Zunächst wurde das Poliomyelitisvirus in frisch filtrierter Gewebekulturflüssigkeit im Zentrifugalfilm (18 μ-Dicke) UV-Strahlen ausgesetzt. Da eine UV-Bestrahlung, die sicher alle Virusteilchen inaktiviert, die Antigenität herabsetzt, wurde mit UV keine komplette Inaktivierung durchgeführt und dafür eine Wärmeinaktivierung von 37 bis 40° C für 3 bis 20 Tage angeschlossen. Verff. erhielten so eine Vakzine, die sicher antigenwirksam und für 7 Monate haltbar war.

Diese Versuche zeigen, daß es heute technisch möglich ist, mit UV-Bestrahlung einen Impfstoff aus inaktiviertem Virus mit genügend hoher antigener Wirksamkeit herzustellen. Die Probleme liegen an denselben Punkten wie bei der formaldehydinaktivierten Vakzine. Die Schädigung darf nicht zu weit getrieben werden, um nicht die antigene Wirksamkeit zu mindern. Andererseits muß gesichert sein, daß alle Virusteilchen irreversibel inaktiviert sind. Beide Forderungen standen auch bei der Diskussion um den Impfstoff von SALK im Vordergrund.

Daß nach zu intensiver UV-Bestrahlung die antigene Wirksamkeit des Virus nachläßt, geht aus der letztgenannten Veröffentlichung hervor. Die Kombination mit Wärmeinaktivierung ist offenbar der bisher schonendste Weg. Die Notwendigkeit, daß alle Virusteilchen von der erforderlichen Inaktivierungsdosis der UV-Strahlung getroffen werden, erforderte besondere technische Einrichtungen. Die Anwendung eines Zentrifugalfilmes, bei dem die Durchlaufgeschwindigkeit und durch Impfstoffmenge und Drehzahl die Dicke des Filmes genau festgelegt werden können, erlaubt eine sehr genaue und gleichmäßige Strahlenexposition des Impfstoffes. Die Prüfung auf noch vermehrungsfähiges oder reaktivierbares Virus ist nach UV-Bestrahlung einfacher als nach chemischer Inaktivierung, weil durch Photoreaktivierung geprüft werden kann, ob Virusteilchen ihre Vermehrungsfähigkeit wiedergewinnen können oder ob sie irreversibel inaktiviert wurden.

C. Impfstoffe aus vermehrungsfähigem Virus abgeschwächter Virulenz

In Teil B Abschnitt 1 war die Frage erörtert worden, welche Wirkungen bei einer parenteralen Injektion von inaktiviertem Impfstoff und bei einer lokalen Applikation von Impfstoff aus lebenden, abgeschwächten Erregern möglich sind. Aus theoretischen Überlegungen und praktischen Erfahrungen mit anderen Impfungen konnte geschlossen werden, daß nur die humorale Abwehr bei parenteraler Impfung mit inaktivierten Erregern erhöht und damit der Krankheitsverlauf günstig beeinflußt werden kann; die Ergebnisse der großen Feldversuche mit der Salk-Vakzine hatten diese Erwartung bestätigt. Ebenso war es aus theoretischen Vorstellungen über die Entstehung der natürlichen Immunität und der Erfahrung mit der Pocken-, Gelbfieber-, BCG-Impfung u. a. wahrscheinlich, daß mit der Impfung mit lebendem Virus auf dem natürlichen Infektionsweg, also der oralen Route, auch bei der Poliomyelitis eine echte Infektionsimmunität zu erreichen sei. Wenn es gelingt, auf diesem Wege nicht nur eine Antikörpertitersteigerung, sondern auch eine zelluläre Immunität im Darm zu erreichen, so besteht die berechtigte Hoffnung, die Morbidität der Poliomyelitis zu senken und damit diese Seuche am entscheidenden Punkte zu bekämpfen, was der parenteralen Impfung mit einer inaktivierten Vakzine grundsätzlich und nach den bisherigen sehr großen Erfahrungen nicht möglich ist.

In den USA arbeiten seit etwa einem Jahrzehnt zwei Arbeitsgruppen an der Entwicklung eines Impfstoffes aus lebendem Virus. Der Weg hierfür war durch die Erfahrungen an anderen lebenden Vakzinen vorgezeichnet. Da die enterale Infektion durch das Poliomyelitisvirus beim Menschen eine banale Infektion und nur der Befall des Zentralnervensystems gefürchtet und zu vermeiden ist, galt es zunächst zu klären, ob Poliomyelitisvirus-Stämme mit gutem Enterotropismus ohne Neurotropismus in der Natur zu finden oder durch geeignete Selektion experimentell künstlich darzustellen sind. Bevor eine allgemeine Impfung mit lebendem, abgeschwächtem Virus praktisch möglich ist, müssen folgende Fragen befriedigend beantwortet werden:

1. Gibt es natürlich vorkommende oder experimentell hergestellte Stammvarianten geringerer neurotroper Virulenz und wie können solche Virusstämme erkannt und isoliert werden?

2. Erfolgt nach oraler Gabe lebender, aber in ihrer Virulenz abgeschwächter Poliomyelitisviren eine echte Infektion im Darm des Menschen?

3. Treten nach Impfung mit solchen lebenden, aber abgeschwächten Poliomyelitisviren Erkrankungen des Zentralnervensystems auf?

4. Sind diese avirulenten Stämme voll antigen wirksam?

5. Treten Interferenzerscheinungen bei der Infektion mit mehreren Typen von lebendem Virus auf?

6. Wird das Poliomyelitisvirus nach der Impfung mit dem Stuhl ausgeschieden und wie lange dauert die Ausscheidung?

7. Ist der ausgeschiedene Stamm in bezug auf den Neurotropismus unverändert avirulent?

8. Treten nach der Impfung spezifisch homologe Antikörper im Serum des Impflings auf?

9. Erwirbt der Impfling eine echte Infektionsabwehr (zelluläre Immunität)?

10. Wie lange hält der Impfschutz an?

Die nachfolgende Literaturübersicht soll zeigen, inwieweit die vorstehenden Fragen heute beantwortet werden können.

1939 gelang es Armstrong [10] als erstem, durch gleichzeitige intrazerebrale, intranasale und subkutane Impfung einer 5%igen Hirnzerreibung von einem poliomyelitisinfizierten Affen (4. Passage) Baumwollratten (Sigmodon hispidus hispidus) zu infizieren und das Virus in Serien fortzuzüchten. Die Inkubationszeit betrug 4 bis 14 Tage; pathologisch-anatomisch zeigte sich eine Polioenzephalitis. Die Übertragung des Passagevirus auf andere Nager gelang nicht. HABEL und LI [*11*] wiesen später nach, daß sich auch Mäuse zum qualitativen und quantitativen Virusnachweis eignen, wenn man eine relativ einfache Technik der intraspinalen Verimpfung benutzt. Sie verwendeten hierfür den Lansing-Stamm. Auch der Leon-Typ läßt sich auf Mäusen bei intraspinaler Injektion fortzüchten (LI und HABEL [*12*]). Nach Passage in den Mäusen beträgt die Inkubationszeit 4 bis 6 Tage, die Morbidität lag bei 100%. Offenbar beobachteten LI und HABEL dabei keinen Virulenzverlust der Passageviren gegenüber Affen. LI und SCHAEFFER [*13*] gelang es als ersten, einen Poliomyelitisvirusstamm vom Typ I (Mahoney) auf Mäuse (Swissmäuse) durch intraspinale Infektion zu adaptieren. Dieser adaptierte Stamm war infektiös für Hamster und C_3H-Mäuse, aber nicht für Baumwollratten. LI, SCHAEFFER und NELSON [*14*] benutzten zur Isolierung von avirulenten Varianten des Typs I und III eine kombinierte Methode von Mäuseinfektion und Gewebekultur. Die avirulenten Varianten entstanden spontan in der Gewebekultur von Affenhoden und der Virulenzverlust war am besten durch die intraspinale Infektion der Maus nachzuweisen. Die Verwendung solcher Varianten für Impfstoffe wird diskutiert. VERLINDE und HOFMAN [*15*] berichten über Tierexperimente mit der von LI und SCHAEFFER isolierten avirulenten Variante des Mahoney-Stammes (Typ I), der bei 13 Affen (Rhesus- und Cynomolgusaffen) nach intrazerebraler und peripherer Verimpfung trotz Cortisonbehandlung keine Paralysen hervorrief. Ein aus dem Affengehirn rückisolierter Stamm war nicht virulenter als der Impfstoffstamm. Für vergleichende Untersuchungen über den Wert der verschiedenen Applikationsweisen des Impfstoffes wurden Affen mit dem aparalytogenen Stamm immunisiert und mit dem virulenten Mahoney-Stamm infiziert. Die Lähmungsrate verhielt sich bei der Kontrollgruppe zur Impfung mit Skarifizierung der Haut, zu oraler Impfung, zu intradermaler Impfung wie 76:50:31:0. Virämie und Antikörperbildung wurden nur nach parenteraler, nicht aber nach oraler Vakzination beobachtet. Die Unterschiede der Reaktionen zwischen Cynomolgusaffen, Schimpansen und Menschen werden diskutiert.

KOPROWSKI und seine Mitarb. bilden die eine Arbeitsgruppe, die sich um die Entwicklung von Lebendimpfstoffen gegen die Poliomyelitis besonders verdient gemacht hat. Im folgenden sind zuerst Arbeiten genannt, welche die tierexperimentelle Grundlage für die Versuche am Menschen legten; des weiteren werden die Versuche am Menschen selbst und schließlich zusammenfassende Berichte von KOPROWSKI über seine Erfahrungen kurz referiert.

KOPROWSKI und Mitarb. [*16a*] gelang die Isolierung einer für Rhesus- und Cynomolgusaffen komplett avirulenten Variante des Typs I (genannt SM) nach intrazerebraler oder intraspinaler Passage einer Mischung von zwei Poliomyelitisvirusstämmen vom Typ I (Sickle- und Mahoney-Stamm) auf dem Mäusestamm PRI. KOPROWSKI, JERVIS und NORTON [*17*] verfütterten den TN-Poliomyelitisstamm, der durch Passagen im Gehirn von Mäusen und Ratten seine Virulenz für intrazerebrale Infektion des Rhesusaffen weitgehend verloren hatte, an neun Schimpansen. Alle Tiere erwarben homologe Antikörper, zwei wurden nach der Verfütterung Virusträger, aber kein Tier zeigte klinische Zeichen einer Erkrankung. Nach einer folgenden Infektion mit dem virulenten Brunhildestamm Typ I wurden 7 Tiere Ausscheider für Typ I, aber sie erkrankten nicht an Lähmungen. ROCA-GARCIA und JERVIS [*18*] berichteten über eine Variante des MEF_1-Poliomyelitisstammes, der in Serien im Hühnerembryo fortgezüchtet wurde. Die Virulenz dieser Variante war stark herabgesetzt, so daß oral oder intramuskulär infizierte Schimpansen keine Krankheitserscheinungen, kein Virusträgertum, aber spezifische Antikörper zeigten. Die Virulenz wurde durch serienmäßige intrazerebrale oder intraspinale Passagen im Affen nicht wieder gesteigert. Die Verff. meinen, daß der Virulenzverlust des eiadaptierten Virus, die Stabilität des so modifizierten Virus und das Erhaltenbleiben seiner immunisierenden Eigenschaften diesen Stamm für die Impfstoffherstellung und Anwendung beim Menschen geeignet machen.

Bei 20 Freiwilligen versuchten KOPROWSKI, JERVIS und NORTON [*19a*] erstmalig eine Immunisierung mit ihrem TN-Poliomyelitisstamm, der, auf Ratten adaptiert, seine Virulenz für eine intrazerebrale Infektion bei Rhesusaffen stark vermindert hatte. Die Freiwilligen wurden zwar Virusausscheider, aber sie erwarben sämtlich homologe Antikörper, ohne manifest zu erkranken. Zwei Freiwillige, die keine Antikörper gegen Typ I besaßen, und ein Freiwilliger ohne Antikörper gegen Typ I und II wurden mit dem mäuseadaptierten, abgeschwächten Virus Typ I, bzw. Typ I und II geimpft. Bei den Versuchspersonen wurde ein Anstieg der homologen Antikörper beobachtet, doch traten keine klinischen Zeichen einer Erkrankung und keine Virämie auf [19b]. KOPROWSKI und Mitarb. [16b] impften 61 Kinder, die keine Antikörper gegen Typ II (Lansing) aufwiesen, mit dem TN-Stamm vom Typ II. Kein Kind zeigte klinische Zeichen einer Krankheit oder eine Virämie. Etwa die Hälfte der Kinder schieden das Impfvirus mit dem Stuhl aus, die meisten zeigten einen spezifischen Anstieg der Antikörper. Nachdem feststand, daß Kinder zwischen dem 3. und 12. Lebensjahr nach oraler Fütterung mit avirulentem, lebendem Poliomyelitisvirus Antikörper bildeten, prüften KOPROWSKI und Mitarb. [20] an 24 Säuglingen unter 6 Monaten die Immunreaktion auf die orale Gabe der abgeschwächten Poliomyelitisvarianten SM (Typ I) und TN (Typ II). 16 Säuglinge erhielten SM-Virus allein, 2 den TN-Stamm allein und 6 beide Stämme zusammen. Die meisten Säuglinge hatten zur Zeit der Impfung noch Antikörper von der Mutter. Alle Kinder entwickelten hohe Antikörper gegen den verfütterten Poliomyelitistyp, ohne Krankheitserscheinungen zu zeigen. Die Ausscheidung von lebendem Poliomyelitisvirus im Stuhl schwankte zwischen 35 und 100 Tagen. Wichtig an dieser Untersuchung ist vor allem, daß sehr junge Säuglinge (6 waren 10 bis 27 Tage alt) nach oraler Gabe von lebendem Virus bereits gut Antikörper bildeten und daß der von der Mutter übernommene Antikörperbestand die aktive Immunisierung mit lebendem Virus nicht störte. KOPROWSKI und Mitarb. [21a, b] untersuchten dann, ob durch gleichzeitige Gabe von abgeschwächtem, lebendem Virus und Globulin aus menschlichem Immunserum die Virusausscheidungen und die Antikörperbildung beeinflußt werden. Das Globulin hemmt nicht die Virusausscheidung nach der Immunisierung; es hat keinen Einfluß auf die Antikörperreaktion.

KOPROWSKI hat wiederholt über seine Erfahrungen mit Impfstoffen aus lebenden, abgeschwächten Poliomyelitisvirusstämmen bei Mensch und Tier zusammenfassend berichtet [22a—d]. 1954 faßte er die von seiner Arbeitsgruppe gewonnenen Erkenntnisse mit dem Ergebnis zusammen, daß es grundsätzlich möglich ist, mit der oralen Gabe eines lebenden, aber abgeschwächten Poliomyelitisvirus ohne Gefährdung der Impflinge zu immunisieren [22e]. Aus seinem jüngsten Referat [22f] sind besonders folgende Feststellungen erwähnenswert: Bei gleichzeitiger Verabreichung von Stämmen verschiedenen Typs, kommt es zu Interferenzerscheinungen; Versuche, die Virusausscheidung nach Impfung zeitlich einzuschränken, sind mißlungen; ein Stamm, der für Affen etwas virulenter war, besaß eine wesentlich größere antigene Wirksamkeit; nach reihenweiser Passage des SM-Stammes vom Typ I beim Menschen wurde keine Virulenzzunahme bei Affen festgestellt; unabhängig von der Höhe der Antikörper im kreisenden Blut bestand zwei bis drei Jahre nach der oralen Immunisierung mit lebendem Virus eine lokale Immunität im Darm, geprüft durch Wiederinfektion mit dem homologen Stamm; 7 Jahre nach der oralen Immunisierung mit Typ II fanden sich noch erhöhte Antikörper für diesen Typ.

Die zweite Arbeitsgruppe, die an Lebendimpfstoffen arbeitet, wird von SABIN geführt.

SABIN ging von der Vorstellung aus (vgl. sein Referat auf dem Internationalen Paediater-Kongreß, Kopenhagen, Juli 1956), daß bei den natürlich vorkommenden Poliomyelitisstämmen die Fähigkeit, sich vorwiegend in der Darmschleimhaut zu vermehren (Enterotropismus) oder bevorzugt das Zentralnervensystem zu befallen (Neurotropismus) stark variiert. Nimmt man an, daß dieses differente Verhalten an bestimmte Gene des Virus gebunden ist, so mußte es praktisch möglich sein, mit geeigneten Methoden Stämme zu selektieren, die konstant stark enterotrop und minimal neurotrop sind. Es kommt aber nicht nur auf den Tropismus der Virusstämme an, sondern auch auf die spezifische Empfänglichkeit der Gewebe des Wirtes. Schimpansen und Menschen sind für die Vermehrung des Virus im Darm besonders empfänglich, während ihr Zentralnervensystem relativ resistent ist; bei den Rhesusaffen ist es umgekehrt. Prüft man also den Neurotropismus eines Poliomyelitisstammes beim Rhesusaffen, so ist die Tatsache, daß der Stamm keine Lähmungen verursacht, ein besonders sicheres Merkmal für den mangelnden Neurotropismus dieses Stammes. Für eine Lebendvakzine müssen also Stämme gesucht werden, die einen möglichst hohen Enterotropismus beim Schimpansen mit einem niedrigen Neurotropismus beim Rhesusaffen verbinden. Von diesem Grundgedanken gehen alle Bemühungen SABINS um eine Vakzine aus lebendem, avirulentem Poliomyelitisvirus aus. Auf der Konferenz der WHO (Stockholm, November 1955) berichtete SABIN über den damaligen Stand seiner Arbeiten an einer Lebendvakzine. Danach ist der Tropismus der Virusstämme genetisch determiniert. Trotz großer Untersuchungsreihen ist es bisher nicht gelungen, Stämme zu selektieren, die beim Affen überhaupt keinen Neurotropismus mehr zeigen. Es wird auch in Zukunft nicht möglich sein, solche Stämme zu finden. SABIN stellte schließlich die Frage, ob mit den bisher gefundenen Stammvarianten mit minimalem Neurotropismus eine Impfung beim Menschen möglich ist. SABIN diskutierte 1953 [23], als SALK und seine Arbeitsgruppe die ersten erfolgversprechenden Versuche mit formalininaktivierten Virusvakzinen veröffentlicht hatten, die Möglichkeiten von „lebenden" und „toten" Impfstoffen. Er gab dem Lebendimpfstoff theoretisch den Vorzug, weil mit ihm eine der natürlichen Immunisierung ähnliche Impfung möglich ist, deren Effekt intensiver sei und länger anhalte.

SABIN und Mitarb. [24] beobachteten bei der Suche nach avirulenten Varianten aller drei Typen, daß in der Gewebekultur bei schnell aufeinanderfolgenden und häufigen Passagen innerhalb von 24 Stunden und bei hohen Einsaaten (von 10^5 bis 10^6 TCD_{50}) sich die Virulenz der Stämme vermindert und ungewöhnliche Infektionsreaktionen bei Cynomolgusaffen auftreten. So veränderte Stämme verursachten bei intrazerebral geimpften Affen keine Paralyse und keine Veränderungen im Zentralnervensystem. Die in ihrer Virulenz abgeschwächten Virusstämme immunisierten nach intramuskulärer Injektion, aber bei vielen Affen traten nur mäßige Antikörpertiter auf. SABIN berichtete dann über die Erfahrungen mit der Verimpfung der abgeschwächten Virusstämme, die SABIN, HENNESSEN und WINSSER experimentell für alle drei Typen isoliert hatten, an 26 Freiwillige im Alter von 21 bis 30 Jahren, die keine nachweisbaren Antikörper gegen den Typ besaßen, mit dem sie geimpft wurden [25a]. Das Virus wurde mit Milch oral in Dosen von 0,001 bis 1,0 ml gegeben. Vergleichende Versuche zeigten, daß bei allen Menschen schon bei der Dosis von 0,001 ml die Infektion haftete, während Schimpansen bei dieser Dosis z. T. keine Virusvermehrung im Darm zeigten; der Mensch ist also für eine orale Infektion anfälliger als der Schimpanse. Selbst bei einer so geringen Infektionsdosis treten Antikörper im Serum auf. In der Mundhöhle vermehrt sich das Virus nicht. Keiner der menschlichen Probanden zeigte Krankheitserscheinungen oder eine Virämie. Nach der Vermehrung im menschlichen Darm wurden keine virulenten Mutanten isoliert. Kurz darauf veröffentlichte SABIN [25b] weitere vergleichende Versuche über Infektion und Immunreaktion und ihre Abhängigkeit von der Dosierung bei Affen und Menschen. Besonders wichtig ist die Mitteilung, daß ein guter Antikörpertiter nur erzielt wird, wenn sich das Virus im Darm vermehrt und über einige Zeit ausgeschieden wird, und daß nach gutem Antikörperanstieg der Titer über 6 Monate unverändert gehalten wird.

1956 folgte eine zusammenfassende Studie von SABIN [25c]. Danach treten Schwankungen im Neurotropismus nach oraler Verimpfung der abgeschwächten Virusstämme bei Rückzüchtung auf; es handelt sich dabei aber nicht um eine regelmäßige Selektion der virulenteren Stämme durch den menschlichen Darm. Es ist zwar noch zu früh, die Lebendimpfstoffe in Massenversuchen einzusetzen, aber die bisherigen Ergebnisse rechtfertigen weitere Versuchsimpfungen an zunehmend größeren Menschengruppen.

Besondere Beachtung verdient eine Einzelmitteilung in dieser Veröffentlichung über eine dreizeitige Impfung eines Probanden mit allen drei Typen in der Reihenfolge I, III, II, für die er vorher keine Antikörper besaß. Nach den in dreiwöchigen Abständen erfolgten oralen Impfungen stiegen innerhalb von zwei Wochen die jeweiligen homologen Antikörper unabhängig voneinander auf hohe Titer zwischen 128 und 1024 an; der Proband besaß nach einem Vierteljahr einen Titer zwischen 128 und 256 für alle drei Typen. Parallel zur Antikörperbildung wurde die Quantität und Qualität der im Stuhl ausgeschiedenen Poliomyelitisstämme aufgezeichnet; der jeweils folgende Impfstamm verdrängte den Vorgänger aus dem Darm, so daß nach 14 Wochen nur noch Typ II in geringer Menge ausgeschieden wurde.

Die Übersicht SABINS von 1957 [25d] beschäftigte sich besonders mit der Frage nach der Ungefährlichkeit der Impfung mit lebendem Virus. Insbesondere bei Typ I wurde eine Virulenzsteigerung nach Passage durch den menschlichen Darm beobachtet. Nach weiterer Reinzüchtung der Stämme gelang es, diese Gefahr zu vermindern. Zwar stieg der Neurotropismus der verimpften Stämme für den Affen immer noch etwas an, vor allem wenn sich das Virus im menschlichen Darm mehrere Wochen vermehren konnte, aber der Neurotropismus dieser rückgezüchteten Stämme war viel geringer als der von Stämmen, die von gesunden Kindern während der epidemiefreien Intervalle isoliert wurden. Da bei gleichzeitiger Impfung Interferenzerscheinungen zwischen den verschiedenen Typen auftreten (Typ II stört die Vermehrung von Typ I und III), wird von SABIN vorgeschlagen, die drei Typen in dreiwöchigen Abständen in der Reihenfolge Typ I, III, II zu verabfolgen. SABIN hält eine praktische Anwendung der lebenden Vakzine unter guter Kontrolle für möglich.

Über die praktische Erprobung der von KOPROWSKI und seinen Mitarb. entwickelten Impfstoffe in Nordirland liegen folgende Berichte vor:

DANE, DICK und ihr Mitarbeiterstab [26] erprobten in Nordirland die von KOPROWSKI und Mitarb. entwickelten Lebendimpfstoffe. Sie impften eine Gruppe von 190 Erwachsenen, Kindern und Säuglingen mit der TN-Typ-II-Vakzine, eine andere Gruppe von 14 Freiwilligen mit der SM-Typ-I-Vakzine. Sie bestätigten die Angaben von KOPROWSKI: Nach der oralen Impfung mit den genannten Vakzinen erscheinen regelmäßig Antikörper im Serum, die über Monate bestehenblieben; diese Antikörperbildung wurde bei Säuglingen nicht durch von der Mutter übernommene Antikörper gestört, die Poliomyelitisviren wurden regelmäßig über längere Zeit mit dem Stuhl ausgeschieden; die ausgeschiedenen Stämme waren im Tierversuch virulenter als die Impfstämme selbst. Verff. meinen, daß deshalb diese Impfmethode für größere Massenimpfungen nicht in Frage komme, wohl aber für einzelne gut überwachte Impfungen. PAYNE [27a] faßte die Erfahrungen, die in Nordirland gemacht wurden, dahingehend zusammen, daß es dort zwar gelang, mit den abgeschwächten Varianten für die Typen I und II zu impfen, ohne Krankheitserscheinungen hervorzurufen, daß aber die Virusstämme, die von den Geimpften einen Monat lang oder länger ausgeschieden wurden und aus dem Stuhl isoliert werden konnten, gegenüber dem Impfstamm an Virulenz wieder zugenommen hatten. Diese Stämme sind also noch nicht für Großimpfungen geeignet.

Zusammenfassende Arbeiten über Lebendimpfstoffe haben COX [28], BOYD [29], HOFMAN [30] und PAYNE [27b] vorgelegt.

D. Schlußfolgerungen und praktische Möglichkeiten

1. Experimentelle Arbeiten haben erwiesen, daß es in der Natur vorkommende avirulente Varianten des Poliomyelitisvirus gibt, die im Tierversuch erkannt und in der Zellkultur nach DULBECCO isoliert und rein gezüchtet werden können. Für die künstliche Darstellung von avirulenten Varianten mit niedrigem Neurotropismus haben sich fünf verschiedene Verfahren als möglich erwiesen. Mit geeigneter Technik können an Nager Poliomyelitisstämme adaptiert werden, die nach mehreren Passagen ihre Virulenz verlieren. Dasselbe gelingt nach Adaption an die Eihaut. Spontan avirulente Mutanten entstehen bei der Kultur im Affenhodengewebe. Außerdem beobachtete man die Entstehung solcher Varianten bei intranervaler Mischinfektion der Maus. Schließlich zeigt sich ein Virulenzverlust bei Gewebeschnellpassagen mit hohen Einsaaten des Virus. Es ist heute also nicht mehr schwierig, avirulente Poliomyelitisstämme mit niedrigem Neurotropismus zu erkennen und zu isolieren.

2. Selbst nach minimalen, oral gegebenen Infektionsdosen entsteht beim Menschen eine echte Infektion, bei der das Virus sich im Darm vermehrt und gelegentlich auch eine Virämie beobachtet wird. Die Menge des mit dem Stuhl ausgeschiedenen Virus übertrifft bei weitem die Infektionsdosis.

3. Alle Autoren, die die oralen Impfungen mit Lebendvakzinen praktisch erprobten, sind sich darüber einig, daß bisher keine klinisch manifesten Erscheinungen von seiten des Zentralnervensystems aufgetreten sind. Die bisherigen Erfahrungen belegen hinlänglich die Ungefährlichkeit der Impfinfektion für den Impfling.

4. Bei der Entwicklungsarbeit an der Vakzine nach SALK war schon aufgefallen, daß offenbar die virulentesten Poliomyelitisstämme auch die besten Antikörperbildner sind. Dies scheint sich auch bei den Lebendimpfstoffen zu bestätigen. Sowohl KOPROWSKI als auch SABIN geben an, daß ein mit höherem Neurotropismus im Affenversuch ausgestatteter Stamm eine höhere Antigenität besitzt, während ein völlig avirulanter Stamm bei intramuskulärer Injektion beim Affen schlecht Antikörper hervorruft. Da aber die Antikörperbildung nur ein Maßstab für einen Teil der Immunität ist, ist dieser Punkt von nachgeordneter Bedeutung.

5. Auch in der Beurteilung der Interferenz sind sich die Autoren einig. Werden mehrere Typen gleichzeitig verimpft, so unterdrückt ein Typ die Vermehrung der anderen, und zwar scheint der Typ II sich besonders kräftig gegenüber Typ I und III durchzusetzen. Deshalb wird vorgeschlagen, die Impfung dreizeitig in der Reihenfolge der Typen I, III, II durchzuführen.

6. Sowohl Tierexperimente als auch die Versuche am Menschen haben übereinstimmend gezeigt, daß die verfütterten Poliomyelitisstämme bei ungefähr der Hälfte bis zu zwei Dritteln der Impflinge mit dem Stuhl ausgeschieden werden. Es handelt sich dabei um eine vorübergehende Ausscheidung, deren Dauer zwischen wenigen Tagen bis zu einem Vierteljahr liegt. Sie hörte dann spontan auf. Alle Versuche, die Ausscheidungszeit zu verkürzen, sind fehlgeschlagen. Auch scheint es unzweckmäßig, die Ausscheidung und damit die Vermehrung im Darm frühzeitig abzubrechen, da die Dauer der Infektion für die Güte der erzielten Immunität wichtig ist.

7. Die bisherigen Fragen konnten widerspruchslos beantwortet werden. Bei der entscheidenden Frage aber nach der Konstanz der Virulenz der avirulenten Poliomyelitisstämme bestehen noch Unklarheiten. Zunächst war man sich darüber einig, daß die avirulenten Varianten auch nach Passage durch den Impfling nicht wieder neurotrop werden. Das ist offenbar im Tierversuch auch richtig. Die jüngsten Versuche am Menschen aber haben die Verantwortlichen zu großer Vorsicht veranlaßt, denn ein Anstieg des Neurotropismus im Affenversuch nach Passage durch den menschlichen Impfling wurde wiederholt beobachtet. Zwar sind diese Stämme, die aus den Stühlen der Impflinge rückgezüchtet wurden, noch weniger virulent als die im Epidemieintervall natürlich vorkommenden Stämme, sie haben auch bisher trotz genauer Kontrolle der Umgebung der Impflinge noch keine Kontaktfälle mit Komplikationen von seiten des Zentralnervensystems verursacht, aber es ist noch nicht geklärt, warum der Neurotropismus nach Passage im Impfling leicht ansteigen kann und ob er sich bei weiteren Passagen noch weiter steigert.

8. Nach oraler Immunisierung mit lebendem Impfstoff treten bei Mensch und Tier typenspezifische Antikörper auf. Dies ist in Einzelversuchen wie im epidemiologischen Versuch (Nordirland) beobachtet worden; es trifft auch auf Säuglinge zu, bei denen die Antikörperbildung nach Impfung nicht durch die von der Mutter übernommenen Antikörper gestört wird. Auch γ-Globulin beeinflußt die Antikörperbildung nicht.

9. Die entscheidende Frage nach dem Schutz, den die orale Immunisierung mit Lebendimpfstoff verleiht, ist schwer zu beantworten, weil der Antikörpertiter kein Maß für die Wirksamkeit ist. Die echte Infektionsabwehr kann nur im Tierversuch oder im epidemiologischen Feldversuch bewiesen werden. Die Tierversuche

zeigen eindeutig, daß eine erneute Infektion nach der Impfung nicht haftet. Nach KOPROWSKI besteht auch beim Menschen zwei bis drei Jahre nach der oralen Impfung eine echte Infektionsimmunität, die eine Neuinfektion abwehrt. Da die Impfung eine echte Infektion setzt, darf über die experimentellen Belege hinaus geschlossen werden, daß nach der Impfinfektion die gleiche Immunität auftritt wie nach leichten, natürlichen Infektionen.

10. Der Impfschutz ist offenbar nachhaltiger als nach Impfung mit inaktiviertem Virus. Nach 6 Monaten ist noch kein Antikörpertiterabfall zu beobachten, nach 2 bis 3 Jahren besteht noch eine belastbare Immunität und nach 7 Jahren sind noch Antikörper nachweisbar. Die endgültige Entscheidung über die Dauer des Impfschutzes wird erst der epidemiologische Großversuch bringen.

Die Tatsache, daß nach oraler Impfung mit Lebendimpfstoffen, virulentes und sogar gesteigert virulentes Virus ausgeschieden werden kann, verhindert vorerst noch die Anwendung der Lebendvakzine im epidemiologischen Großversuch. Die langfristige Ausscheidung bei manchen Impflingen wäre an sich kein Hindernis für Massenimpfungen; die Weiterverbreitung von avirulentem Poliomyelitisvirus durch Impflinge würde sogar eine gesteigerte harmlose Durchseuchung und damit einen Immunitätsanstieg in der Bevölkerung bewirken. Solange aber die Frage nach der Virulenz und ihrem Anstieg bei dem Poliomyelitisvirus nach Passagen im menschlichen Darm nicht geklärt ist, muß große Vorsicht walten. Deshalb können vorerst nur Impfungen in gut beobachteten Versuchsgruppen verantwortet werden. Für die Impfung mit Lebendimpfstoffen gilt heute noch der Grundsatz, der im ersten Gutachten des Bundesgesundheitsamtes für den SALK-Impfstoff aufgestellt wurde: Impfungen in kleineren, kontrollierten Gruppen sind zu empfehlen, Massenimpfungen noch verfrüht! Weitere epidemiologische Versuche mit der Lebendvakzine sind unerläßlich, da deren Wirkung und Wert sich nur in der epidemiologischen Praxis erweisen können. Man muß sich nur bewußt sein, daß bei der Poliomyelitis die lang anhaltende Ausscheidung des Virus durch den Impfling eine neue, bisher bei anderen Impfungen mit lebendem Virus oder Bakterien (Pocken, Gelbfieber, BCG) unbekannte epidemiologische Situation schafft, deren Auswirkungen genauestens studiert werden müssen.

E. Ausblick

Ob der oral angewendete Lebendimpfstoff oder der parenteral injizierte Impfstoff aus inaktiviertem Virus die Methode der Zukunft sein werden, ist heute nicht abzusehen. Wenn es gelingt, die Vakzine aus inaktiviertem Virus so zu verbessern, daß sie den Impfling regelmäßig vor dem Befall des Zentralnervensystems mit dem Poliomyelitisvirus und damit vor Lähmungen und zerebralen Komplikationen schützt, dann wäre ein individueller und epidemiologisch befriedigender Erfolg erzielt. Der Grad der Senkung der Lähmungsrate durch die SALK-Vakzine stellt keine endgültig befriedigende Lösung dar. Die Lebendvakzine ist in ihrer Wirkung sicher ausreichend, nur ist sie wegen der noch nicht erwiesenen Konstanz ihrer Avirulenz zu gefährlich. Zugespitzt könnte man die Forderung für beide Impfarten so formulieren: Die inaktivierte Vakzine muß wirksamer, der Lebendimpfstoff sicherer werden. Die Impfstoffart, für die diese Forderung eher und besser erfüllt wird, wird einen Vorsprung haben.

Wenn es gelänge, Poliomyelitisvirusstämme zu isolieren, die endgültig nur enterotrop und nicht mehr neurotrop sind, dann wäre der größte Fortschritt auf diesem Gebiet erreicht, denn die orale Immunisierung mit Lebendimpfstoff hat gegenüber der parenteralen Gabe der inaktivierten Vakzine folgende Vorteile:

1. Massenimpfungen sind erfahrungsgemäß mit oraler Impfung wesentlich einfacher und umfangreicher durchzuführen. Dabei wäre es zweckmäßig, wie bei der Gelbfieber-Impfstoffherstellung den avirulenten Stamm zentral zu halten, zu kontrollieren sowie international je nach Bedarf zu verteilen und ohne Passage nur zur Impfstoffherstellung zu verwenden.

2. Die Impfstoffherstellung wäre wesentlich einfacher. Der Reinheitsgrad der Vakzine ist bei der oralen Gabe ohne wesentliche Bedeutung, denn alle Überempfindlichkeitsreaktionen oder unspezifischen Reizerscheinungen werden vermieden. Der Titer brauchte nicht so hoch und die Virusmenge pro Impfling bei weitem nicht so groß zu sein wie bei der inaktivierten Vakzine.

3. Bei der oralen Impfung mit lebendem Virus würde nach den bisherigen Erfahrungen mit großer Wahrscheinlichkeit die Gefahr einer Provokation latenter Infektionen vermieden werden.

4. Nach der Impfung mit Lebendimpfstoffen entsteht eine zelluläre und humorale Immunität und damit eine echte Infektionsabwehr, während nach der parenteralen Gabe von inaktiviertem Virus nur eine humorale Immunität erzielt und daher die Infektion mit Poliomyelitisviren nicht verhindert wird.

5. Nach den bisherigen experimentellen Ergebnissen und theoretischen Erwägungen wird die Dauer des Impfschutzes beim Lebendimpfstoff größer sein als bei der inaktivierten Vakzine.

Es wäre also durchaus lohnend, auf eine in ihrem Tropismus stabile Lebendvakzine hinzuarbeiten. Dabei sollte die Aufmerksamkeit auch auf andere, dem Poliomyelitisvirus nahestehende Virusarten gelenkt werden, denn es erscheint nicht unmöglich, daß Virusstämme gefunden werden, die für den Menschen apathogen sind und dennoch gegen die Poliomyelitis immunisieren.

Abschließend sei auf die Möglichkeiten von Kombinationsimpfungen hingewiesen. Man kann gleichzeitig mit der aktiven Immunisierung mit lebendem Virus dem Impfling parenteral γ-Globulin oder Rekonvaleszentenserum geben. Diese Kombinationsmethode dürfte allerdings für Großversuche praktisch nicht gangbar sein. Eine andere Möglichkeit ist die parenterale Verimpfung von inaktiviertem Virus mit kurz darauffolgender Gabe eines Lebendimpfstoffes; dies würde praktisch keine Schwierigkeiten bereiten. Mit beiden Methoden würde man durch passive oder aktive Immunisierung den Antikörpertiter erhöhen mit dem Ziel, bei besonders empfindlichen Impflingen die unter ungünstigen Umständen im Lebendimpfstoff vielleicht vorhandene, neurotrope Virulenzspitze in der Blutbahn des Impflings abzufangen.

Ob es gelingt, die Zivilisationsseuche Poliomyelitis mit der einen oder der anderen Impfmethode auszurotten, ist noch nicht abzusehen. In Teil B, Abschn. 1 wurde dargelegt, daß mit der inaktivierten Vakzine die Infektionsketten nicht unterbrochen werden können, sondern im Gegenteil die Virusverbreitung durch die Zunahme der leichten Verlaufsformen größer wird. Bei der Lebendvakzine stehen wir vor einem ähnlichen Problem. Die Eigenart des Poliomyelitisvirus bringt es mit sich, daß viele Impflinge vorübergehend Ausscheider werden. Falls der Neurotropismus nach Passage nicht zunimmt, könnte diese Ausscheidung durchaus als ein epidemiologisches Positivum gewertet werden, denn von jedem Impfling gehen weitere Immunisierungen aus. Nach den bisherigen Erfahrungen hört die Ausscheidung nach einigen Monaten spontan auf; daher wäre auf diese Weise eine volle und wirksame Durchimmunisierung der Bevölkerung möglich. Der natürlichen Poliomyelitis könnte der Boden langsam entzogen werden. Dabei könnte noch die Interferenz nutzbar gemacht werden. Da die Impfstämme sich vor den natürlich vorkommenden Poliomyelitisstämmen durch einen besonders hohen Enterotropismus auszeichnen, sich also schneller und leichter im menschlichen Darm vermehren, wäre es denkbar, daß die Impfstämme die natürlich vorkommenden Stämme verdrängen und auch dadurch der epidemischen Poliomyelitis den Nährboden entziehen. Die Interferenz zwischen Impfstämmen und voll virulenten, natürlichen Stämmen muß deshalb experimentell geklärt werden.

Literatur

[1] Schultz, E. W., und L. P. Gebhardt: Calif. West. Med. **43**, 111 (1935).

[2] Sabin, A. B., und P. K. Olitsky: J. exp. Med. **64**, 739 (1936).

[3] Stimpert, F. D., und J. F. Kessel: J. exp. Med. **71**, 645 (1940).

[4] Bachtold, J. G., und Mitarb.: J. Immunol. **75**, 475 (1955).

[5] Milzer, A., F. Oppenheimer und S. O. Levinson: J. Immunol. **50**, 331 (1945).

[6] Levinson, S. O., und A. Milzer: Bact. Proc. **79**, 80 (1950).

[7] Milzer, A., und Mitarb.: Amer. J. publ. Hlth. **44**, 26 (1954).

[8] Wolf, A. M., und Mitarb.: J. Amer. med. Ass. **1956**, 775.

[9] Shaugnessy, H. J., und Mitarb.: Proc. Soc. exp. Biol. (N.Y.) **95**, 251 (1957).

[10] Armstrong, Ch.: Publ. Hlth. Rep. (Wash.) **54**, 1719 (1939).

[11] Habel, K., und C. P. Li: Proc. Soc. exp. Biol. (N.Y.) **76**, 357 (1951).

[12] Li, C. P., und K. Habel: Proc. Soc. exp. Biol. (N.Y.) **78**, 233 (1951).

[13] Li, C. P., und M. Schaeffer: Proc. Soc. exp. Biol. (N.Y.) **82**, 477 (1953).

[14] Li, C. P., M. Schaeffer und D. B. Nelson: Ann. N.Y. Acad. Sci. **61**, 902 (1955).

[15] Verlinde, J. D., und B. Hofman: Ned. T. Geneesk. **1956**, 2179.

[16] Koprowski, H., u. Mitarb.: a) Proc. Soc. exp. Biol. (N.Y.) **86**, 238 (1954); b) Proc. Soc. exp. Biol. (N.Y.) **82**, 277 (1953).

[17] Koprowski, H., G. A. Jervis und Th. W. Norton: Arch. ges. Virusforsch. **5**, 413 (1954).

[18] Roca-Garcia, M., und G. A. Jervis: Ann. N.Y. Acad. Sci. **61**, 911 (1955).

[19] Koprowski, H., G. A. Jervis und Th. W. Norton: a) Amer. Journ. Hyg. **55**, 108 (1952); b) Proc. Soc. exp. Biol. (N.Y.) **86**, 244 (1956).

[20] Koprowski, H., und Mitarb.: J. Amer. med. Ass. **1956**, 1281.

[21] Koprowski, H., und Mitarb.: a) J. Amer. med. Ass. **1956**, 954; b) Amer. J. med. Sci. **232**, 378 (1956).

[22] Koprowski, H.: a) Ann. N.Y. Acad. Sci. **61**, 1039 (1955); b) Experten-Konferenz der WHO, Stockholm 1955; c) S. Afr. med. J. **1955**, 1134; d) Amer. J. trop. Med. Hyg. **5**, 440 (1956); e) WHO Monogr. Ser. Nr. 26, p. 335, Genf 1955; f) 4. Intern. Poliomyelitis-Konf., Genf 1957.

[23] Sabin, A. B.: Amer. J. Dis. Child. **86**, 301 (1953).

[24] Sabin, A. B., W. A. Henessen und J. Winsser: J. exp. Med. **99**, 551 (1954).

[25] Sabin, A. B.: a) Brit. med. J. **1955**, II, 160; b) Ann. N.Y. Acad. Sci. **61**, 1050 (1955); c) J. Amer. med. Ass. **1956**, 1589; d) 4. Intern. Poliomyelitis-Konf., Genf 1957.

[26] Dane, D. S., G. W. A. Dick und Mitarb.: Brit. Med. J. **1957**, I. 59, 65 und 70.

[27] Payne, A. M.: a) Chron. Org. mond. Santé **11**, 137 (1957); b) Bull. Wld. Hlth. Org. **16**, 1029 (1957).

[28] Cox, H. R.: Brit. med. J. **1954**, 259.

[29] Boyd, T. E.: N.Y. St. J. Med. **55**, 1593 (1955).

[30] Hofman, B.: Maandschr. Kindergeneesk. **24**, 141 (1956).

Teil C

Die praktische Anwendung von inaktivierten Poliomyelitis-Impfstoffen und deren Ergebnisse

1. Die Komplementbindungsreaktion und der Neutralisationstest auf Poliomyelitis

Auswertung und Anwendung

Von K.-E. GILLERT

Zum Verständnis der Möglichkeiten, welche die Komplementbindungsreaktion und der Neutralisationstest auf Poliomyelitis für die klinische Diagnostik, die Beurteilung des Immunitätszustandes einer Bevölkerung und die Kontrolle des Erfolges einer Impfung geben können, werden im folgenden die augenblicklichen Anschauungen über das Entstehen einer Poliomyelitisimmunität kurz dargestellt. Dazu liegen mehrere zusammenfassende Darstellungen im ausländischen und im deutschen Schrifttum vor, so von PETTE [1], BODIAN [2], HAAS, KELLER und

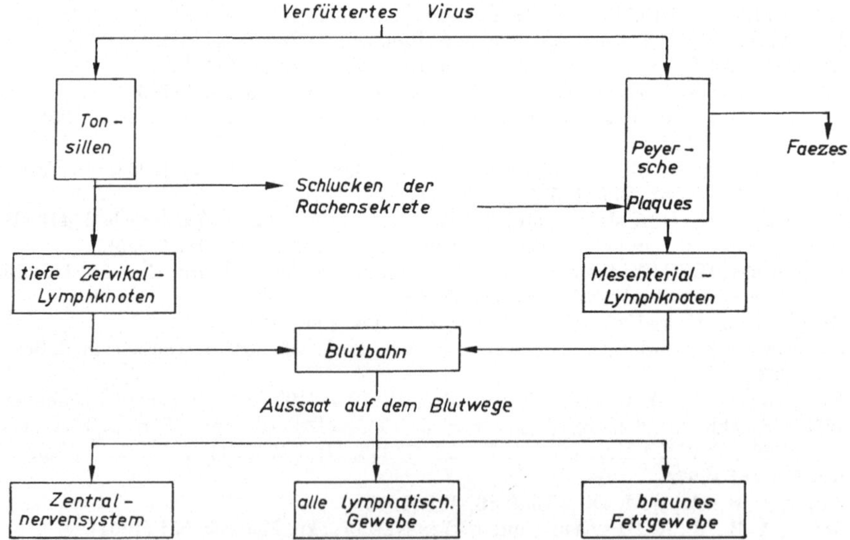

Abb. 1. Vermehrung und Ausbreitung des Poliovirus nach Verfütterung an Schimpansen (nach BODIAN [83])

KIKUTH [3], LÉPINE [4], SALK [5], FABER [6], KERSTING, LENNARTZ und PETTE [7]. Die augenblicklichen in ihren Hauptpunkten festliegenden Kenntnisse über die Ausbreitung des Virus im Körper und den Zeitpunkt des Auftretens von Antikörpern im Zusammenhang mit dem klinischen Bild gehen aus den Abb. 1 und 2 hervor. Über Einzelheiten der Ausbreitung ist die Diskussion noch nicht abgeschlossen. Z. B. hat SABIN [9] kürzlich versucht, die alte Anschauung von der Neurotropie des Poliomyelitisvirus mit den neuen Auffassungen zu vereinen.

Das Allgemeingültige über die Zeit der Bildung und Persistenz der Antikörper bei natürlicher Infektion bleibt davon aber unberührt.

Die Poliomyelitis ist nach derzeitiger Auffassung meist die Folge einer oralen Infektion. Die Inkubationszeit wird mit mindestens 3 Tagen angenommen. Der Erreger vermehrt sich im Darm in den Peyerschen Plaques (Abb. 1). Er überschwemmt z. T. später für eine begrenzte Zeit die Blutbahn, z. T. wird er längere Zeit mit den Faezes ausge-

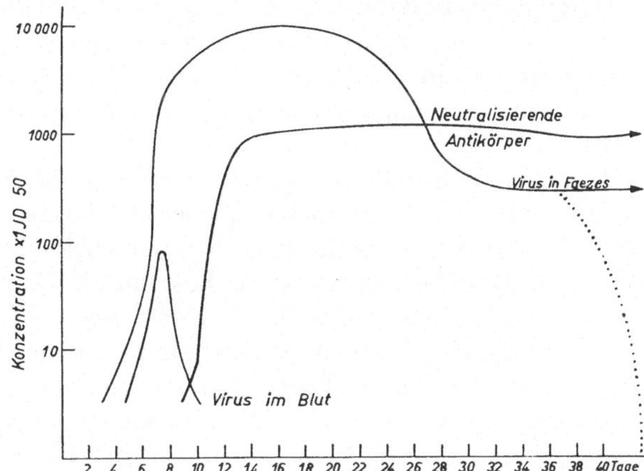

Abb. 2. Schematische Darstellung der Nachweisbarkeit des Poliomyelitisvirus und der neutralisierenden Antikörper. Die punktierte Linie weist darauf hin, daß die Virusausscheidung zu verschiedenen Zeiten in der Rekonvaleszenz aufhören kann. Die Titerhöhe der neutralisierenden Antikörper kann schwanken (nach BODIAN [2])

schieden (Abb. 2). Die Beziehung zwischen Virulenz und Virämie zeigt Abb. 3 am Beispiel des hohen Titers des besonders virulenten Mahoney-Stammes. Wenn das Virus nicht durch Antikörper oder im Zusammenwirken mit ihnen im strömenden

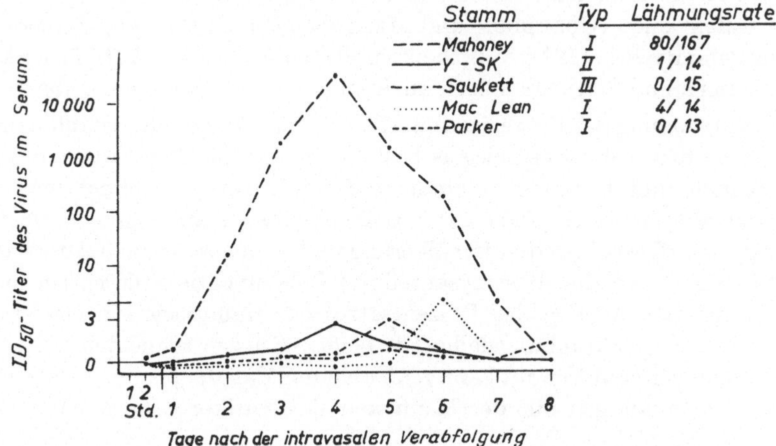

Abb. 3. Verlauf der Höhe des Virustiters im Blut von Cynomolgusaffen (Durchschnittswert von 4—5 Affen je Stamm) nach intravasaler Infektion mit 5 Poliogewebekulturstämmen (Nach BODIAN [84])

Blut abgefangen wird, z. B. weil es, wie bei den besonders virulenten Stämmen, in relativ zu großen Mengen vorkommt, kann es ins Nervensystem gelangen und schließlich zu Lähmungen führen. Der Krankheitsverlauf kann anscheinend in jeder Periode abbrechen.

Untersuchungen am Menschen, inwiefern spezifische Antikörper oder andere, unspezifische humorale Substanzen hierfür verantwortlich sind, sind naturgemäß sehr schwierig; ebenso kann über das weitere Verhalten der Antikörper bei nicht voll ausgeprägtem Krankheitsbild oder nicht bis zum Lähmungsstadium gehender Entwicklung nur schwer etwas ausgesagt werden, da ja gerade die Antikörperbildung oft das einzige Kriterium für die diagnostische Einordnung darstellt. Der Eintritt einer Lähmung ist in Deutschland eine seltene Folge der Poliomyelitisinfektion.

Wenn kein Initialfieber auftrat oder bemerkt wurde, so spricht man von inapparentem Verlauf, bei kurzem Fieber als einzigem Symptom liegt ein abortiver Verlauf vor. Nach der Latenzperiode unterscheidet man der Zeitfolge entsprechend ein präparalytisches, ein paralytisches und ein Rekonvaleszenzstadium.

Die initiale Fieberzacke fällt mit dem Beginn der Virämie zusammen, die bis in die Latenzzeit zwischen Initialstadium und präparalytischem Stadium nachgewiesen werden kann. Viren und Antikörper sollen im Blut vorübergehend gleichzeitig nachweisbar sein. Die Virusausscheidung im Stuhl beginnt schon vor dem initialen Fieber und kann monatelang anhalten; meist ist sie aber wesentlich kürzer.

Der Antikörperanstieg beginnt bei der natürlichen Infektion nach augenblicklicher Auffassung am Ende des Latenzstadiums. Die neutralisierenden Antikörper werden heute oft — mit oder ohne Berechtigung — als Maßstab der Immunität verwendet. Aus Affenversuchen geht hervor, daß ein wesentlicher Anteil der spezifischen Infektionsabwehr bei der Poliomyelitis den humoralen Antikörpern zufällt (BODIAN [8b]). Nach Untersuchungen von LENNETTE und SCHMIDT [14] erscheinen homotypische neutralisierende Antikörper früher und erreichen eher Höchsttiter als die komplementbindenden Antikörper. Diese galten als Zeichen für „frische" Infektionen (GOLDBLUM und MELNICK [10], BLACK [11], Expert. Committee on Poliomyelitis [12] u. a.). Die komplementbindenden Antikörper können nach LENNETTE und SCHMIDT jedoch auch jahrelang nachweisbar bleiben.

Die Beantwortung der Frage, inwieweit eine Abhängigkeit der Empfänglichkeit von der Höhe des Antikörperspiegels besteht, ist für alle Erörterungen, die mit Durchseuchung und Impfung zusammenhängen, wichtig. Zeichnet man in ein Koordinatensystem die Häufigkeit der Poliomyelitiserkrankungen in einer nach Altersgruppen aufgeschlüsselten Bevölkerung und — ebenfalls nach Altersgruppen aufgeschlüsselt — den Bevölkerungsanteil mit Poliomyelitisantikörpern, so findet man einen mit dem Anstieg des Prozentsatzes der Immunisierten etwa symmetrischen Abfall der Erkrankungsfälle. Die beiden Kurven schneiden sich schließlich; aus ihrem weiteren Verlauf kann man ableiten, daß die prozentuale Abnahme manifester Erkrankungen mit der Häufigkeit des Antikörpernachweises parallel geht.

Das Individuum kann selbstverständlich auch bei einem unter der Nachweisbarkeitsgrenze liegenden Antikörpertiter für eine Poliomyelitisinfektion unempfänglich sein. Andererseits kann Empfänglichkeit auch bei positivem Antikörpernachweis bestehen. Bei Zweiterkrankungen wurden gelegentlich verschiedene Erregertypen gefunden (BODIAN [8a]). Eintritt oder Ausbleiben von Lähmungen hängen u. a. von der „Belastung" der Immunität ab. Wird ein Individuum nach natürlicher Infektion oder nach Impfung erneut einer Infektion ausgesetzt, so ist die Reaktion auf diese Reinfektion von der Höhe des Antikörperspiegels im Serum abhängig. BODIAN [2] stellte durch Affenversuche fest: Bei ausreichender Höhe wird der Antikörperspiegel durch eine Reinfektion nicht wesentlich beeinflußt. Ist der Titer nach früherer Immunisierung wieder abgesunken, so kommt es zu der sogenannten „Booster"-Wirkung, einem raschen Anstieg des Antikörpertiters auf hohe Werte.

Der Titer der komplementbindenden Antikörper steigt am Ende der virämischen Phase rasch an und fällt, abhängig von der erreichten Titerhöhe, im Laufe mehrerer Monate oder weniger Jahre, zu nicht mehr feststellbaren Werten ab (LENNETTE und SCHMIDT [14]). Ihr Vorhandensein hätte im Gegensatz zu den bisherigen Anschauungen als Beweis für eine frische Infektion demnach nur Wert, wenn ein Titeranstieg nachgewiesen werden könnte.

Der *Nachweis komplementbindender Antikörper* ist mit Schwierigkeiten belastet, auf die bei der Besprechung der Antigenherstellung eingegangen werden wird. Die Zuverlässigkeit und damit der praktische Wert der Komplementbindungsreaktion auf Poliomyelitis hängt nicht nur wesentlich von dem verwendeten Antigen und der Methodik ab, sondern auch von den Terminen der Blutentnahmen.

An der Entwicklung geeigneter Methoden waren CASALS und OLITSKY[15], ferner SVEDMYR, ENDERS und HOLLOWAY [16] sowie SCHMIDT und LENNETTE [17] beteiligt. SVEDMYR und Mitarb. haben als erste Antigen von Gewebekulturen verwendet. Da diese Kulturen einen zu geringen Virusgehalt besaßen, mußten sie durch Ultrafiltration aufgearbeitet werden. Später verwendete man als Antigen nur noch infizierte Gewebekulturen, die einen Titer von mindestens 10^{-6} ID_{50} aufwiesen. Diese Antigene reagierten typenspezifisch mit Affenimmunseren; bei Infektionen des Menschen fanden sich jedoch heterotype Antikörper.

Über die diagnostische Anwendbarkeit und Grenzen einer Komplementbindungsreaktion bei Poliomyelitis berichteten BERGER und VEST [30]. Sie sahen bei 86% der paretischen Fälle von Poliomyelitis eine positive Komplementbindungsreaktion. Bei ätiologisch unklaren Fällen von Meningitis serosa fanden sie eine positive Komplementbindungsreaktion auf Poliomyelitis bei 45,6%. Die Untersuchungen wurden am Ende der ersten Krankheitswoche und nach weiteren 7—12 Tagen vorgenommen. Trotz einiger Versager sehen die Verff. die Komplementbindungsreaktion als eine brauchbare Methode an, die klinische Diagnose einer Poliomyelitis zu bestätigen. Für besonders wichtig halten sie das Ergebnis der Komplementbindungsreaktion bei der Beurteilung ätiologisch nicht rubrifizierbarer Formen von „aparalytischer Poliomyelitis". Als Hauptmangel der Reaktion wird ihr Versagen bei klinisch sicherer Poliomyelitis angesehen, während ein unspezifisch positiver Ausfall, d. h. ein positives Ergebnis ohne Vorliegen klinischer Anhaltspunkte für eine Poliomyelitis den Schluß zuläßt, daß inapparente Poliomyelitisinfektionen zur Entstehung der komplementbindenden Antikörper geführt haben. BERGER und VEST schließen nicht aus, daß bei dem Zustandekommen eines positiven Ergebnisses andere Erreger als Poliomyelitisviren mitwirken können.

Eine ähnliche Entwicklung wie bei der Verbesserung der Komplementbindungsreaktion auf Lues durch den Übergang von Rohextrakten verschiedener Art zu Cardiolipin-Präparaten vollzieht sich offenbar auch bei der Komplementbindungsreaktion auf Poliomyelitis. Die ersten Schritte taten SCHWERDT und SCHAFFER [19]. Sie extrahierten zwecks Vorreinigung (basic purification) nach Methanolfällung bei pH 4 zweimal mit n-Butanol und behandelten mit Nukleasen. Das Präparat wurde nach der Butanolextraktion gewaschen und ultrazentrifugiert. Der Enzymbehandlung folgte eine zweite Ultrazentrifugierung. Die weitere Reinigung geschah auf elektrophoretischem Wege und durch Gewinnung von Dichtegradienten durch Zentrifugieren in Zuckerlösung nach BRAKE [20]. Durch eine der beiden Methoden, am besten durch Kombination beider Verfahren, kann man nach diesen Autoren 4 aufeinanderfolgende, als A, B, C und D bezeichnete Fraktionen gewinnen. Der Verunreinigungen durch alle Fraktionen enthaltende Rest des Röhrchens wurde Fraktion E genannt. Die Fraktion D enthielt etwa 70% des Infektionsvermögens. MAYER und Mitarb. [21] wendeten zur Gewinnung eines für die Komplementbindungsreaktion geeigneten Antigens dieses Reinigungsprinzip in mehreren Modifikationen an.

Im Augenblick sind auf diese Weise hergestellte Antigene für eine breitere Anwendung der Komplementbindungsreaktion noch zu kostspielig. Sie erweitern jedoch unsere Kenntnisse über die Immunologie der Poliomyelitis. ROIZMAN, RAPP und MAYER[22] unterscheiden je ein Antigen der akuten und der Rekonvaleszentenphase. Aus den Untersuchungen von MAYER und Mitarb. geht hervor, daß von den 4 durch Ultrazentrifugieren des Poliomyelitisvirus differenzierbaren Fraktionen die eine, nämlich das langsamer als die infektiösen Fraktionen sedimentierende denaturierte Virusprotein, bei akut Poliomyelitiskranken in der Komplementbindungsreaktion positiv anzeigt, während mit Rekonvaleszentenseren von Poliomyelitispatienten die drei anderen Fraktionen reagieren. Ferner konnte festgestellt werden, daß nach Inaktivierung der infektiösen Viruspartikel mittels UV-Bestrahlung oder Hitze die dadurch zustande kommende Denaturierung einen Wechsel vom Reaktionsvermögen mit Rekonvaleszentenserum zum Reaktionsvermögen mit Serum des akuten Stadiums bewirkt. Im einzelnen sind die bei der Komplementbindungsreaktion auf Poliomyelitis verwendeten Antigene in Teil A, Abschn. 2 besprochen.

Da Antigene ebenso wie Seren, die naturgemäß oft von Kleinkindern stammen, nur in relativ geringen Mengen zur Verfügung standen, erwies sich die Ausarbeitung von *Mikroverfahren* als unerläßlich (BLACK und MELNICK [23] u. a.). KELLER und VIVELL [29] haben eine Mikromethode angegeben, bei der man mit 0,02 cm³ Serum und 0,02 cm³ Antigen pro Röhrchen auskommt:

In kleine Röhrchen von 11×70 mm, die in Metallständern stehen, werden mit 0,2-cm³-Mikropipetten, die je $^1/_{100}$ cm³ geeicht sind, 0,02 cm³ einer geometrischen Serumverdünnungsreihe einpipettiert und 0,02 cm³ Antigen zugegeben, dann werden in 0,04 cm³ 2 Einheiten Komplement einpipettiert und der Ansatz über Nacht bei +4° C im Kühlschrank gehalten. Am nächsten Tag werden 0,04 cm³ hämolytisches System zugegeben und der Test nach einer Bebrütung im Wasserbad bei 37° C für 45 min abgelesen.

Die Autoren führen aus, daß diese Methode gegenüber den Verfahren, die das Komplement titrieren, den Vorteil besitze, daß man mit sehr geringen Serummengen auskommt; dies sei besonders bei Kleinkindern von praktischer Bedeutung. Ferner könne man den Titer als die Serumverdünnung angeben, die noch eine Hemmung der Hämolyse aufweist. Als Nachteil der Methode wird angesehen, daß man sich in einer Vorverdünnungsreihe die gewünschten Serumverdünnungen herstellen muß, die dann in den Mikroröhrchen, gesondert für jeden Typ, einpipettiert werden müssen. Bei einer Titration gegen alle 3 Typen des Poliomyelitisvirus einschließlich der Serumkontrolle kommt man mit 0,05 cm³ Serum aus. LENNARTZ und Mitarb. führen routinemäßig die Komplementbindungsreaktionen nach LÉPINE und SOHIER [35] aus. Es handelt sich bei dieser Methode um ein Semimikroverfahren mit einem Gesamtreaktionsvolumen von 0,3 cm³, wovon 0,05 cm³ auf die Serumverdünnung und 0,05 cm³ auf das Antigen entfallen. Dieses Verfahren wurde mit der von HENNESSEN [26] angegebenen Mikromethode und mit dem Plattentest von BLACK und MELNICK [23] verglichen. Mit der von HENNESSEN geübten Methode ließen sich im Durchschnitt zu einem früheren Zeitpunkt komplementbindende Antikörper nachweisen als mit dem Verfahren von LENNARTZ. Der Plattentest von BLACK und MELNICK hatte den Vorteil, daß die Ausbeute an typenspezifischen Ergebnissen weitaus besser war als mit den beiden anderen Methoden. Die Methoden, bei denen das Komplement variiert wird, scheinen also für die spezifische Diagnostik geeigneter zu sein als diejenigen, bei denen mit konstanter Komplementmenge gearbeitet wird. Nach ihren Ergebnissen mit aktivem Antigen weisen KÄCKELL, LENNARTZ und MAASS [24] darauf hin, daß während des Generalisationsstadiums nur in einigen Fällen, in der Mehrzahl der Fälle jedoch erst zwischen dem 10. und 30. Krankheitstag komplementbindende Antikörper nachweisbar waren. Die Verff. kommen zu dem Schluß, daß der diagnostische Wert der Komplementbindungsreaktion auf Poliomyelitis trotz guter Ergebnisse mit einigen Methoden dem der Virusisolierung noch nicht gleichkommt. Solange über die verschiedenen in der Komplementbindungsreaktion nachgewiesenen Antikörper und die entsprechenden Antigene noch nicht völlige Klarheit herrscht, kann man in der Anwendung von Mikromethoden, die größere Fehlermöglichkeiten in sich bergen, noch eine gewisse Gefahr sehen. KÄCKELL, LENNARTZ und MAASS [24] stellten an Hand ihrer Untersuchungen fest, daß der Plattentest nach BLACK und MELNICK [23] noch die zuverlässigsten Ergebnisse liefert. — Die bisher im Robert Koch-Institut geübte Komplementbindungsreaktion auf Poliomyelitis lehnt sich an die Methode einer Titration des verbrauchten Komplements an, wie sie von HENNESSEN [26] für die Komplementbindungsreaktion auf Poliomyelitis empfohlen wurde. Die auf ein beliebiges negatives Kontrollserum bezogene Bewertung des Komplementverbrauchs kann jedoch nicht gut geheißen werden. Da komplementbindende Antikörper noch Jahre nach einer Infektion nachweisbar bleiben können, darf man höchstens Titerbewegungen im Verlauf einer Krankheit und gegenüber Standardseren vergleichen. Mit ungereinigten, durch Hitze oder durch Ultraviolettbestrahlung inaktivierten Viren als Antigen wird man häufig unspezifische Reaktionen finden. Unabhängig vom Vorhandensein geeigneter Antigene haben die Methoden der Komplementtitration, die auf Arbeiten von KAUP und KRETSCHMER [27] sowie FULTON und DUMBELL [28] zurückgehen, gegenüber dem klassischen Vorgehen der Serumtitration bestimmte Vorteile. Der wichtigste ist wohl der, daß mit ihrer Hilfe geringe Schwankungen im Komplementverbrauch nachgewiesen werden können. Andererseits liegt in dieser Empfindlichkeit auch der Nachteil begründet, daß unspezifische Reaktionsausfälle auftreten können. Ein Vorteil wird von vielen darin gesehen worden sein, daß keine Vorversuche nötig sind. Daher kann eine am Nachmittag angesetzte Reaktion schon am frühen Vormittag des folgenden Tages abgelesen werden. Nach unseren Erfahrungen empfiehlt es sich jedoch nicht, ganz frisches Blut zu verwenden.

Kliniker und Praktiker sind an Verfahren gewöhnt, bei denen der vom Laboratorium angegebene Titer der letzten noch positiv anzeigenden Serumverdünnung entspricht. Dieser Titerwert läßt sich technisch durch Serumverdünnungen relativ leicht herstellen. Die geringeren Schwankungen des Titers lassen sich bei einem mit relativ großem Komplementüberschuß arbeitenden Verfahren allerdings kaum erfassen. Nur bei größeren Titeranstiegen und bei stark positiven Seren haben wir auch mit dieser Methode deutliche Ergebnisse erzielt.

Über Ergebnisse der Komplementbindungsreaktion mit oder auch ohne Angabe der Methodik finden sich im Schrifttum zahlreiche weitere hier nicht aufzuführende Angaben. Erwähnt seien jedoch die Untersuchungen von SCHMIDT und LENNETTE [31]. Diese fanden bzw. bestätigten ebenso wie LE BOUVIER [32], KÄCKELL, LENNARTZ und MAASS [24] und ROHNER [75], daß hitzeinaktivierte Antigene zu unspezifischen Ergebnissen der Komplementbindungsreaktion führen. Nach den Protokollen von SCHMIDT und LENNETTE wird die Antigeneigenschaft der erhitzten Gewebekulturflüssigkeit von Charge zu Charge verschieden beeinträchtigt. Unspezifische Reaktionen wurden von LE BOUVIER [32] auch durch UV-Bestrahlung (vgl. ROIZMAN u. Mitarb. [22]) des Antigens herbeigeführt. Die Reaktionen fielen, wie erwähnt, danach nicht mehr typen- sondern gruppenspezifisch aus. Nach HENNESSEN [36] können die Differenzen im Reaktionsausfall zwischen dem hitzeinaktivierten und dem unerhitzten Virus in der Praxis vernachlässigt werden. Nach den neuesten Ergebnissen von M. M. MAYER und Mitarb. [21] sowie von LENNETTE und SCHMIDT [14] ist auf diesem Gebiet noch umfangreiche experimentelle Arbeit zu leisten.

Daß durch Formalinbehandlung des Antigens die Häufigkeit von *Kreuzreaktionen* erhöht wird, war schon von BLACK und MELNICK [33] beschrieben worden. Über Kreuzreaktionen berichteten ferner SELZER und VAN DEN ENDE [34]. Hierfür wurde S-Antigen verantwortlich gemacht.

Bei Virusinfektionen können die Wirtsorganismen bekanntlich komplementbindende Antikörper gegen zwei verschiedene Antigenarten bilden. Entfernt man aus bestimmten Virusaufschwemmungen die Viruspartikel, so verbleiben in dem Medium noch lösliche Bestandteile. Sie zeigen eine für das Virus charakteristische Spezifität und werden lösliche oder „S"-Antigene genannt. Derartige „S"-Antigene sind nicht infektionstüchtig, besitzen aber eine serologisch nachweisbare Spezifität. Die Viren sollen nach WIENER u. Mitarb. [25] unter Ultraschallbehandlung viel S-Antigen abgeben. Ein Teil des „S"-Antigens scheint also im Viruskörper eingebettet zu sein. Mit S-Antigen hergestelltes Immunserum beeinflußt die Infektionsfähigkeit des Virus nicht. Die Spezifität der löslichen Virusantigene ist geringer als die der gewaschenen Virusaufschwemmungen. Das unlösliche V-Antigen befindet sich in der Hauptsache in den Viruspartikeln. Das V-Antigen von Influenzaviren ist stammspezifisch, das S-Antigen typenspezifisch. Ebenso scheinen die Verhältnisse beim Poliomyelitisvirus zu liegen (BLACK und MELNICK [23]). Diesen Darlegungen ist zu entnehmen, daß es noch größerer Erfahrungen bedarf, ehe die Bedeutung der einzelnen Antikörpertypen für die Klinik und die latente Durchseuchung der Bevölkerung beurteilt werden kann.

Ein der Poliomyelitis ähnliches Krankheitsbild mit mehr oder weniger ausgeprägten Lähmungen kann bekanntlich auch durch andere als durch Poliomyelitisviren hervorgerufen werden (vgl. S. 22). Infolgedessen können die Fragen nach der *Spezifität* und Empfindlichkeit der serologischen Reaktionen immer nur mit Vorbehalt beantwortet werden. In den letzten Jahren sind von paralytischen Fällen besonders Coxsackie- und ECHO-Viren isoliert worden. Inwieweit hier *Doppelinfektionen* oder Provokationen vorliegen, dürfte häufig schwer zu entscheiden sein.

Von den Coxsackieviren wird die Gruppe A besonders häufig mit Poliomyelitisviren zusammen beobachtet. Ein Drittel der Personen, bei denen GEAR und Mitarb. [37] Coxsackieviren fanden, war auch mit Poliomyelitisvirus infiziert. Ob hier örtliche Verhältnisse eine besondere Rolle gespielt haben, muß offen bleiben. Als identisch mit Coxsackie A 7 hat sich das 1956 von CHUMAKOV [38] in der UdSSR bei schweren Poliomyelitisfällen isolierte und als vierter Poliomyelitistyp angesehene Virus herausgestellt. Coxsackieviren der Gruppe B werden im Gegensatz zu denen der Gruppe A selten in Verbindung mit dem Poliomyelitisvirus gefunden. Zu regelrechten Lähmungen kommt es bei Infektionen mit Viren dieser Gruppe, die mehr das Bild einer Meningoenzephalitis hervorrufen, nur selten. Es handelt sich eher um eine Schwäche in dem einen oder anderen Glied oder um eine ein- oder doppelseitige Hyporeflexie. Infolge der weiten Verbreitung von Coxsackieviren ist ihre pathologische Bedeutung noch unzureichend geklärt (VIVELL, GÄDECKE, ROLAND und SIEVERS [39]).

Die ECHO-Viren, bei denen bisher bereits über 20 verschiedene Serotypen festgestellt wurden, und die während des Sommers offenbar in der gesunden Bevölkerung weit verbreitet sind (KARZON, BARRON, WINKELSTEIN JR., WARREN und COHEN [40]), können neben anderen mehr im Vordergrund stehenden Krankheitszeichen leichte muskuläre Schwächen und eine Störung der Reflexe hervorrufen. Auch hier wurden Mischinfektionen mit Poliomyelitisvirus beschrieben (DAVIS und MELNICK [41]).

Über Lähmungen bei Mumps haben STUTTE [42] sowie HENNESSEN [43] berichtet. Schon 1938 hatte H. MÜLLER [44] darauf hingewiesen, daß vorhergehende Traumen wie Verbrennungen, Pockenschutzimpfung, Masern, Röteln und Windpocken die Entwicklung einer Poliomyelitis fördern, daß aber Mumps in dieser Reihe fehlt. Späteren Untersuchungen mit gereinigten Antigenen und an Seren aus verschiedenen Krankheitsstadien wird es vorbehalten bleiben, festzustellen, ob hier immunbiologische Vorgänge mitgespielt haben können.

Unter den Viruserkrankungen, in deren Verlauf unspezifische Poliomyelitisreaktionen gefunden werden, sei auch die Hepatitis epidemica erwähnt. SVEDMYR [45] fand, daß von 61 Hepatitiskranken 2% in der Serumverdünnung 1:16 mit dem Typ III reagierten. In derartigen Fällen ist an anamnestische Reaktionen, aber auch an inapparente Doppelinfektionen zu denken.

Die Serodiagnose von Viruserkrankungen bleibt vorläufig — wie erwähnt — von der Feststellung eines Titeranstiegs abhängig. Dies trifft auch für die Poliomyelitis zu, weil die Komplementbindungsreaktion auf Poliomyelitis nach inapparenten Infektionen jahrelang positiv bleiben kann. Die oben angeführte Verschiedenheit der Antikörper in den einzelnen Krankheitsstadien, die sich in der Reaktion mit verschiedenen Antigentypen zu erkennen gibt, ist für die Praxis noch nicht allgemein auswertbar. Dazu bereiten mit der zunehmenden künstlichen Immunisierung der Bevölkerung die Impftiter Schwierigkeiten für die Bewertung.

Das Intervall zwischen den beiden *Blutentnahmen*, das eine optimale diagnostische Auswertung gestattet, ist in den einzelnen Krankheitsstadien verschieden. Davon abgesehen hängt die Titerhöhe von Faktoren ab, die bei Tieren von BODIAN, MORGAN und SCHWERDT [46] untersucht wurden. MAASS, KÄCKELL und LENNARTZ [47] fanden auf unspezifische Reize wie Luftenzephalographie oder Impfungen keine nachweisbare Veränderung des Titers der komplementbindenden und neutralisierenden Antikörper im Sinne von anamnestischen Reaktionen. Die Reproduzierbarkeit dieser Ergebnisse wurde durch Wiederholungsuntersuchungen nachgewiesen.

In der Praxis muß die erste Blutentnahme grundsätzlich so früh wie möglich stattfinden, die zweite frühestens am 8., nach Möglichkeit erst am 10. oder 12. Krankheitstag. Es ist bei nicht zu großem Eingang an Material am günstigsten, wenn die Lagerung der Seren bis zum Eingang der 2. Serumprobe vom Untersuchungslaboratorium übernommen wird. Die Bestimmung der Serumtiter soll in einem Arbeitsgang stattfinden. Die technisch bedingte Streuung der Titerwerte bei der Komplementbindungsreaktion wird durch gleichzeitiges Ansetzen beider Serumproben verringert (F. MÜLLER [48]) u. a.). Mit einem Teil der ersten Probe kann man zur Ermittlung besonders hoher Titer gegebenenfalls eine Vorausuntersuchung anstellen. Der Arzt erhält bei hochtitrigen Seren dann möglicherweise einen wichtigen Hinweis.

Daß der *Titer* der komplementbindenden Antikörper gegen Poliomyelitis niedriger liegt als z. B. bei Mumps, ist aus den Arbeiten von CASALS und Mitarb. [49], KÄCKELL, LENNARTZ und MAASS [24], HENNESSEN [43], BERGER, MARTI und VON DESCHWANGEN [50] u. a. bekannt. Bei zeitlich getrennten Ansätzen rechnen MÜLLER und BRAND [51] zur Beurteilung der Titeranstiege die Endtiter auf den Titer mit vollständiger Hämolysehemmung um.

Es empfiehlt sich, die zweite Serumprobe nicht zu frisch zur Untersuchung anzusetzen, um Eigenhemmungen, zweifelhafte Ergebnisse und gegebenenfalls paradoxe Reaktionen zu vermeiden. Derartige bei Lues bekannte paradoxe Reaktionen (vgl. GABRIEL und KAIL [52]) haben wir zwar bei Poliomyelitis noch nicht gesehen, halten sie aber namentlich zur Zeit eines Titeranstieges oder Titerabfalles nicht für völlig ausgeschlossen. Hier ist auch noch auf die grundsätzlichen Ausführungen von GAHLEN [53] hinzuweisen, auch wenn sie ursprünglich auf die Titerbestimmungen bei Luetikern bezogen sind. Durch Häufigkeitsanalyse einer ausreichend großen Zahl von Sera wurde festgestellt, daß bei Reaginträgern sämtliche Titer ein Normalkollektiv darstellen. Die Ausführungen von GAHLEN wurden angegriffen, da sie den verschiedenenorts vielleicht zu hoch eingeschätzten Wert der Reagintiterbestimmung für die Luesdiagnostik herabsetzen. Man kann GAHLEN aber hinsichtlich der biologisch bedingten Streuungsbreite folgen, insbesondere wenn er darauf hinweist, daß Spezifitätsfragen nicht mit Titerbestimmungen zu lösen sind.

Bei der Beurteilung der Titer von Reaktionskörpern ist zu bedenken, daß Schwankungen sowohl die „normalen" Isoantikörper als auch die Immunantikörper betreffen können (FISCHER [54]). Diese Schwankungen müssen also nicht unbedingt auf immunbiologischen Mechanismen beruhen. Daß bei gesunden Personen, die auf Immunkörper gegen Viruserkrankungen untersucht werden, Titeranstiege um mehrere Stufen gefunden werden können, haben HENNEBERG und WAGNER [55] am Beispiel der Grippe an den im Hirsttest nachweisbaren Reaktionskörpern gezeigt. Zahlreiche Faktoren sollen einen Einfluß auf die Grenze der Nachweisbarkeit von Antigen-Antikörper-Reaktionen haben. Sie sind zum Teil komplexer Natur und lassen sich — wie etwa meteorologische Einflüsse — bisher nicht genügend exakt erfassen. Hier kann darauf nicht im einzelnen eingegangen werden.

Hängt die Titerhöhe bei Untersuchungen mit ein und demselben Antigen weitgehend vom Patienten ab, so muß man bei Verwendung verschiedener Antigene auch an Titerdifferenzen infolge dieser Verschiedenartigkeit denken (BLACK und MELNICK [23]). Aus den angeführten Gründen muß man — wie z. B. auch SIEGERT und Mitarb. [56] in einer Erörterung über die Komplementbindungsreaktion auf Mumps — davor warnen, das Ergebnis der Komplementbindungsreaktion auf Poliomyelitis schematisch zu beurteilen.

Während die komplementbindenden Antikörper im allgemeinen Wochen bis Monate, u. U. Jahre nach der apparenten oder inapparenten Infektion nachweisbar bleiben, erfaßt man die wahrscheinlich lebenslänglich persistierenden Antikörper im Neutralisationstest. Das *Prinzip des Virusneutralisationstests* besteht bekanntlich darin, daß man zu einer Virussuspension von bekanntem Titer das zu untersuchende Serum zufügt und diese Mischung Tieren einspritzt oder auf Gewebekulturen bringt. Man beobachtet, ob eine Erkrankung oder ein zytopathogener Effekt erkennbar ist oder nicht. Durch Ansatz mit verschiedenen Serumverdünnungen kann auch die im Serum vorhandene Antikörpermenge festgestellt werden.

Eintritt oder Ausbleiben des zytopathogenen Effekts lassen sich auf verschiedene Weise erkennen:

1. durch mikroskopische Ablesung;
2. durch Überwachung des Stoffwechsels der Gewebekultur mittels chemischer Indikatoren und gleichzeitige mikroskopische Kontrolle besonders bei den Farbübergängen.

In der Virusabteilung des Robert Koch-Institutes wurde der Neutralisationstest auf Grund einer Vereinbarung mehrerer Viruslaboratorien mit der Deutschen Vereinigung zur Bekämpfung der Kinderlähmung e. V. für die Erstellung eines Poliomyelitisantikörperkatasters nach einer einheitlichen Methode durchgeführt. Inzwischen wurde die Technik verbessert. Die Einführung des sogenannten Colortests mit makroskopischer Ablesung des Farbumschlages erleichterte zwar die Untersuchung auf neutralisierende Antikörper beträchtlich, doch kann im Interesse einer exakten Bewertung auf die mikroskopische Ablesung nicht verzichtet werden.

Zur Registrierung der Ergebnisse stehen verschiedene Möglichkeiten zur Verfügung. Allgemein wird bei konstanter Antigenmenge das Patientenserum titriert und der Titer mitgeteilt. LINNEWEH [57] gab dagegen an, wieviel Antigen (ID_{50}) von 1 cm³ unverdünntem Serum neutralisiert werden konnte. Bei Titeränderungen auf diese Weise bewerteter Seren fallen große Zahlensprünge auf. Die Vergleichbarkeit der Ergebnisse wird nicht erleichtert. Die Bewertungsmethode hat sich nicht durchsetzen können. Bei allen Vergleichsuntersuchungen ist an die Abhängigkeit der Virusneutralisierung von der Zellart zu denken.

Eine Modifikation des Neutralisationstests ist der *Mikrofarbtest* zur Bestimmung neutralisierender Antikörper gegen Poliomyelitis von LÖFFLER und VOGT [58]. Dabei genügt zur Untersuchung ein Blutstropfen aus der Fingerbeere. In den sich bildenden Blutstropfen wird das Ende einer sterilisierten Glaskapillare gehalten, in die bei leichter Neigung das Blut ohne weiteres einfließt. Die Röhrchen haben einen Innendurchmesser von 1,5 bis 1,6 mm und eine Länge von etwa 12 cm. Sie werden bis zu $^2/_3$ ihrer Länge gefüllt. Das dem Bluteintritt abgewandte Ende der Kapillare ist etwas verjüngt, so daß es nach dem Füllen leicht mit schwacher Flamme zugeschmolzen werden kann. Zur Bezeichnung kann ein Fähnchenetikett dienen. Das Serum wird durch Zentrifugieren in der Kapillare gewonnen, die man anschließend mit einer Ampullenfeile in der Nähe der Serum-Erythrozytengrenze durchtrennt. Statt der üblichen Plastikplatten müssen Mikroplatten, z. B. aus weißem Wopavin (Polyvinylchlorid), verwendet werden. Schon nach 3—4 Tagen soll auf Grund des definitiven Farbwechsels rot-gelb die Ablesung möglich sein. Das Verfahren wird von den Verff. für Reihenuntersuchungen empfohlen.

Eine Methode, die wegen ihres relativ geringen Aufwandes bei Reihenuntersuchungen zur Unterscheidung von immunen und nicht immunen Personen empfohlen wird, gaben HODES, ZEPP, HENLEY und BERGER [59] an, die 1954 gefunden hatten, daß eine Virussuspension, in die das Ende eines Filtrierpapiers getaucht wird, sich in dem Papier regelmäßig und auf reproduzierbare Weise ausbreitet. Tränkt man das Filtrierpapier mit antikörperhaltigem Serum, so wird die Ausbreitung des Virus verhindert. Antikörperfreies Serum zeigt dieses Phänomen nicht. Die Erscheinung ist typspezifisch und ließ sich außer an Poliomyelitisvirus noch an 6 anderen Virusarten zeigen. Der Nachweis, ob die Virusausbreitung blockiert worden war oder nicht, wurde nach Zerschneiden des in seiner Höhe unterteilten Filtrierpapiers für jedes Streifenstück in einem Gewebekulturröhrchen geführt. Verff. geben an, daß für Reihenuntersuchungen 1 Gewebekulturröhrchen und die Blutmenge ausreicht, die bei Punktion der Fingerbeere erhältlich ist.

Über die *Abhängigkeit des Titers* neutralisierender Antikörper von der verwendeten *Antigenmenge* liegen verschiedene Ergebnisse vor (BELL [60], LEDINKO und Mitarb. [61]). Nach Gewebekulturversuchen von LEDINKO mit dem YSK-Stamm erniedrigt sich der Serumtiter um denselben Faktor, um den man den Virusgehalt erhöht. Die neueren Untersuchungen von YOUNGNER [62] über dieses Thema wurden von DREES und RHODE [63] überprüft. YOUNGNER hatte gefunden, daß zwischen der angesetzten Antigenmenge und dem Serumtiter eine geradlinige logarithmische Beziehung bestand, wobei einer 10 fachen Änderung der Viruskonzentration eine 5 fache Erhöhung bzw. Verminderung des Serumtiters entsprach. DREES und RHODE, die mit Epithelzellenkulturen von trypsinisierten Affennieren arbeiteten und Immunseren von Vervetaffen verwendeten, konnten die Ergebnisse von YOUNGNER bestätigen.

Die Kenntnis dieser Beziehung ist von großem Nutzen, da sie gestattet, die Ergebnisse einzelner Neutralisationsteste auch dann miteinander zu vergleichen, wenn der Serumtiter gegen unterschiedliche Antigenmengen bestimmt wurde. Die Umrechnung der Serumtiter auf eine definierte Anzahl ID_{50}-Einheiten kann formelmäßig vorgenommen werden. Auch für die Wirksamkeitsprüfung von Poliomyelitisschutzimpfstoffen kann man dieses Auswertungsverfahren verwenden.

Bezeichnet man den Faktor, um den die Viruskonzentration variiert wird, mit f und mit F denjenigen, um den sich dabei der Serumtiter ändert, so ergibt sich nach den experimentellen Befunden der genannten Autoren die Relation:

$$F = \frac{1}{5 \log f}$$

Den Wert des Serumtiters gegenüber der definierten Anzahl von x ID_{50}-Einheiten erhält man mit Hilfe der Formel

$$STx = \frac{STy}{5 \log x - \log y}$$

durch Multiplikation von STy mit F. Dabei bedeutet x die Anzahl der ID_{50}-Einheiten, auf die der Serumtiter bezogen werden soll, y die Anzahl der ID_{50}-Einheiten, gegen die der Serumtiter ermittelt wurde, STx den gesuchten Serumtiter, auf x ID_{50}-Einheiten bezogen, und STy den gegen y ID_{50}-Einheiten experimentell ermittelten Serumtiter. Bei der Komplementbindungsreaktion kann man entsprechend vorgehen. Das Prinzip, das Neutralisationsvermögen eines Serums durch die Anzahl ID_{50}-Einheiten auszudrücken, die von 1 cm³ des unverdünnten Serums neutralisiert werden, erscheint uns für Routineuntersuchungen — wie oben gesagt — nicht einfach genug. Eine möglichst weitgehende ständig kontrollierte Konstanz der im Test verwendeten ID_{50}-Einheiten bleibt im Interesse vergleichender Betrachtungsweise dennoch zu fordern.

WARD und Mitarb. [64] haben auf die Bedeutung optimaler Virusmengen beim Neutralisationstest aufmerksam gemacht. Die Gewinnung guter, reproduzierbarer Ergebnisse hängt aber noch von anderen bekannten und unbekannten Faktoren ab. Nach Möglichkeit sollte man dieselbe Serumverdünnung nicht nur einmal im gleichen Ansatz untersuchen. Legt man nur zwei Parallelansätze zugrunde, so muß, falls ein positives und ein negatives Ergebnis sich gegenüberstehen, eine Wiederholungsuntersuchung durchgeführt werden. Ein Abrunden nach oben oder unten stellt eine später nicht mehr rekonstruierbare Fehlermöglichkeit dar und kann zu falschen Deutungen führen. Diese Fehlermöglichkeit kann bei mikroskopischer Ablesung allerdings umgangen werden. Verwendet man He La-Zellkulturen, so wird empfohlen, den Stamm hin und wieder zu wechseln, da beobachtet wurde, daß der zytopathogene Effekt bei einzelnen Führungen ausbleiben kann. Auch Unterschiede im Verhalten der Virusstämme sind zu berücksichtigen.

Für die Konstanthaltung der Versuchsergebnisse ist ein Vergleich mit Standardimmunseren erforderlich. Ein Verfahren zu ihrer Gewinnung von Rhesusaffen wurde durch WENNER und Mitarb. [65] veröffentlicht. Die ständige Mitführung derartiger Seren wird allerdings von den Verff. selbst als ungerechtfertigt bezeichnet.

Wichtig ist ferner die Frage, welchen Einfluß auf die Reproduzierbarkeit der Versuchsergebnisse die Reaktionsbedingungen zwischen Virussuspension und Serum, d. h. die Bedingungen der spezifischen Bindung nach Zeit, Temperatur und sonstigen Faktoren haben. Vielleicht findet sich hier eine Möglichkeit, den Anteil unterhalb der Nachweisbarkeitsgrenze liegender Titer zu verringern.

Neben den technischen Faktoren, die das Ergebnis des Neutralisationstests beeinflussen können, sind die biologischen zu berücksichtigen. Wie bei der Komplementbindungsreaktion wurden in geringerem Maße auch bei neutralisierenden Antikörpern „überlappende Reaktionen" beschrieben. SABIN [66] berichtete z. B. über das Auftreten von neutralisierenden Antikörpern gegen Typ II bei Patienten mit Typ-I-Infektion. Daß bei geeigneten Individuen eine manifest überstandene Typ-II-Infektion ausreicht, um vor einer paralytischen Poliomyelitis durch Typ I zu schützen (SALK [67]), bestätigt sich immer wieder. Hier muß auch die von ZELLWEGER [68] eingehend untersuchte Seltenheit von Poliomyelitis-Zweiterkrankungen erwähnt werden. Die Möglichkeit eines aparalytischen Verlaufs ist auch gegeben, wenn nur Antikörper gegen einen anderen, aber nicht gegen den infizierenden Poliomyelitistyp vorhanden sind (DANE und BRIGGS [69]).

Andererseits gibt es, wie sich auch bei dem Berliner Poliomyelitis-Antikörperkataster bestätigte, Menschen, die trotz klinischer Erscheinungen einer Poliomyelitis keine nachweisbaren Antikörper besitzen. So teilte CARRÉ [70] mit, daß aus dem Nasen-Rachen-Raum eines Kindes Poliomyelitisvirus vom Typ I isoliert wurde, das antigen und pathogen wirkte. Das Kind zeigte ein akutes ataktisches Syndrom, doch konnten bei mehrmaligen Untersuchungen im Serum keine Antikörper gegen Typ I nachgewiesen werden. Das Kind schien nach der Ansicht von CARRÉ gegen den Erreger resistent zu sein, da das klinische Syndrom spontan verschwand.

Da die bisher bekannten Methoden zum Nachweis von Antikörpern gegen Poliomyelitisviren mehr oder weniger große Nachteile zeigen, lag es nahe, nach einfacheren Verfahren zu suchen. Als erster hat wohl ROBERTS eine *Flockungsreaktion* auf Poliomyelitis angegeben, die sich aber nicht eingebürgert hat [71]. 1956 wurde von SMITH und Mitarb. [72] wieder eine Flockungsreaktion veröffentlicht, die typenspezifisch sein soll. Größere Erfahrungen darüber liegen noch nicht vor. Immerhin scheint die Arbeit mit Flockungsreaktionen bei Viruserkrankungen nicht aussichtslos zu sein, da von BELYAVIN auch eine Flockungsreaktion auf Influenza beschrieben wurde [73]. Über eine Methode der Gelpräzipitation hat LE BOUVIER berichtet [74]. Hauttests würden eine wesentliche Vereinfachung bei der Untersuchung größerer Bevölkerungskreise darstellen. Eine Schwierigkeit liegt allerdings darin, daß es sich bei der Poliomyelitis um drei serologisch verschiedene Erregertypen handelt.

Die *Anwendungsmöglichkeiten* der serologischen Reaktionen sind vielfältig. Für die diagnostische Brauchbarkeit im Einzelfall liegen Beispiele vor (KELLER und VIVELL [29], BERGER und VEST [30]). Bei Untersuchungen von Säuglingen und Kleinkindern eines Heims, das gerade durchseucht wurde, haben GILLERT und KARSTEN [76] mit der Komplementbindungsreaktion (Typ I) spezifische Ergebnisse erhalten. Daß man mit der Komplementbindungsreaktion epidemiologische Aufschlüsse über die Ausbreitung der Poliomyelitisinfektion erhalten kann, zeigen zahlreiche Arbeiten (HAMMON und Mitarb. [77], BERGER und Mitarb. [78] u. a.). KELLER und VIVELL haben ebenfalls darauf hingewiesen, daß die Komplementbindungsreaktion wichtige Hinweise auf die Ausbreitung einer Poliomyelitiserkrankung geben kann [29]. Sie beobachteten in einem Tuberkuloseheim bei einem mit Paresen erkrankten Säugling einen Serumtiter von 1 : 16 gegen Typ I. Fünf weitere tuberkulosekranke Kinder im Alter zwischen 7 und 18 Monaten waren im gleichen Zimmer untergebracht; nur bei einem dieser Kinder gelang der

Nachweis komplementbindender Antikörper nicht; die anderen zeigten positive Befunde ausschließlich gegen Typ I.

Die prognostischen Regeln von WINDORFER [79] lassen sich vielleicht dadurch ergänzen, daß den Berechnungen nicht nur gemeldete Poliomyelitisfälle, sondern die Ergebnisse gezielter Untersuchungen mit der Komplementbindungsreaktion zugrunde gelegt werden. Ein Anstieg der Durchseuchung wäre auf diese Weise leichter erfaßbar als durch die meist geringe Zahl der Erkrankten. Ein wichtiges Anwendungsgebiet ist ferner die Erstellung eines Poliomyelitis-Antikörper-katasters.

Die besprochenen serologischen Verfahren, denen allerdings noch Mängel an-haften, sind in mehreren Ländern zu serologischen Reihenuntersuchungen ver-wendet worden. Solche Untersuchungen sollen einerseits Unterlagen für die Pla-nung von Impfaktionen schaffen, andererseits zur Klärung epidemiologischer Fra-gen und teilweise auch zur Klärung der Auswirkungen von Massenimpfungen bei-tragen.

Der epidemiologische Wert derartiger Untersuchungen zeigt sich z. B., wenn in den jüngsten Jahrgängen einer abgeschlossenen Bevölkerung Antikörper fehlen, während sie von einem bestimmten Jahrgang an gefunden werden. In diesem Fall kann man auf eine entsprechend lang zurückliegende Epidemie, mindestens aber auf eine latente Durchseuchung schließen (PAUL, MELNICK und RIORDAN [80]).

Als Vorbereitung zur Impfung haben z. B. die Niederlande serologische Unter-suchungen bei 600 Erwachsenen und 100 Kindern durchgeführt (LUNDT [81]). In Belgien wurden Untersuchungen an 1000 bis 1200 Kindern vorgenommen, um die Wirksamkeit der Impfung festzustellen. Besaßen die Kinder schon vor der Impfung Antikörper, so war der spätere Titer etwa viermal so hoch. Weitere hier nicht aufgeführte Reihenuntersuchungen haben oft lokale oder temporäre Bedeutung.

Neuerdings hat PAYNE [82] zur Immunisierung gegen Poliomyelitis im Hin-blick auf die bei bestimmten Bevölkerungsgruppen bestehende Immunität Stel-lung genommen. Danach sind die innerhalb eines Landes möglichen Unterschiede der Altersverteilung in verschiedenen Gegenden und wahrscheinlich auch in ver-schiedenen sozialökonomischen Gruppen bei der Planung von Immunisierungs-programmen zu berücksichtigen. PAYNE wies auf Übersichtsuntersuchungen in über 40 Ländern und die dabei zu berücksichtigenden Schwierigkeiten der Aus-wertung hin.

Auch die Ergebnisse des Berliner Poliomyelitis-Antikörperkatasters scheinen zu bestätigen, daß die Erwachsenen möglicherweise empfänglicher sind als man, namentlich nach voraufgegangenen Epidemien, annehmen konnte. Allerdings muß offen bleiben, aus welchen Gründen u. U. der Antikörpertiter unter die Grenze der Nachweisbarkeit sinkt. Die auch in Berlin festgestellte Differenz zwi-schen der Morbidität der Altersgruppe über 35 Jahre und den negativen serologi-schen Befunden, namentlich gegenüber Typ I, hat PAYNE mit der Möglichkeit einer Kreuzimmunität bei vorangegangener Infektion mit Typ-II-Virus erklärt und auf entsprechende Affenversuche von SABIN hingewiesen. Schließlich stellte PAYNE fest, daß der Anteil der Empfänglichen gut zu beurteilen sei, wenn der Prozentsatz der Individuen mit Antikörpern gegen Typ II allein oder kombiniert mit anderen Typen festgestellt würde; außerdem sei der Anteil derjenigen zu berücksichtigen, die Antikörper gegen Typ I und III, aber nicht gegen Typ II aufweisen. Die Entscheidung über die Durchführung einer Impfung muß jedoch auch von anderen Faktoren abhängig gemacht werden, z. B. von der epidemiologischen Lage der letzten Jahre. — Ein Teil der von HENNEBERG auf dem Genfer Kongreß mitgeteilten Berliner Ergebnisse ist in Teil C, Abschn. 2 wiedergegeben.

Viele Länder haben von ausgedehnten Reihenuntersuchungen abgesehen. Einer der Gründe dafür mag gewesen sein, daß sie die erforderlichen Mittel lieber für den Impfstoff selbst angewendet wissen wollten. Sie legten dem Impfplan die Seuchenstatistik zugrunde (PAYNE [*82*]).

Als Voraussetzung für die Serumgewinnung muß bei allen Bemühungen um ein unausgelesenes Untersuchungsgut der Grundsatz der *Freiwilligkeit* der Serumspender berücksichtigt werden. Durch geschickte psychologische Vorbereitung wird man meist einen genügend großen Anteil der zu untersuchenden Bevölkerungsgruppe erfassen können. Eine Schwierigkeit bei der Durchführung von Reihenuntersuchungen in der Bevölkerung liegt auch in der unterschiedlichen Scheu von Stadt- und Landbevölkerung, sich hierfür zur Verfügung zu stellen. In der Umgebung von Hamburg soll ohne den erwarteten Erfolg der Versuch unternommen worden sein, zur Gewinnung von Untersuchungsmaterial auf das Land zu fahren. Sicherlich darf das Ergebnis derartiger Unternehmungen nicht allein auf das mehr oder weniger geschickte psychologische Vorgehen der Untersucher zurückgeführt werden, sondern auch auf die besonderen Eigenarten der Bevölkerung.

Wenn sich wie im Bundesgebiet* *mehrere Untersuchungsstellen* an einer Katastererstellung beteiligen, sind gleiche Methodik, gleiche Lagerung der Seren und vor allem die Verwendung von Immuntestseren zu Vergleichszwecken unbedingte Voraussetzungen des Erfolges. Wegen der Abgabe von Alkali in die Seren ist auch auf die Glassorte zu achten, in der die Seren gelagert werden. Da ein stoßweiser Arbeitsanfall und Stockungen der Aufarbeitung vorauszusehen waren, wurde eine Gefriertrocknung der Seren erwogen. Abgesehen von Verschiedenheiten der Lyophilisierungsverfahren müßte auch bei gleicher Methodik an Fehler bei dem Wiederauflösen des lyophilisierten Gutes durch Schwankungen des Verdünnungsfaktors gedacht werden.

Bei der Durchführung ergaben sich Schwierigkeiten in der Erfassung und Einordnung der epidemiologisch wichtigen Gruppe der Flüchtlinge. Diese stellen zwar nicht in der Bevölkerung, aber unter den Krankenhausinsassen ein relativ großes Kontingent. Sie unterscheiden sich beträchtlich nach Herkunftsort und Unterbringung in Lagern und Heimen. Durch die bisherigen Erhebungen in den Krankenhäusern verschiedener Fachrichtungen wurden trotz ihrer Verschiedenheit nur bestimmte, ausgewählte Teile der jugendlichen Bevölkerung erfaßt.

Für rasche Abholung des Blutes oder der Seren von den Entnahmestellen in Kältegefäßen wurde gesorgt. Die Proben wurden im Robert Koch-Institut aufgearbeitet. Dort wurden auch die Komplementbindungsreaktionen bei Kindern und Jugendlichen und der Neutralisationstest durchgeführt.

Da die Tests nicht sofort nach Eingang der Seren angesetzt werden konnten, wurde auf optimale Lagerungsbedingungen geachtet. Ein Teil jeder Serumprobe wurde lyophilisiert. Die Gefriertrocknung hat sich bewährt. Ein anderer Teil des Serums wurde in zugeschmolzenen Ampullen bei Kühlschranktemperatur aufbewahrt. Es ist wenig bekannt, daß diese Art der Lagerung die Ausgangstiter besser bewahrt als die Aufbewahrung im Tiefkühler, in dem die Titer absinken und Zonenphänomene auftreten können.

---

* Ein Poliomyelitis-Antikörperkataster für die Bundesrepublik wurde von der Deutschen Vereinigung zur Bekämpfung der Kinderlähmung e. V. organisiert und zum größten Teil finanziert.

Auch bei großen Untersuchungsreihen, bei denen kleinere Fehler nicht ins Gewicht fallen, ist auf die Reproduzierbarkeit der Ergebnisse Wert zu legen. Dies gilt um so mehr, wenn eine einfache Ja/Nein-Aussage Auskunft über einen erreichten Grenztiter geben soll. Die Titerhöhe streut bei Antikörpern, wie von GAHLEN [53] festgestellt wurde, in Form einer Gaußschen Verteilungskurve um einen Mittelwert. Bei Reihenuntersuchungen, die den Immunitätsstand erforschen sollen, muß der Grenztiter dementsprechend tief an der Basis dieser Gaußschen Verteilungskurve liegen.

Selbstverständliche Voraussetzung ist die statistische Sicherung in jeder Richtung. Vor der Festlegung, welche Anzahl von Serumproben zu untersuchen ist, damit die erforderliche Sicherheit erreicht wird, muß Klarheit bestehen, welcher Grad von Genauigkeit erforderlich ist.

Für die anamnestischen Daten wurde ein Fragebogen entworfen. Zu seiner Ausfüllung wurde eine Gruppe von Studenten herangezogen, die für einen großen Teil der Fragen auf die ohnehin in den Krankenhäusern gemachten Erhebungen zurückgreifen konnte. Weitere Erhebungen bei verschiedenen Kreisen berufstätiger Personen und von solchen, die in Gemeinschaftsunterkünften leben, sind im Gange. Auch der mit der Abwässerbeseitigung beschäftigte Personenkreis soll untersucht werden. (Über Teilergebnisse des Antikörperkatasters vgl. Teil C, Abschn. 2.)

Literatur

[1] PETTE, H.: Dtsch. med. Wschr. **1953**, 1129.

[2] BODIAN, D.: Fed. Proc. **13**, 685 (1954).

[3] HAAS, R., W. KELLER und W. KIKUTH: Dtsch. med. Wschr. **1955**, 283.

[4] LÉPINE, P.: Dtsch. med. Wschr. **1955**, 1561 u. 1604.

[5] SALK, J. E.: a) Ann. N.Y. Acad. Sci. **61**, 1023 (1955); b) Amer. J. med. Sci. **232**, 369 (1956).

[6] FABER, H. K.: The pathogenesis of poliomyelitis. Springfield: Ch. C. Thomas 1955.

[7] KERSTING, G., H. LENNARTZ und H. PETTE: Münch. med. Wschr. **1956**, 1648.

[8] BODIAN, D.: a) Amer. J. Hyg. **54**, 174 (1951); b) ebenda **58**, 81 (1953)

[9] SABIN, A. B.: Science **1956**, 1151.

[10] GOLDBLUM, N., und J. L. MELNICK: J. exp. Med. **96**, 175 (1952).

[11] BLACK, F. L.: Ann. N.Y. Acad. Sci. **61**, 781 (1955).

[12] Expert Committee on Poliomyelitis: WHO Techn. Rep. Ser. **81**, 39 (1954).

[13] ANDERS, W. in: Gesundheitspolitische Probleme unserer Zeit. S. 113 ff. Frankfurt a. M.: W. Limpert-Verlag 1956.

[14] LENNETTE, E. H., und N. J. SCHMIDT: Amer. J. Hyg. **65**, 210 (1957).

[15] CASALS, J., und P. K. OLITSKY: a) Proc. Soc. exp. Biol. (N.Y.) **75**, 315 (1950); b) J. exp. Med. **94**, 123 (1951).

[16] SVEDMYR, A., J. F. ENDERS und A. HOLLOWAY: a) Proc. Soc. exp. Biol. (N.Y.) **79**, 296 (1952); b) Amer. J. Hyg. **57**, 60 (1953).

[17] SCHMIDT, N. J., und E. H. LENNETTE: J. exp. Med. **102**, 133 (1955).

[18] SCHMIDT, N. J., E. H. LENNETTE, J. H. DOLMAN und G. J. HAGENS: Amer. J. Hyg. **66**, 1 (1957).

[19] SCHWERDT, C. E., und F. L. SCHAFFER: Virology **2**, 665 (1956).

[20] BRAKE, M. K.: Arch. Biochem. **45**, 275 (1953).

[21] MAYER, M. M., und Mitarb.: J. Immunol. **78**, 435 (1957).

[22] ROIZMAN, B., H. J. RAPP und M. M. MAYER: Fed. Proc. **16**, 1850 (1957).

[23] BLACK, F. L., und J. L. MELNICK: Yale J. Biol. Med. **26**, 385 (1954).

[24] KÄCKELL, M., H. LENNARTZ und G. MAASS: Klin. Wschr. **1957**, 126.

[25] WIENER, M., W. HENLE und G. HENLE: J. exp. Med. **83**, 259 (1946).

[26] HENNESSEN, W.: a) Z. Hyg. Infekt.-Kr. **141**, 557 (1955); b) Dtsch. med. Wschr. **1955**, 1044.

[27] KAUP, J., und J. KRETSCHMER: Münch. med. Wschr. **1917**, 158.

[28] FULTON, F., und K. R. DUMBELL: J. gen. microbiol. **3**, 97 (1949).

[29] KELLER, W., und O. VIVELL: Arch. Kinderheilk. **153**, 80 (1956).

[30] BERGER, E., und M. VEST: Schweiz, med. Wschr. **1956**, 776.

[31] SCHMIDT, N. J., und E. H. LENNETTE: J. exp. Med. **102**, 133 (1955).

[32] LE BOUVIER, G. L.: Lancet **1955**, II, 1013.

[33] BLACK, F. L., und J. L. MELNICK: Proc. Soc. exp. Biol. (N.Y.) **89**, 353 (1955).

[34] SELZER, G., und M. VAN DEN ENDE: J. Hyg. (Lond.) **54**, 1 (1956).

[35] LÉPINE, P., und R. SOHIER: Techniques de Laboratoire appliquées au diagnostique des maladies à Virus, S. 86. Paris 1954.

[36] HENNESSEN, W.: Ergebn. Mikrobiol. **30**, 288 (1957).

[37] GEAR, J., und Mitarb.: S. Afr. med. J. **1956**, 806.

[38] CHUMAKOV, M. P.: 4. Intern. Poliomyelitis-Konf. Genf 1957.

[39] VIVELL, O., R. GÄDECKE, D. ROLAND und K. SIEVERS: Dtsch. med. Wschr. **1952**, 983.

[40] KARZON, D. T., und Mitarb.: J. Amer. med. Ass. **1956**, 1298.

[41] DAVIS, D. C., und J. L. MELNICK: Proc. Soc. exp. Biol. a. Med. (N.Y.) **92**, 839 (1956).

[42] STUTTE, H.: Med. Klinik **1950**, 432.

[43] HENNESSEN, W.: Dtsch. med. Wschr. **1956**, 933.

[44] MÜLLER, H.: Münch. med. Wschr. **1938**, 353.

[45] SVEDMYR, A.: Nord. Med. **1954**, 1686.

[46] BODIAN, D., J. MORGAN und C. E. SCHWERDT: Amer. J. Hyg. **51**, 126 (1950).

[47] MAASS, G., M. KÄCKELL und H. LENNARTZ: Klin. Wschr. **1956**, 1266.

[48] MÜLLER, F.: Med. Klinik **1955**, 1372.

[49] CASALS, J., und Mitarb.: J. exp. Med. **96**, 35 (1952).

[50] BERGER, E., J. MARTI und B. v. DESCHWANGEN: Schweiz. med. Wschr. **1957**, 589.

[51] MÜLLER, F., und G. BRAND: Arch. ges. Virusforsch. **5**, 288 (1954).

[52] GABRIEL, H., und F. KAIL: Wien. med. Wschr. **1949**, 316.

[53] GAHLEN, W.: Z. Immun.-Forschg. **110**, 318 (1953).

[54] FISCHER, W.: Arb. Staatsinst. exp. Ther. **20**, 49 (1927).

[55] HENNEBERG, G., und L. WAGNER: Z. Immun.-Forschg. **111**, 340 (1954).

[56] SIEGERT, R., und Mitarb.: Z. Hyg. Infekt.-Kr. **137**, 92 (1953).

[57] LINNEWEH, F.: Dtsch. med. Wschr. **1955**, 1117.

[58] LÖFFLER, H., und W. VOGT: Schweiz. med. Wschr. **1957**, 337.

[59] HODES, H. L., H. D. ZEPP, W. L. HENLEY und R. BERGER: Science **1957**, 1089.

[60] BELL, E. J.: Amer. J. Hyg. **48**, 381 (1948).

[61] LEDINKO, M., und Mitarb.: Amer. J. Hyg. **55**, 323 u. 339 (1952).

[62] YOUNGNER, J. S.: Ann. N.Y. Acad. Sci. **61**, 774 (1955).

[63] DREES, O., und B. RHODE: Zbl. Bakt., I. Abt. Orig. **166**, 84 (1956).

[64] WARD, R., CH. C. CHANG und D. L. RADER: Proc. Soc. exp. Biol. (N.Y.) **90**, 162 (1955).

[65] WENNER, H. A., und Mitarb.: Amer. J. Hyg. **59**, 221 (1954).

[66] SABIN, A. B.: J. exp. Med. **96**, 99 (1952).

[67] SALK, J. E.: Amer. J. med. Sci. **232**, 369 (1956).

[68] ZELLWEGER, H.: Praxis **1947**, 563.

[69] DANE, D. M. S., und E. M. BRIGGS: Lancet **1956**, II, 851.

[70] CARRÉ, M. C.: Ann. Inst. Pasteur **92**, 467 (1957).

[71] ROBERTS, E. C.: Publ. Hlth. Rep. (Wash.) **64**, 212 (1949).

[72] SMITH, W., und Mitarb.: Lancet **1956**, I, 710.

[73] BELYAVIN, G.: Lancet **1955**, I, 698.

[74] LE BOUVIER, G. L.: J. exp. Med. **106**, 661 (1957).

[75] ROHNER, G.: Schweiz. med. Wschr. **1957**, 514.

[76] GILLERT, K.-E., und F. KARSTEN: Helvet. paediat. Acta **13**, 160 (1958).

[77] HAMMON, W., und Mitarb.: Ann. N.Y. Acad. Sci. **61**, 979 (1955).

[78] BERGER, E., und Mitarb.: Schweiz. med. Wschr. **1956**, 38.

[79] WINDORFER, A.: Dtsch. med. Wschr. **1949**, 630.

[80] PAUL, J. R., J. L. MELNICK und J. T. RIORDAN: Amer. J. Hyg. **56**, 232 (1952).

[81] LUNDT, P. V.: Dienstreisebericht vom 29. 3. 1957.

[82] PAYNE, A. M. M.: 4. Intern. Poliomyelitis-Kongr. Genf 1957.

[83] BODIAN, D.: Science **1955**, 105.

[84] BODIAN, D.: Amer. J. Hyg. **60**, 339 (1954).

2. Epidemiologische und immunologische Gesichtspunkte für eine Poliomyelitis-Impfplanung in der Bundesrepublik Deutschland

Von W. Anders und K.-E. Gillert

Wenn Impfstoff und Geldmittel unbeschränkt zur Verfügung stünden und die rechtlichen Voraussetzungen gegeben wären, käme es zur Erreichung eines Schutzes der gefährdeten Bevölkerung vor der Poliomyelitis lediglich darauf an, in möglichst kurzer Zeit alle Geburtsjahrgänge durchzuimpfen und die zur Erhaltung des Immunitätsschutzes notwendigen Wiederimpfungen in geeigneten Abständen durchzuführen. Diese Voraussetzungen sind jedoch nicht gegeben. So stellt sich die Frage, wie unter diesen Umständen bei künftigen Impfaktionen ein ausreichender Impfschutz für den gefährdeten Teil der Bevölkerung erreicht und erhalten werden kann.

Das Problem einer Impfplanung ist aus verschiedenen Gründen nicht leicht zu lösen. Die Hauptschwierigkeit liegt in der Unvollkommenheit unseres Wissens über die Dauer des Impfschutzes.

Für die Erörterung einer Impfplanung, die, ohne auf Einzelheiten einzugehen, das bisher bekannte Grundsätzliche zusammenfassen soll, ergeben sich die folgenden Gesichtspunkte:

1. Welcher Personenkreis ist zu impfen?
2. Welche Kontraindikationen bestehen?
3. Welche Kontrollmaßnahmen sind erforderlich?

Eine Impfplanung hat derzeit aufzubauen:

a) auf den im Jahre 1957 mit der Poliomyelitis-Schutzimpfung gemachten Erfahrungen,

b) auf den Ergebnissen des im Bundesgebiet erstellten Poliomyelitis-Antikörperkatasters,

c) auf sonstigen epidemiologischen Erwägungen.

a) Erfahrungen bei der Poliomyelitis-Schutzimpfung 1957

Nach den bis zum 31. 12. 1957 beim Bundesgesundheitsamt eingegangenen Berichten wurden im Jahre 1957 insgesamt 631650 Personen gegen Kinderlähmung schutzgeimpft, davon 512070 Personen (= 81,05%) durch 2 Injektionen. Die übrigen erhielten nur eine Injektion. Die Impfungen wurden im April begonnen und im allgemeinen bis Ende Juni beendet. In Baden-Württemberg wurde bis Ende Oktober durchgeimpft. Die Impffreudigkeit in den einzelnen Kreisen der Bundesrepublik war recht unterschiedlich. Häufig hing das von Zufälligkeiten ab. Lokalepidemien und sporadische Fälle waren Anlaß zu höherer Impfbeteiligung. Die Aufgeschlossenheit der praktizierenden Ärzte gegenüber der Impfung war von entscheidender Bedeutung. Propaganda *gegen* die Impfung wurde, soweit bekanntgeworden, nur im Raum Passau und in Augsburg spürbar.

Entsprechend der verschieden starken Beteiligung war der Grad der Durchimpfung im Endergebnis (vgl. Tab. 1) nicht ganz einheitlich.

Nach 18 549 Erstinjektionen in Hamburg und Berlin traten 187 Störungen (= 1,01%) und nach 108 355 Erstinjektionen in Bayern 343 Störungen (= 0,31%) auf. Die Impfstörungsquote lag für die Bundesrepublik bei etwa 0,34%.

Tabelle 1. *Erreichter Durchimpfungsgrad: Geimpfte in % der Lebenden des gleichen Geburtsjahrganges*

Land	Geburtsjahrgang		
	1955	1954	1953
Bayern	13	14	6
Berlin	19	22	17
Hamburg ..	10	10	3
Hessen	15	20	9

Von je 100 Störungen waren:

	in Berlin und Hamburg	in Bayern
lokale Störungen	2	5
allgemeine Störungen	58	63
enterale Störungen	28	16
neurologische Störungen ..	8	10
sonstige Störungen	4	6

Vorwiegend handelte es sich also um Allgemeinstörungen wie Fieber, Abgeschlagenheit, Schläfrigkeit, Unpäßlichkeit. An zweiter Stelle standen die enteralen Störungen. Dabei wurden Erbrechen, Durchfall, Magen-Darm-Katarrh, Brechreiz, Übelkeit beobachtet. Die neurologischen Störungen mit kurzdauernder Lähmung, Nachschleppen eines Beines, Meningismus, Lähmungsgefühl standen an dritter Stelle. Sämtliche Störungen sind ohne Residuen in kurzer Zeit abgeklungen. Die lokalen und sonstigen Störungen — besonders urtikarielle Erscheinungen — traten völlig in den Hintergrund.

Mit den Leitenden Medizinalbeamten der Länder war vereinbart worden, daß über jeden Fall einer ernsten Störung des Impfverlaufs dem Bundesgesundheitsamt berichtet werden sollte. Nach den bisher vorliegenden Berichten sind nirgends ernste oder bleibende Schäden entstanden, die ursächlich der Impfung zur Last gelegt werden konnten. Dem Bundesgesundheitsamt sind bis zum 31. 12. 1957 sieben Todesfälle bekanntgeworden, von denen in keinem Fall eine Poliomyelitis diagnostiziert wurde. In vier Fällen ist ein ursächlicher Zusammenhang des Todes mit der Impfung wenig wahrscheinlich. In einem Fall kann die Impfung pathogenetische Bedeutung für einen tödlich verlaufenden Morbus Werlhof gehabt haben. Der Verlauf eines anderen Falles, in dem leider die Obduktion verweigert wurde, sei in Stichworten geschildert:

O. T., geboren am 27. 2. 1952; 1. Injektion am 17. 9. 1957, 2. Injektion am 9. 10. 1957. Am 11. 10. Temperatur 39°, starke Schmerzen im Hüftgelenk, keine Nackensteifigkeit, keine katarrhalischen Erscheinungen. Am 12. 10. 1957 abends Temperatur angeblich 40,8°. „Urtikaria" am ganzen Körper, Gelenkschmerzen auch in den Knien. Beine erscheinen etwas geschwollen. 13. 10. mittags Temperatur 37,8°, Gelenkschmerzen vermindert. Exanthem noch vorhanden, stellenweise masern- oder rötelnartig, starker Brechreiz und Stuhldrang sowie erhebliche Unruhe. Zwei Stunden später schwerer Kollapszustand. Krankenhausaufnahme. Genauer Zeitpunkt des Todes nicht bekannt. — Ein Zusammenhang mit der Impfung ist hier möglich, aber ungewiß.

Bei einem 3. Fall schließlich, bei dem die 2. Injektion gegeben wurde, obwohl das betreffende Kind schon etwa sechs Wochen lang Keuchhusten hatte, trat eine Enzephalitis auf. Hier kann die Frage nach einem kausalen Zusammenhang zwischen Impfung und Tod kaum beantwortet werden.

Nach den bis Ende November 1957 dem Bundesgesundheitsamt zugegangenen epikritischen Berichtsbögen über Poliomyelitis-Erkrankungen sind nach dem 1. 4. 1957 elf Erkrankungsfälle bei Geimpften aufgetreten. Das Intervall zwischen letzter Injektion und den ersten Krankheitszeichen betrug je einmal 0, 3, 8, 9, 13, 45, 66 und 122 Tage. In drei Fällen ist die Dauer des Intervalls unbekannt. Der Patient, der nach 3 tägigem Intervall erkrankte, zeigte eine Tetraplegie mit guter Rückbildungstendenz. Bei dem 66 Tage nach der Impfung erkrankten Patienten fand sich eine Lähmung beider Beine mit schlechter Rückbildungstendenz. Dagegen hatten sich auf ein Bein beschränkte Lähmungen bei zwei Patienten mit unbekanntem Intervall weitgehend zurückgebildet. Die übrigen Erkrankten konnten geheilt ohne Reststörungen aus der Behandlung entlassen werden. Korrelationen zwischen dem Ort der Injektion und dem Ort des Auftretens der ersten Lähmungserscheinungen ließen sich nicht erkennen.

Als vorläufige Bilanz der mit Impfstoffen aus den USA 1957 durchgeführten Schutzimpfung gegen Poliomyelitis kann nach den dem Bundesgesundheitsamt vorliegenden Berichten folgendes festgestellt werden:

a) Der Impfstoff wurde gut vertragen; bleibende Schäden, die auf die Impfung zurückgeführt werden könnten, wurden bisher nicht bekannt;

b) Erkrankungen an Kinderlähmung, die durch die Impfung hervorgerufen worden sind, waren nicht zu verzeichnen;

c) In Gegenden, in denen geimpft wurde, konnte ein Provokationseffekt nicht beobachtet werden.

Eine mathematisch-statistische Beweisführung über den Grad der *Wirksamkeit* ist angesichts der geringen Morbidität der Poliomyelitis in Deutschland nicht möglich.

b) Ergebnisse des Poliomyelitis-Antikörperkatasters

Durch die Deutsche Vereinigung zur Bekämpfung der Kinderlähmung e. V., Düsseldorf (Präsident Prof. Dr. Dr. H. KLEINSCHMIDT, Generalsekretär Min.Dir. a. D. Dr. J. HÜNERBEIN), wurde in Zusammenarbeit mit

Dr. Hans LÖSCHNER, Hygiene-Institut der Universität Bonn (Prof. Dr. Dr. EYER),

Dr. Walter HENNESSEN, Institut für Hygiene und Mikrobiologie an der Medizinischen Akademie Düsseldorf (Prof. Dr. KIKUTH),

Dr. Rudolf SAUTHOFF, Laboratorium für Gewebezüchtung der Universitäts-Kinderklinik Freiburg/Br. (Prof. Dr. KELLER),

Dr. Hilt LENNARTZ, Stiftung zur Erforschung der spinalen Kinderlähmung, Universitäts-Krankenhaus, Hamburg-Eppendorf (Prof. Dr. PETTE),

Dr. Rudolf WOHLRAB, Staatliches Medizinal-Untersuchungsamt Hannover,

Dr. Klaus MUNK, Virus-Laboratorium Friedrich-Baur-Stiftung, II. Med. Klinik der Universität München (Prof. Dr. BODECHTEL),

Dr. ROSAMUNDE ALTEVOGT, Hygiene-Institut der Universität Münster/Westf. (Prof. Dr. REPLOH),

Dr. Isabelle ESSER, Staatliches Untersuchungsamt für Hygiene und Infektionskrankheiten, Saarbrücken (Prof. Dr. WOLF),

Dr. W. BOMMER, Universitäts-Kinderklinik und Kinderpoliklinik Würzburg (Prof. Dr. STRÖDER) und

Dr. Karl-Ernst GILLERT mit Dr. Herbert Voss und Dr. Lieselotte GRÜTZNER, Bundesgesundheitsamt (Robert Koch-Institut) Berlin (Prof. Dr.HENNEBERG)

ein Antikörperkataster bei einer nicht ausgesuchten Bevölkerung erhoben. Von den Viruslaboratorien wurden nach persönlicher Rücksprache mit den umliegenden Kliniken oder Gesundheitsämtern Blutproben von Gesunden oder Rekonvaleszenten auf das Vorhandensein von neutralisierenden Antikörpern in einer Serumverdünnung von 1 : 4 untersucht. Um möglichst einheitliche und vergleichbare Ergebnisse zu erhalten, waren in mehreren Arbeitssitzungen einheitliche Arbeitsmethoden vereinbart worden. Außerdem wurden, soweit möglich, die verwendeten Zellsuspensionen, Virusaufschwemmungen und sonstigen Arbeitsmittel einheitlich beschafft. Die Erhebungen über die untersuchten Personen und das Ergebnis des Neutralisationstestes wurden auf Randlochkarten dokumentiert. Bei der Auswertung wurden Befunde, die vom Untersucher als zweifelhaft oder ± bezeichnet worden waren, außer acht gelassen. Ebensowenig wurden Ergebnisse von Serumproben, die nicht gegen alle drei Typen getestet werden konnten, berücksichtigt.

Die Ergebnisse sind in Abb. 1 zeichnerisch dargestellt worden, und zwar als Verhältniszahl vom Hundert der Untersuchten der gleichen Altersgruppe. Im

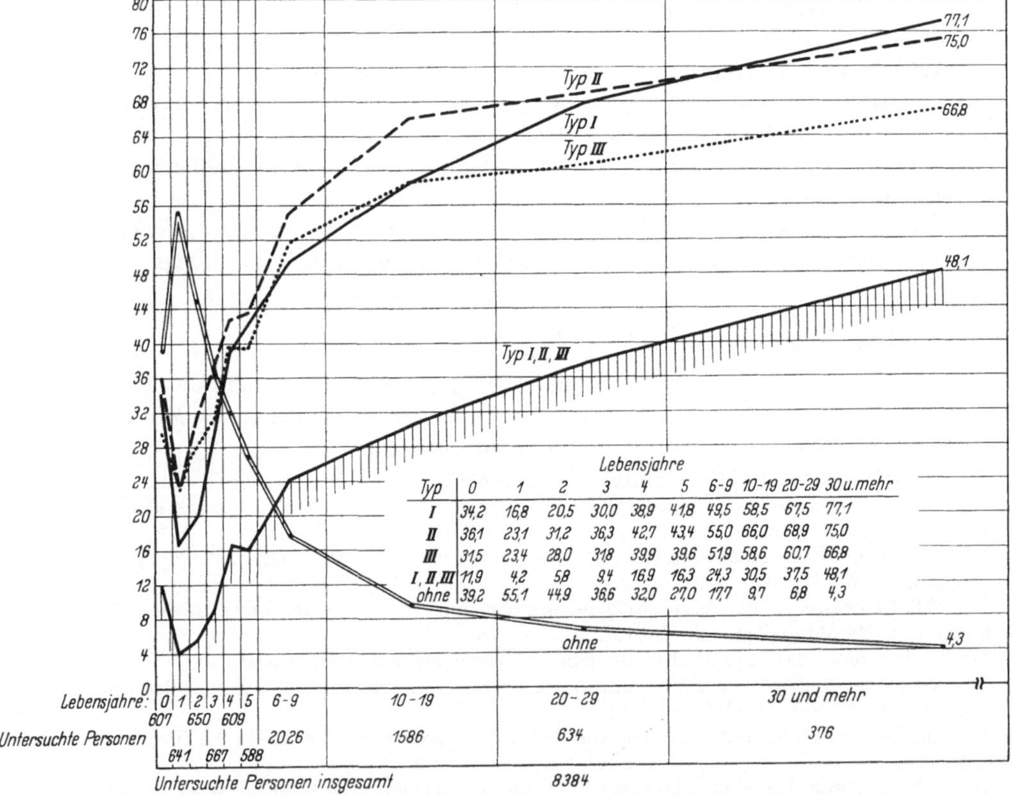

Typ	0	1	2	3	4	5	6-9	10-19	20-29	30 u. mehr
I	34,2	16,8	20,5	30,0	38,9	41,8	49,5	58,5	67,5	77,1
II	36,1	23,1	31,2	36,3	42,7	43,4	55,0	66,0	68,9	75,0
III	31,5	23,4	28,0	31,8	39,9	39,6	51,9	58,6	60,7	66,8
I, II, III	11,9	4,2	5,8	9,4	16,9	16,3	24,3	30,5	37,5	48,1
ohne	39,2	55,1	44,9	36,6	32,0	27,0	17,7	9,7	6,8	4,3

Lebensjahre:	0	1	2	3	4	5	6-9	10-19	20-29	30 und mehr
Untersuchte Personen	607	650	609	641	667	588	2026	1586	634	376

Untersuchte Personen insgesamt   8384

Abb. 1. Poliomyelitis-Antikörperkataster in der Bundesrepublik Deutschland und Westberlin. Anteil der Personen *mit* neutralisierenden Antikörpern (1:4) auf 100 Untersuchte der gleichen Altersgruppe

ganzen konnten 8384 Serumproben ausgewertet werden. Die regionären Unterschiede sind für die Fragestellung einer allgemeinen Impfplanung von untergeordneter Bedeutung, so daß auf die Wiedergabe von Einzelergebnissen für die verschiedenen Länder verzichtet werden kann und nur die Darstellung für das gesamte Bundesgebiet einschl. Westberlin erforderlich erscheint. Als wesentliches Ergebnis dieser Erhebungen, die vom Herbst 1956 bis zum Herbst 1957 durchgeführt wurden, ist festzustellen:

In der Bundesrepublik fällt mit geringgradigen Unterschieden in den einzelnen Ländern die Häufigkeit der nachweisbaren Antikörper gegen die einzelnen Typen der Poliomyelitisviren von einem hohen Ausgangspunkt bei den 0- bis unter 1jährigen auf einen Minimalwert bei den 1- bis unter 2jährigen ab. Es entspricht dies dem allmählichen Verschwinden der von der Mutter stammenden Antikörper. Vom 3. Lebensjahr ab steigt mit zunehmendem Alter die Häufigkeit der nachweisbaren Antikörper kontinuierlich bis zum 40. Lebensjahr wieder an. Dies gilt sowohl für Antikörper gegen die einzelnen Typen als auch für die Antikörper gegen sämtliche drei Typen. Von Personen, die älter als 40 Jahre sind, liegen Untersuchungsbefunde nicht in ausreichender Zahl vor. Diese Ergebnisse stimmen im wesentlichen mit den Resultaten anderer europäischer Länder überein.

Die Kurve der Personen *ohne* jeden neutralisierenden Antikörper zeigt einen Gipfelwert bei den 1- bis unter 2jährigen und fällt dann allmählich auf Werte ab, die sich mehr und mehr der 0-Linie nähern. Das bedeutet, daß sich praktisch jeder Bewohner der Bundesrepublik im Laufe seines Lebens zumindest mit einem Typ des Poliomyelitisvirus in immunologisch nachweisbarem Ausmaß auseinandergesetzt hat. Die Kurve über die Altersverteilung der Personen *ohne* neutralisierende Antikörper, die in Abb. 2 zum Vergleich unter die Altersverteilungskurve der Erkrankten der Jahre 1955 und 1956 gezeichnet worden ist, zeigt einen diesen Ergebnissen entsprechenden Verlauf.

Die Untersuchung der Altersverteilung der an Poliomyelitis Erkrankten und der Antikörperkataster ergeben Hinweise für ein Impfprogramm bei der nicht durch eine Impfung im frühesten Lebensalter erfaßten Bevölkerung. Danach kommen als altersmäßig am meisten gefährdet und demnach als am frühesten zu impfen der Reihenfolge nach die 1- bis 5jährigen in Frage. Im Jahre 1957 sind die 1- und 2jährigen, in einzelnen Ländern auch die 3jährigen mit Vorrang zur Impfung aufgerufen worden. Da eine schlagartige Immunisierung der gesamten Bevölkerung undurchführbar ist, muß ein Impfschutz allmählich und stufenweise aufgebaut werden.

Hierzu wird der folgende Weg vorgeschlagen: Wie die beigefügte Abb. 3 zeigt, nimmt der Anteil der Säuglinge mit nachweisbaren mütterlichen Antikörpern vom 0. bis 8. Lebensmonat linear ab, während der Anteil der Säuglinge ohne Antikörper in der gleichen Zeit linear ansteigt. Die Altersverteilungskurve Abb. 2 zeigt ihre Gipfelwerte bei den 1- bis 3jährigen. Vom epidemiologischen Standpunkt aus muß also vor Eintritt der Kinder in diese gefährdeten Altersklassen geimpft werden. Deshalb soll die Schutzimpfung gegen die Poliomyelitis in das 2. Lebenshalbjahr fallen. Inwieweit dies im Hinblick auf die Konkurrenz mit anderen Schutzimpfungen und mit saisonal bedingten Impfgepflogenheiten durchführbar ist, muß im Einzelfall entschieden werden. Es ist jedoch zu bedenken, daß Schutzimpfungen mit Adsorbatimpfstoffen (Diphtherie, Tetanus, Pertussis) immer wieder als exogene Faktoren für eine Krankheitsmanifestation angeschuldigt werden. Im März 1957 bestand Gelegenheit, in einem Säuglings-

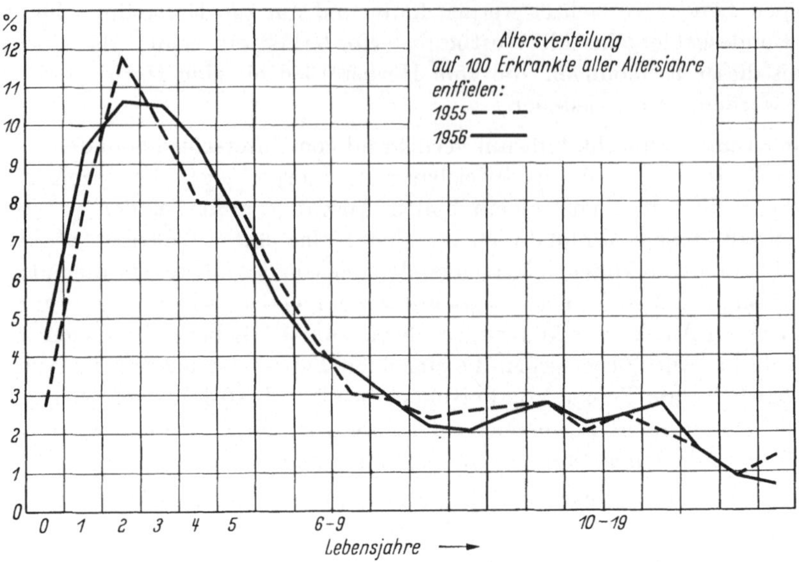

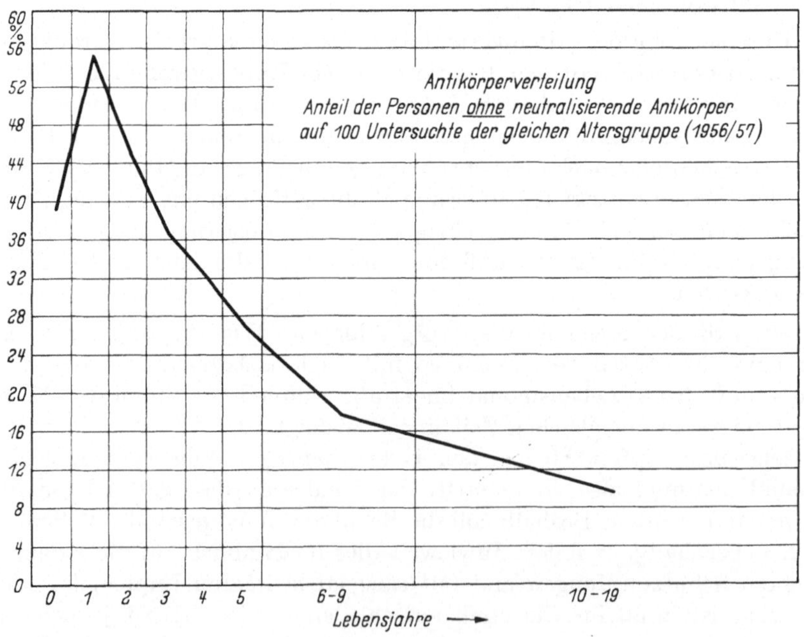

Abb. 2. Poliomyelitis in der Bundesrepublik Deutschland (einschließlich Westberlin und Saarland). Altersverteilung der Erkrankten und Antikörperverteilung.

heim eine zunächst still verlaufende Poliomyelitisinfektion fast aller Säuglinge zu beobachten, die durch Verabfolgung von Adsorbatimpfstoff manifest wurde (GILLERT und KARSTEN [1]). Die Poliomyelitisimpfung sollte also möglichst *vor* allen

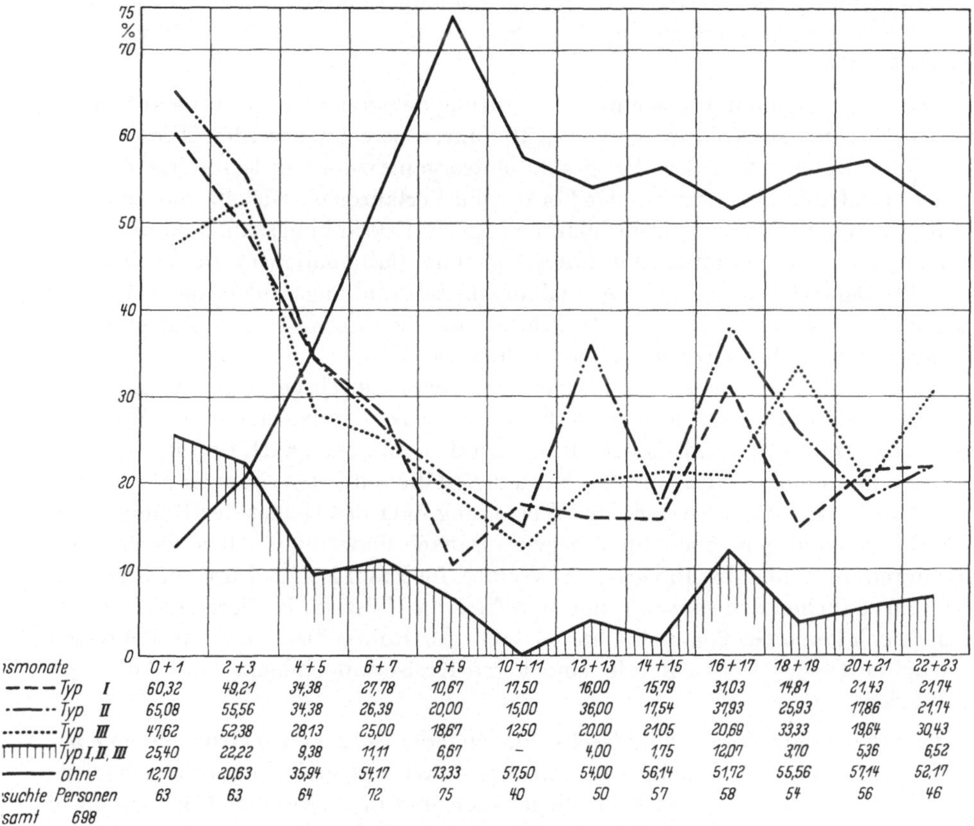

	0 + 1	2 + 3	4 + 5	6 + 7	8 + 9	10 + 11	12 + 13	14 + 15	16 + 17	18 + 19	20 + 21	22 + 23
– – – Typ I	60,32	49,21	34,38	27,78	10,67	17,50	16,00	15,79	31,03	14,81	21,43	21,74
–·–·· Typ II	65,08	55,56	34,38	26,39	20,00	15,00	36,00	17,54	37,93	25,93	17,86	21,74
········ Typ III	47,62	52,38	28,13	25,00	18,67	12,50	20,00	21,05	20,69	33,33	19,64	30,43
⊓⊓⊓⊓ Typ I, II, III	25,40	22,22	9,38	11,11	6,67	–	4,00	1,75	12,07	3,70	5,36	6,52
——— ohne	12,70	20,63	35,94	54,17	73,33	57,50	54,00	56,14	51,72	55,56	57,14	52,17
ːsuchte Personen	63	63	64	72	75	40	50	57	58	54	56	46
samt 698												

Abb. 3. Verhalten neutralisierender Antikörper gegen Poliomyelitis in den ersten beiden Lebensjahren (Ziffern auf 100 Untersuchte des betreffenden Altersabschnittes)

Impfungen durchgeführt werden, die nach der Herstellungsart des Impfstoffes Anlaß zur paralytischen Manifestation einer sonst vielleicht still verlaufenden Poliomyelitisinfektion geben könnten. Andererseits verschwinden die mütterlichen Antikörper individuell verschieden rasch aus dem Blut der Säuglinge, wie aus den Ergebnissen des Antikörperkatasters hervorgeht. Daß Säuglinge schon vor Erreichung des 6. Lebensmonats Antikörper bilden können, ist erwiesen, doch besteht keine Klarheit darüber, wieweit das Vorhandensein von mütterlichen Antikörpern die Ausbildung einer aktiven Immunität behindert.

Für die Zukunft wird anzustreben sein, wenigstens allen Personen bis zum 25. Lebensjahr einen Impfschutz angedeihen zu lassen. Eine derartig umfassende Maßnahme und großzügige Handhabung ist damit zu begründen, daß mit zunehmendem Erkrankungsalter die Letalität ansteigt.

c) Sonstige epidemiologische Erwägungen

Neben der allgemeinen, sich aus der Altersgliederung ergebenden Impfplanung wird man auf eine Berücksichtigung der regionären Gegebenheiten nicht verzichten können. Aus dem wellenförmigen jahreszeitlichen Ablauf und der Frühdetermination von Epidemien sowie den Erfahrungen über das Wandern von Epidemieherden ergeben sich folgende Überlegungen, die bei der Planung für 1957 mit berücksichtigt wurden:

Die Frage nach der allgemeinen Verbreitung der Poliomyelitis kann auf Grund der Durchschnittsmorbidität von etwa 10 Jahren berechnet werden. Diese ist auf Abb. 4 dargestellt. Von der Weltgesundheitsorganisation wurde für Erhebungen über das endemische Auftreten der Pocken ein Verfahren entwickelt, das aus einer Reihe von Jahren diejenigen mit den niedrigsten Erkrankungszahlen herausgreift und davon die Durchschnittsmorbidität berechnet (Minimaljahre). In der Bundesrepublik Deutschland liegen die Poliomyelitiserkrankungszahlen nach Kreisen aufgegliedert für die Dauer von 10 Jahren vor. Zu einer Darstellung nach dieser Methode wurden daher für die Poliomyelitis die 3 Jahre mit der kleinsten Morbidität ausgewählt. Aus einem Vergleich zwischen Durchschnittsmorbidität und Minimalmorbidität geht hervor, daß es regionäre Unterschiede im Minimalbefall gibt. Die Gebiete mit hohen Minimalzahlen, in denen auch bei einer kleinen Jahreswelle immer wieder einzelne Krankheitsfälle auftreten, können als „Endemiegebiete" angesehen werden. Ihre Verteilung über das Gebiet der Bundesrepublik Deutschland geht aus Abb. 5 hervor. Danach findet man solche Gebiete am Alpenrand, in Teilen des Bayerischen Waldes, im Fränkischen Jura, im Frankenwald, im südlichen Schwarzwald und in Schleswig-Holstein. In diesen Gebieten ist bisher noch keine Großepidemie aufgetreten. Im Ruhrgebiet, dem am dichtesten besiedelten Gebiet Deutschlands, sind keine Kreise mit endemischem Auftreten vorhanden.

Dichtbesiedelte Gebiete und Großstädte sind der Gefahr einer Großepidemie besonders ausgesetzt. Demnach kann man zwei Arten der Gefährdung unterscheiden: Die dauernde Gefährdung in Endemiegebieten und die zeitweilige Gefährdung in den Gebieten, in denen mehr oder weniger große Epidemien entstehen können. Diese Gefährdung ist als besonders groß anzusehen, wenn der geographische Raum lange Zeit frei von Erkrankungsfällen war. Die Herde einer epidemischen Häufung von Poliomyelitiskrankheitsfällen können wandern, worauf WERNSTEDT [2] hinwies. Die Wanderungsgeschwindigkeit wird mit 60 bis 100 km pro Jahr angenommen. Das Gebiet im Umkreis von 80 bis 100 km um einen Poliomyelitisherd des Vorjahres ist danach als gefährdet anzusehen. Bei der Impfplanung müssen diese regionären Gegebenheiten im einzelnen abgeschätzt und berücksichtigt werden.

Auf eine besondere Berufsgefährdung ist von verschiedenen Seiten hingewiesen worden. Angesichts des Expositionsrisikos sollte bei Ärzten und Pflegepersonen tunlichst der Antikörpertiter festgestellt und schon beim Fehlen von Antikörpern gegen einen Typ geimpft werden. Kanalbetriebsarbeiter erscheinen angesichts der Art ihrer Tätigkeit und ihrer Gewohnheiten gleichfalls besonders gefährdet. Nach ANDERS [3] ist indessen während der Epidemiejahre 1947, 1948 sowie 1949 bei 460 in Berlin erfaßten derartigen Arbeitern keine Poliomyelitis beobachtet worden.

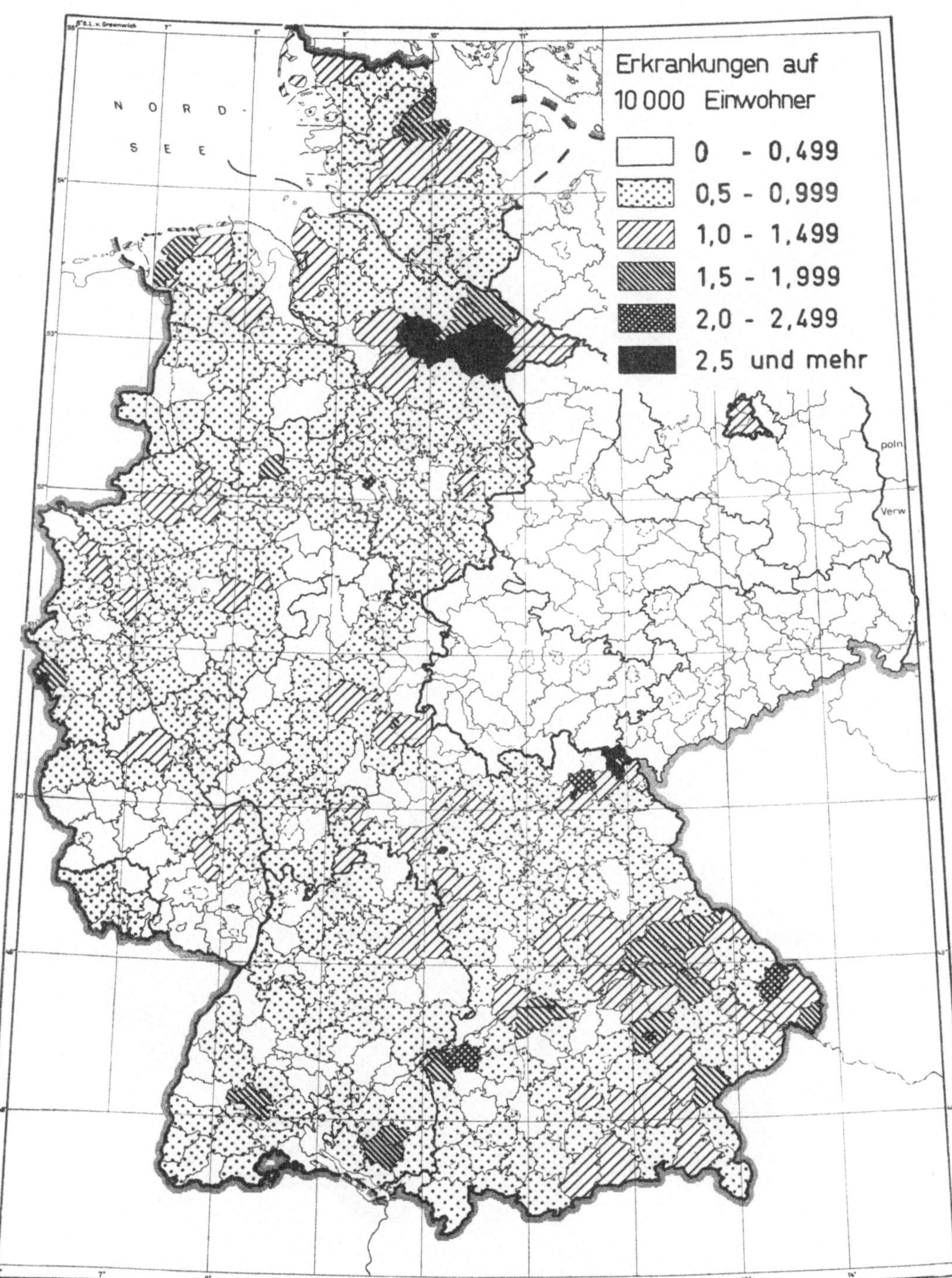

Abb. 4. Poliomyelitis in der Bundesrepublik Deutschland (einschließlich Westberlin und Saarland) mittlere Jahresmorbidität 1946 bis 1956 nach Kreisen (Schleswig-Holstein ab 1947, Bayern ab 1948, Rheinland-Pfalz ohne 1949)

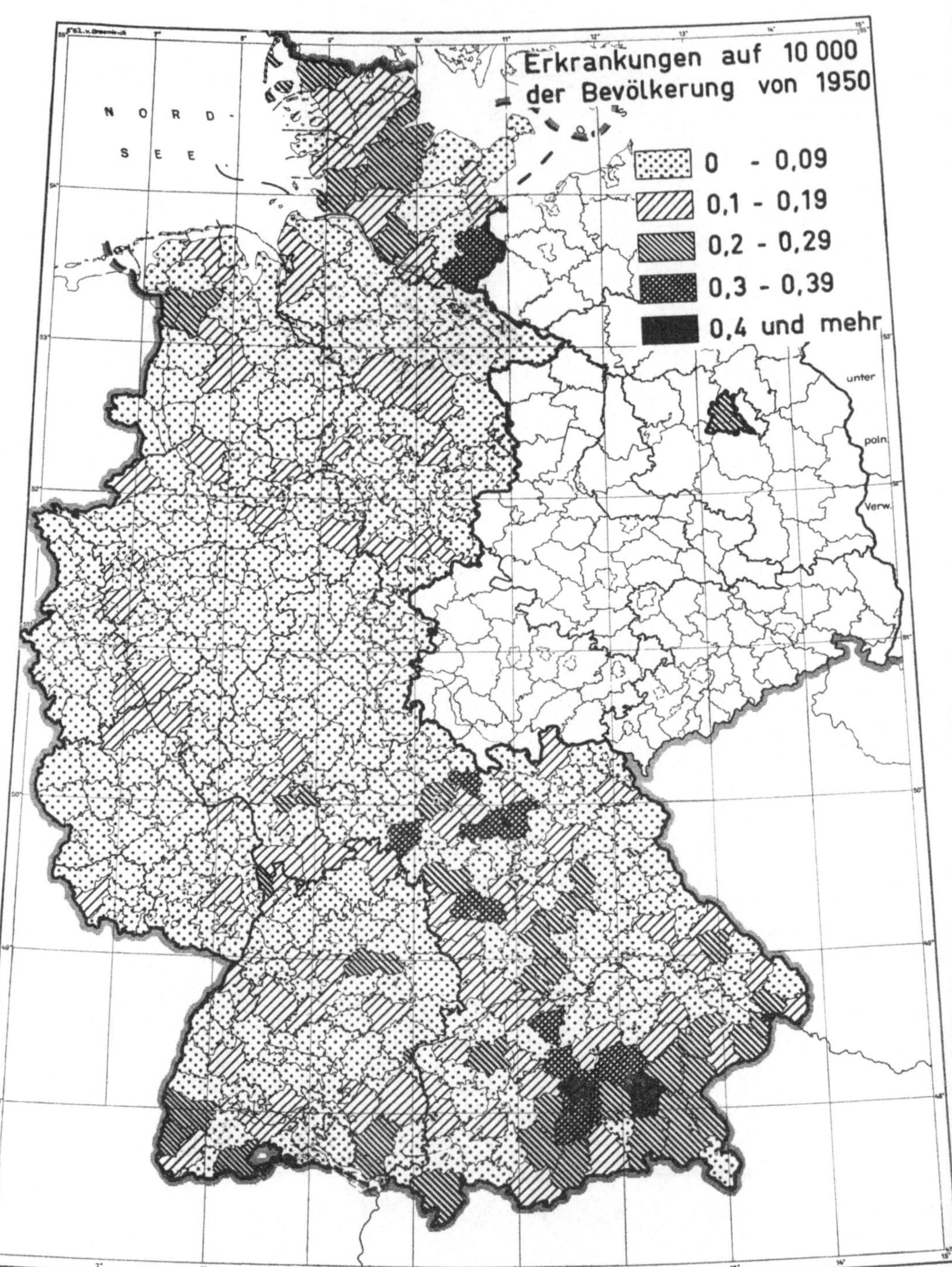

Abb. 5. Endemische Poliomyelitis in der Bundesrepublik Deutschland 1946 bis 1956 nach
Kreisen (einschließlich Westberlin und Saarland). Durchschnittsmorbidität der 3 Jahre mit
den niedrigsten Erkrankungszahlen

In Deutschland ist über eine erhöhte Poliomyelitismorbidität einer bestimmten Berufsgruppe bisher nichts bekannt geworden. Bei einer orientierenden Untersuchung in Berlin zeigte sich vielmehr, daß die Exposition in den Heil- und Pflegeberufen einen geringeren Einfluß auf die Bildung von Antikörpern zu haben scheint als das Lebensalter. Die Angehörigen von Berufsgruppen, die als besonders exponiert gelten, sind aber bereits durchimmunisiert, bevor die Exposition eintritt. Andererseits hängt es von der Massivität der Infektion ab, ob die bestehende Immunität durchbrochen wird; deshalb kann man sich im Einzelfall auf den Antikörpertiter nicht unbedingt verlassen. Daher erscheint eine Impfung des Heil- und Pflegepersonals gegen Poliomyelitis grundsätzlich angezeigt.

Schwangere sollen wegen ihrer besonderen Gefährdung nach Möglichkeit gegen Poliomyelitis in der ersten Hälfte der Schwangerschaft geimpft werden. Eine Poliomyelitisimpfung der Säuglinge zwischen dem 7. und 12. Lebensmonat und der Schwangeren in der ersten Hälfte der Gravidität wäre am einfachsten in den Mütter- und Säuglingsberatungsstellen der Gesundheitsämter, Kliniken usw. durchzuführen.

Für die Durchimpfung der übrigen Bevölkerung empfiehlt es sich, die Impftermine so zu legen, daß bei Ungeimpften die ersten zwei Injektionen im ersten Kalenderhalbjahr, also vor Beginn der Poliomyelitis-Jahreswelle, verabfolgt werden. Die Erfahrungen von Baden-Württemberg im Jahre 1957 haben gezeigt, daß die Fortsetzung der Schutzimpfungen in der zweiten Kalenderjahreshälfte auch in Gebieten mit lokalen Häufungen ohne nachteilige Folgen geblieben ist. Bei Großepidemien kann der Druck der öffentlichen Meinung so stark werden, daß es zu planlosen privaten Massenimpfungen kommt.

Bei Personen mit Antikörpern gegen alle drei Typen ist eine Impfung entbehrlich, sie ist jedoch anzuraten, wenn Antikörper gegen einen Typ fehlen. Menschen, die eine Poliomyelitis durchgemacht haben, sind im Rahmen des Impfprogramms wie Ungeimpfte zu behandeln, da im allgemeinen der Erregertyp der Erkrankung nicht bekannt und die Frage der Kreuzimmunität noch nicht genügend geklärt ist.

Im übrigen wäre zu wünschen, daß möglichst bald Mehrfachimpfstoffe entwickelt werden, damit die Zahl der für die verschiedenen Impfungen erforderlichen Injektionen und damit auch die Zahl der sich gegebenenfalls überschneidenden Impftermine möglichst klein gehalten wird.

Bei der Impfsaison 1957 wurde die Zurückstellung von der Poliomyelitis-Schutzimpfung auf Empfehlung des Bundesgesundheitsamtes entsprechend den Kontraindikationen bei der Pockenschutzimpfung gehandhabt. An dieser Regelung braucht nach den Erfahrungen von 1957 jedoch nicht festgehalten zu werden. In Zukunft sollten mehr die Kontraindikationen der Diphtherie-Schutzimpfung berücksichtigt und Impflinge mit abklingenden akuten sowie chronischen Infekten, schweren Hautkrankheiten, anderen schweren Krankheiten und bei Verdacht auf eine Neigung zu Überempfindlichkeitsreaktionen zurückgestellt werden.

Die subkutane oder intramuskuläre Impfung ist auch weiterhin zu empfehlen. Über die Wirksamkeit intradermaler Impfungen liegen noch keine ausreichenden Erfahrungen aus Epidemien vor.

Wenn der Impfschutz einer Bevölkerung durch progressive Impfung der einzelnen Jahrgänge im Rahmen eines Stufenprogramms aufgebaut wird, so ist tunlichst dafür Sorge zu tragen, daß der einzelne Jahrgang einen möglichst kompletten

Impfschutz erhält. Nur dann wird im Laufe der Zeit eine beweiskräftige Aussage über den Impferfolg möglich sein. Eine statistische Beurteilung des Impferfolges kann nur auf Grund einer genauen Impfstatistik erfolgen. Das Bundesgesundheitsamt hat im November 1957 den obersten Gesundheitsbehörden der Länder eingehende Vorschläge für eine möglichst genaue Erfassung der Impflinge vorgelegt. Es ist zu hoffen, daß auf dieser Grundlage ein einheitliches statistisches Material gewonnen wird.

Zusammenfassung

Die zukünftige Poliomyelitisbekämpfung muß sich als Ziel die Impfung der Kleinkinder vor Eintritt in das gefährdete Alter setzen. Die Impfung muß möglichst im 2. Lebenshalbjahr erfolgen. Die Immunisierung der übrigen Bevölkerung muß sich nach dem Grad der Gefährdung, der in der Hauptsache vom Lebensalter sowie von regionären Faktoren abhängt, und außerdem nach den finanziellen Gegebenheiten richten.

Literatur

[1] GILLERT, K.-E., und F. KARSTEN: Helvet. paediat. Acta 13, 160 (1958).
[2] WERNSTEDT, W.: Ergebn. Inn. Med. Kinderheilk. 25, 706 (1924).
[3] ANDERS, W.: Z. Hyg. Infekt.-Kr. 139, 341 (1954).